Arne Hofmann, Luca Ostacoli,
Maria Lehnung, Michael Hase

Depressionen behandeln mit EMDR

Techniken und Methoden für die psychotherapeutische Praxis

Mit dem Behandlungsmanual DeprEnd

Unter Mitarbeit von Benedikt Amann, Alessandra Minelli, Sara Carletto, Susanne Altmeyer, Visal Tumani, Gabriella Bertino, Elisabetta Maffioletti, Carmen Settanta, Lorena Giovinazzo und Francesca Malandrone

Mit einem Beitrag zu bipolaren Störungen von Benedikt Amann

Übersetzung der fremdsprachigen Beiträge von Ulrike Stopfel

Klett-Cotta

Klett-Cotta
www.klett-cotta.de

Printed in Germany
Cover: Bettina Herrmann
unter Verwendung eines Fotos von © photocase/Fotoline
Gesetzt von Eberl & Kœsel Studio GmbH, Krugzell
Gedruckt und gebunden von Friedrich Pustet GmbH & Co. KG, Regensburg
ISBN 978-3-608-98227-5

Dritte Auflage, 2022

Bibliografische Information der Deutschen Nationalbibliothek
Die Deutsche Nationalbibliothek verzeichnet diese Publikation in der
Deutschen Nationalbibliografie; detaillierte bibliografische Daten
sind im Internet über http://dnb.d-nb.de abrufbar.

Fach-
buch
Klett-Cotta

Inhalt

TEIL 1

Erinnerungsarbeit – ein neuer Weg der Depressionsbehandlung

KAPITEL 1

Einleitung

Dieses Buch wurde von einer internationalen Gruppe von Klinikern und Forschern geschrieben, die seit über zehn Jahren gemeinsam die Behandlung depressiver Störungen mit der EMDR-Methode untersuchen. Wir haben dabei zum Zeitpunkt der Drucklegung dieses Buches fünf kontrollierte klinische Studien, davon drei RCT-Studien, zu dieser Frage selbst durchgeführt und über 500 depressive Patienten mit den dabei gewonnenen Erkenntnissen behandelt (Hofmann 2014, Hase et al. 2015, Hase et al. 2018, Ostacoli et al. 2018, Minelli et al. 2019).

Aus diesen Erkenntnissen ist ein eigener Ansatz für die Behandlung depressiver Störungen entstanden, den wir in diesem Buch vorstellen möchten.

Zentral für diesen Ansatz ist die Annahme, dass die meisten depressiven Störungen in engem Zusammenhang mit belastenden Erlebnissen und den daraus entstehenden Erinnerungsstrukturen stehen. Diese Erinnerungsstrukturen, die wir pathogene Erinnerungen nennen, können klinisch in verschiedener Weise auffällig werden und spielen in der Behandlung eine entscheidende Rolle. Die Erinnerungen sind bei depressiven Patientinnen meist nicht mit Lebensgefahr verbunden und erfüllen meist auch nicht die Kriterien einer posttraumatischen Belastungsstörung (vor allem nicht Kriterium A). Sie sind aber, ähnlich wie bei der posttraumatischen Belastungsstörung, durch eine EMDR-Therapie gut und nachhaltig auflösbar. Dabei geht die depressive Symptomatik der meisten Patienten mit zunehmender Verarbeitung der pathogenen Erinnerungen zurück.

Dieser Behandlungsansatz führt nach unseren Beobachtungen nicht nur zu einer deutlich höheren Zahl von Patienten, die ihre depressive Symptomatik am Ende der Behandlung komplett verlieren (komplette Remission), sondern scheint auch depressive Rückfälle deutlich zu reduzieren. Nach unserer Meinung kann dieser neue therapeutische Ansatz, den wir im Laufe unseres gemeinsamen Forschungsprojektes entwickelt haben, dabei hilfreich sein, dass mehr Patienten mit depressiven Erkrankungen erfolgreich behandelt werden.

Ein Grund, warum uns der neue, traumatherapeutisch arbeitende Behandlungsansatz Hoffnung für eine Verbesserung der Behandlung schwer depressiv erkrankter Patienten gibt, sind eine Reihe von Behandlungserfahrungen wie die der folgenden Patientin:

Der etwas über 50-jährigen Frau ging es zu Beginn der ambulanten psychotherapeutischen Behandlung sehr schlecht, sie war schwer depressiv und hatte Schwierigkeiten ihren Alltagsablauf aufrechtzuerhalten. Sie litt unter Schlafstörungen, Panikattacken, Angstgefühlen in vielen Lebenssituationen, Schwierigkeiten, Ärger zu kontrollieren und Beziehungen aufrechtzuerhalten. Zeitweise hatte sie Alkoholprobleme und eine Essstörung. Sie beschrieb intrusive Erinnerungen an einen sexuellen Missbrauch in ihrer Kindheit, der vom 3. bis 10. Lebensjahr gedauert hatte, ohne dass eine posttraumatische Belastungsstörung bestand. Sie berichtete über eine psychiatrische Vorgeschichte, die so weit zurückreichte, wie sie sich erinnern konnte, und die über zehn depressive Episoden, mehr als fünf Krankenhausaufenthalte in der Psychiatrie sowie drei Selbstmordversuche beinhaltete. Zum Zeitpunkt des Beginns ihrer Behandlung lebte sie von Hartz IV.

Die Diagnose einer schweren depressiven Episode mit wiederholten Rückfällen sowie einer Borderline-Persönlichkeitsstörung wurden gestellt.

In der ersten Phase der Behandlung arbeitete die Therapeutin mit klassisch kognitiv verhaltenstherapeutischen Ansätzen wie der Hinterfragung irrationaler Überzeugungen, dem Versuch von Verstärkungsstrategien für erwünschtes Verhalten sowie Strategien zur Symptomreduktion. Dies war teilweise erfolgreich, veränderte Stimmungslage und Depression jedoch wenig. Es veränderte nicht die Intrusionen der Patientin, die mit einem Gefühl von Selbstverachtung und Scham verbunden waren. In der Mitte der Therapie hatte die Patientin von EMDR gehört und bat die Therapeutin dies zu versuchen. Nach einigen EMDR-Sitzungen zur Stabilisierung der Patientin konnten in 8 erinnerungsbearbeitenden EMDR-Sitzungen die schweren Erfahrungen der Patientin direkt bearbeitet werden. Fokussiert wurden dabei zuerst zwei belastende Trennungserfahrungen, die zeitlich jeweils mit dem Beginn einer depressiven Episode zusammenfielen. Danach wurden Erinnerungen an die sexuellen Übergriffe sowie eindringliche Verlassenheitserfahrungen der Patientin fokussiert. Im Verlauf dieser Prozesse gewann die Patientin ein deutlich besseres Selbstwertgefühl und am Ende der letzten EMDR-Sitzung hatte sie erstmals ein starkes positives und warmes Körpergefühl. Am Ende der 80 Behandlungssitzungen war die Patientin stabil und fühlte sich deutlich besser. Obwohl ihre Depression zu diesem Zeitpunkt noch nicht vollständig ver-

schwunden war, hatte sie im Laufe dieser Behandlung ihre Borderline-Diagnose und die meisten ihrer Borderline-Symptome verloren.
In einer Nachbefragung 6 Jahre nach Ende ihrer Behandlung fühlte sie sich viel besser und erzählte, seither keine depressive Episode mehr gehabt zu haben. Die Depression war nun vollständig verschwunden, ihre Borderline-Symptome waren nicht mehr aufgetreten und sie benötigte keine Medikamente mehr. Sie war seit Ende der Behandlung wieder berufstätig geworden, wobei sie nun auch Verantwortung für Mitarbeiter hatte. Trotz starker belastender Erlebnisse und mehr als zehn früheren depressiven Episoden konnte sie mit neueren schweren Belastungen gut und ohne einen depressiven Rückfall umgehen.
12 Jahre nach Beendigung der Behandlung ergab sich ein weiterer Kontakt. Es hatte in der ganzen Zeit keine depressiven Rückfälle gegeben, die Patientin war stabil und hatte mittlerweile anderen eine psychotherapeutische Behandlung empfohlen.

Depressive Störungen können sehr vielfältig und die Verläufe sehr unterschiedlich sein. Die Literatur und die Studien dazu sind kaum noch zu überblicken. Dennoch möchten wir in dieser Einleitung einige grundsätzliche Zusammenhänge für die Behandlung depressiver Störungen ansprechen, um dann im Einzelnen unsere klinischen Ansätze und das von uns entwickelte Manual zur Behandlung depressiver Störungen mit EMDR (das ständig weiterentwickelt wird) im Detail vorzustellen.

Depressive Störungen

Depressionen zählen zu den häufigsten psychischen Störungen und betreffen nach Schätzungen der Weltgesundheitsorganisation weltweit mehr als 300 Millionen Menschen (WHO 2017). Das Risiko, im Laufe des Lebens an einer Depression (alle Formen) zu erkranken, liegt national wie international bei 16–20% (Ebmeier et al. 2006). Dies macht die depressive Störung zu einer der wichtigsten Volkskrankheiten in Europa und weltweit. Im Indikator *Disability adjusted life years (DALYs)*, der die Summe der Lebensjahre erfasst, die durch Behinderung oder vorzeitigen Tod aufgrund einer Erkrankung verloren gehen, nahmen unipolare depressive Störungen 2004 den dritten Rang aller Erkrankungen weltweit ein. Da die Zahl der depressiven Erkrankungen steigt, geht die WHO davon aus, das unipolare Depressionen bis 2030 den ersten Platz für die meisten durch Erkrankungen verlorenen Lebensjahre einnehmen werden (WHO 2004, Schneider et al. 2012).

Bei ca. einem Fünftel der Patienten, die an depressiven Episoden erkranken, treten hypomanische oder manische Episoden auf. Diese »bipolaren Störungen« werden als eigenständige Erkrankung von der »unipolaren Depression« abgegrenzt. Wir werden diese Störungsbilder detailliert in Kapitel 4 ansprechen.

Im Folgenden werden wir, wenn wir von Depression sprechen, meist über die unipolare majore Depression sprechen, wie sie in der ICD-11, dem derzeit gültigen Klassifikationsmanual der Weltgesundheitsorganisation (WHO), definiert ist.

Depressive Erkrankungen sind häufig. In der Allgemeinbevölkerung wird die Häufigkeit einer unipolaren Depression in einem Zeitfenster von zwölf Monaten auf 7,7% geschätzt (12-Monats-Prävalenz). Das Erkrankungsrisiko von Frauen ist dabei etwa doppelt so hoch wie bei Männern.

Die Anzahl der im Laufe eines Jahres von einer Depression betroffenen Menschen in Deutschland liegt bei ca. 6,2 Millionen (DGPPN et al. 2015). Man kann daher davon ausgehen, dass die große Mehrzahl der Menschen in Deutschland im persönlichen Umfeld oder nahen Freundeskreis einen Menschen mit einer depressiven Erkrankung kennt.

Etwa 60% der depressiv erkrankten Menschen leiden zusätzlich an einer weiteren psychischen Erkrankung. Am häufigsten sind dabei Angsterkrankungen, Suchterkrankungen und posttraumatische Belastungsstörungen. Eines der Hauptrisiken einer depressiven Störung ist der Suizid. Fast alle Patienten mit einer schweren Depression haben Suizidgedanken. In Deutschland nehmen sich insgesamt pro Jahr mehr als 10 000 Menschen das Leben. Die große Mehrzahl dieser Suizide wird auf depressive Störungen zurückgeführt. Die Anzahl der Suizidversuche liegt dabei ca. 7–12-mal höher als die der vollzogenen Suizide. Im höheren Alter steigt die Zahl der Suizidversuche, wie auch der Anteil der tödlichen Suizidversuche, deutlich an.

Depressive Störungen treten nicht selten im Zusammenhang mit schweren körperlichen Erkrankungen auf. Depressionen gehen aber auch selbst mit einer erhöhten Sterblichkeit – unabhängig von Suiziden – einher. So ist auch das Risiko für einen Herz-Kreislauf-Tod bei depressiven Menschen deutlich erhöht. Dieses Risiko, an einer Herz-Kreislauf-Ursache zu sterben, erwies sich nach einer neueren Untersuchung für depressive Patienten höher als die Risiken, die durch Hypercholesterinämie und Fettleibigkeit entstehen (Ladwig et al. 2017). Viele Depressionen werden nicht erkannt bzw. nicht behandelt. Dies stellt ein wichtiges eigenständiges Problem in der Versorgung dieser Menschen dar, zu dessen Behebung derzeit viele Anstrengungen unternommen werden.

Interessant ist, dass viele depressive Erkrankungen »Vorläufer« in der Kinder- und Jugendzeit haben. Diese depressiven Vorläufer im Kindes- und Jugendalter stellen einen eigenständigen Risikofaktor für eine spätere Depression im Erwachsenenalter dar. Nach einer repräsentativen Studie von 12- bis 17-Jährigen in Deutschland waren schon 8,2 % der befragten Jugendlichen von einer depressiven Symptomatik betroffen (Wartberg et al. 2018). Andere Studien zeigen, dass derartige depressive Symptome (oder depressive Episoden) bei Jugendlichen einen starken Risikofaktor für eine spätere Depression darstellen und das Risiko des späteren Auftretens der Störung um das Zwei- bis Vierfache erhöhen (Pine et al. 1998). Auf der anderen Seite zeigen Studien auch, dass Depressionen in der Kindheit und Jugend häufig mit belastenden und traumatischen Erlebnissen zusammenhängen und einen deutlich komplizierteren und schwierigeren Verlauf im Vergleich zu später entstandenen depressiven Erkrankungen haben (Nanni et al. 2012).

Depressionen zeichnen sich durch einen Verlauf in Phasen (Episoden) aus. Dies bedeutet, dass sie, wie man aus der Zeit vor der Einführung von Psychopharmaka weiß, häufig auch ohne therapeutische Maßnahmen nach ca. 6–8 Monaten abklingen (Üstün et al. 2004, Berger & van Calker 2004). Die Entwicklung effektiver Therapien führte zu einer Verkürzung dieser Zeit auf ca. vier Monate und einer weniger starken Ausprägung einzelner Episoden (Kessler et al. 2003). Von einigen Forschern wird vermutet, dass antidepressive Medikamente eher symptomunterdrückend wirken als ursächlich heilend wirksam sind (Hollon et al. 2002).

Die Verläufe depressiver Störungen weisen eine große Variabilität auf, wobei die Anzahl der depressiven Episoden wie auch die Vollständigkeit des Verschwindens der depressiven Symptome (vollständige Remission) eine wichtige Rolle für den weiteren Verlauf der Erkrankung spielen. Die nach einer unvollständigen Remission verbleibenden Restsymptome werden von den Patienten häufig noch als deutlich einschränkend erlebt. Derartige Restsymptome stellen auch einen der stärksten Risikofaktoren für einen depressiven Rückfall dar (Nierenberg et al. 2003). Man rechnet, dass das Risiko eines depressiven Rückfalles im Falle einer unvollständigen Remission der depressiven Störung ca. 5-fach gegenüber den Patienten mit einer vollständigen Remission erhöht ist. Im Durchschnitt rechnet man zwei Jahre nach Abschluss einer erfolgreichen Behandlung einer depressiven Störung mit einer Rückfallwahrscheinlichkeit von 40–50 % (de Jong-Meyer et al. 2007, Keller 1999, Hautzinger & de Jong-Meyer 1996, Hollon et al. 1992).

International rechnet man, dass lediglich 20–30 % der depressiven Patienten nur eine einzige depressive Episode erleiden, bei 70–80 % kommt es, je nach der Länge der Nachbeobachtung, zu erneuten Episoden (Angst 1986, Greden 2002). Die Wahrscheinlichkeit der Wiedererkrankung an einer Depression erhöht sich nach zweimaliger Erkrankung auf 70 % und liegt nach der dritten Episode bei 90 % (Kupfer 1991). Bei vielen Patienten scheint sich dabei mit jeder neuen Episode der Depression ein beschleunigtes Auftreten der nächsten, eher behandlungsresistenteren Episode zu zeigen (Keller et al. 1998). Bei ca. 20 % der Patienten kommt es zu einer Chronifizierung der Erkrankung (Eaton et al. 2008, Keller et al. 1992). Bei der großen Mehrzahl der depressiven Patienten kann man daher von einer chronischen oder in Phasen wiederkehrenden Erkrankung sprechen.

Derzeitige Behandlungsmöglichkeiten und ihre Grenzen

Neben der aktiv abwartenden Begleitung *(watchful waiting)*, die bei weniger schweren depressiven Erkrankungen Anwendung findet, gibt es drei grundlegende Therapieansätze sowie eine Reihe von weiteren etablierten Therapiemethoden zur Behandlung depressiver Störungen. Die am häufigsten verwendeten Behandlungsformen sind medikamentöse Behandlungen, psychotherapeutische Behandlungen sowie eine Kombination von medikamentöser und psychotherapeutischer Behandlung. Weitere Therapieverfahren, die häufig in Kombination mit den oben genannten Behandlungsformen adjuvant eingesetzt werden, sind zum Beispiel: Lichttherapie, Wachtherapie, Sport und Bewegungstherapien, Elektrokonvulsionstherapie (EKT), die transkraniale Magnetstimulationstherapie (TMS) sowie die in stationären Behandlungen eingesetzte Ergotherapie, künstlerische Therapien und Körpertherapien (DGPPN et al. 2015). Alle diese Therapiemöglichkeiten haben die Behandlung depressiver Erkrankungen zum Teil deutlich verbessert. Einige grundlegende Probleme der Behandlung depressiver Patienten sind jedoch bis heute nicht gelöst.

Diese ungelösten Behandlungsprobleme führen immer noch zu einer hohen Zahl von schwer depressiv erkrankten Menschen, vor allem solchen, die unter wiederholten depressiven Episoden leiden oder in ihrer chronischen schweren Depression immer wieder nur kurzfristige bzw. gar keine Erleichterung erleben.

Im Folgenden möchten wir zuerst auf die drei grundlegenden, in den Leitlinien etablierten Therapieansätze zur Behandlung depressiver Störungen eingehen. Einige der anderen Therapieverfahren werden im weiteren Verlauf des Buches angesprochen werden.

Die Möglichkeit einer medikamentösen Behandlung der Depression hat die Behandlungen depressiver Patienten deutlich erleichtert. Sie hat vielen Patienten mit zum Teil kaum erträglichen depressiven Zuständen Erleichterung gebracht und Hoffnung gegeben. Zur Wirksamkeit von Antidepressiva liegen daher auch sehr viele randomisierte klinische Studien sowie Metaanalysen vor. Als Nachweis einer klinisch relevanten Wirksamkeit wird in diesen Studien eine mindestens 50-prozentige Verbesserung der Symptome der Patienten angesehen. In den wissenschaftlichen Studien zu medikamentösen Behandlungen kommt es in der Regel bei einer Behandlung von bis zu zwölf Wochen bei ca. 50–60 % der Patienten zu einer derartigen Verbesserung, einer Response (Walsh et al. 2002). Zu einer vollständigen Auflösung der depressiven Symptome, einer vollständigen Remission, kommt es jedoch meist nur bei weniger als der Hälfte der Patienten (Bauer et al. 2005). In längeren Nachuntersuchungen zeigt sich, dass viele der Patienten dabei zwischen den Zuständen der Teilremission, vollständiger Remission und einem Wiederauftreten der Symptomatik hin und her zu pendeln scheinen.

Auch erleiden 15–20 % der depressiven Patienten trotz einer Behandlung eine Chronifizierung ihrer Depression mit einer Beschwerdedauer von über zwei Jahren (Spijker et al. 2002).

Ein weiteres wichtiges Problem, das Auftreten von depressiven Rückfällen, wird durch eine medikamentöse Therapie nur teilweise reduziert, selbst durch eine kontinuierlich fortgesetzte medikamentöse Therapie (Erhaltungstherapie). Betrachtet man das Rückfallrisiko insgesamt, so liegt dieses, abhängig von der Art der Behandlung, nach dem ersten Jahr bei 30–40 % (Belsher & Costello 1988). Nach einem Zeitraum von zwei Jahren nach einer erfolgreichen Behandlung muss mit einer Rückfallwahrscheinlichkeit von 40–50 % gerechnet werden.

Weiterhin wird zunehmend klar, dass die Wahrnehmung der (Fach-)Öffentlichkeit die Wirksamkeit von Antidepressiva eher überschätzt. Dies unter anderem dadurch, dass Studien, in denen das Antidepressivum sich als wirksamer zeigte, häufiger publiziert werden als solche, in denen dies nicht der Fall war (Elkin et al. 1989).

Es zeigte sich auch, dass bei einer leichten oder mittelgradigen Depression nach neueren Metaanalysen klinischer Studien der klinische Effekt einer medikamentösen Behandlung in der Größenordnung einer Placebo-Wirkung (d. h. ohne eigene nachweisbare stoffgebundene Wirksamkeit) eingeschätzt werden muss. Ein klinisch signifikanter Unterschied ist in diesen Metaanalysen erst bei einer schweren Depression (mit Testwerten in der Hamilton Skala über 25) nachweisbar (Fournier et al. 2010). Eine 2019 erschienene Metaanalyse, die 522 Studien analysierte, kommt sogar zu dem Ergebnis, dass durch mögliche methodische Fehler bis heute unklar ist, ob Antidepressiva tatsächlich wirksamer sind als Placebos (Munkholm et al. 2019).

Ein zusätzliches Problem bei der Anwendung antidepressiver Medikamente liegt darin, dass vor allem ihre längerfristige Einnahme durch Nebenwirkungen wie z. B. eine häufige Gewichtszunahme und Compliance-Probleme, die zum heimlichen Weglassen der Medikamente führen können, eingeschränkt ist (Hirschfeld 2003, Reid & Barbui 2010).

Insgesamt können psychopharmakologische Interventionen daher bei schweren Depressionen notwendig sein, stoßen jedoch in ihrer Wirksamkeit, ganz abgesehen von der Diskussion ihrer generellen Wirksamkeit, speziell bezüglich der Prävention einer Chronifizierung und der Verhinderung von Rückfällen an deutliche Grenzen.

In den Empfehlungen verschiedener internationaler Leitlinien zur Behandlung depressiver Störungen wird daher meist eine Kombination von Psychopharmakotherapie und Psychotherapie als Standardbehandlung für schwere depressive Störungen empfohlen (DGPPN et al. 2015, NICE 2018). In der Realität der klinischen Versorgung wird dieses empfohlene Vorgehen aus verschiedenen Gründen jedoch häufig nicht eingehalten.

Psychotherapeutische Interventionen haben eine lange Tradition in der Behandlung der Depression. Zu den am häufigsten eingesetzten und wissenschaftlich gut untersuchten psychotherapeutischen Ansätzen für depressive Störungen gehören die kognitive Verhaltenstherapie (KVT), psychodynamische Psychotherapie (PD) und interpersonelle Psychotherapie (IPT). Viele Studien und Metaanalysen belegen, dass diese psychotherapeutischen Ansätze zur Behandlung depressiver Episoden in ihrer Wirksamkeit mindestens so effektiv wie eine medikamentöse Behandlung sind (Hollon et al. 2002, DeRubeis et al. 2005). Auch wenn, wie bei anderen Patientengruppen, bei ca. 5–10 % der mit Psychotherapie behandelten Patienten eine zumindest zeitweilige Verschlechterung angenommen wird (Lambert & Ogles 2004, Mohr 1995), scheinen diese Nebenwirkungen für viele Patienten gegenüber den Nebenwirkungen einer medikamentösen Behandlung akzeptabler.

Gegenüber der alleinigen medikamentösen Behandlung scheint die Psychotherapie insgesamt deutliche Vorteile zu haben. So fand eine Metaanalyse von 28 Studien, dass eine Behandlung mit kognitiver Verhaltenstherapie – allein oder in Kombination mit einer Pharmakotherapie – die Behandlungsergebnisse signifikant verbesserte. Auch das Risiko eines Rückfalls oder eines Rückfalls zum Ende der Erhaltungstherapie war signifikant reduziert (Hollon et al. 2006, Vittengl et al. 2007, Beck 2005). In den deutschen nationalen Leitlinien heißt es daher als Empfehlung zur Behandlung einer depressiven Störung: »zur Stabilisierung des Therapieerfolges sowie zur Senkung des Rückfallrisikos soll im Anschluss einer Akutbehandlung eine angemessene psychotherapeutische Nachbehandlung (Erhaltungstherapie) angeboten werden«. Weiterhin empfiehlt die wissenschaftliche Leitlinie: »längerfristige stabilisierende Psychotherapie (Rezidivprophylaxe) soll Patienten mit einem erhöhten Risiko für ein Rezidiv angeboten werden« (DGPPN et al. 2015).

Diese Empfehlungen sind auch deshalb wichtig, weil die Rückfallraten auch unter Patienten nach einer erfolgreichen psychotherapeutischen Behandlung hoch sind. In einer Studie hatten nach einem Jahr 29 % und nach zwei Jahren 54 % der Patienten eine erneute depressive Episode (Vittengl et al. 2007). Ähnliche Zahlen finden sich in einer Reihe von anderen Studien.

Von vielen Kliniken und Forschern wird die Depression daher zunehmend als schwere chronische Erkrankung betrachtet, die nur bei einem kleineren Teil der Patienten vollständig geheilt werden kann (Nierenberg et al. 2003). Dies ist sicher auch einer der Gründe, warum in letzter Zeit eine zunehmende Zahl von Forschern verstärkt nach neuen Ansätzen im Verständnis und in der Behandlung depressiver Störungen sucht (Buckman et al. 2018, Kraus et al. 2019, Heinz et al. 2016).

Ein Faktor wieder neu im Blickfeld: belastende Erlebnisse

Depressive Störungen können in sehr verschiedenen Situationen auftreten, und mögliche Ursachen und Auslöser sind in vielen wissenschaftlichen Studien analysiert worden. Da es eine einzelne Ursache nicht zu geben scheint, versucht man die Faktoren, die zum Entstehen einer Depression beitragen können, zu identifizieren und, wenn möglich, auf diesem Weg neue Therapieansätze zu gewinnen. Einige der festgestellten Risikofaktoren für das Auftreten einer depressiven Episode sind zum Beispiel: genetische Faktoren, hormonelle Faktoren, Licht und Jahreszeiten, mangelnde Bewegung, soziodemografische Faktoren, Grübeln, bestimmte Medikamente, aber auch frühere depressive Episoden und auch die Hauterkrankung Akne und andere chronische Entzündungen (Vallerand et al. 2018, Bullmore 2018a, Bullmore 2018b).

Zwei der wichtigsten Einflussgrößen, die in den vielen Jahren der Entwicklung von Therapieansätzen zur Behandlung depressiver Erkrankungen immer wieder in den Blickpunkt geraten sind, sind genetische Faktoren, von den man sich neue medikamentöse Behandlungsansätze erhoffte, und belastende bzw. traumatische Lebensereignisse. In den letzten Jahren scheint sich dabei, vor allem durch die neueren Ergebnisse neurobiologischer Stress- und Traumaforschung, eine stärkere Zusammensicht beider Ursachenkomplexe bei einer zunehmenden Gewichtung der belastenden und traumatischen Lebensereignisse anzudeuten.

Durch die bei eineiigen Zwillingen in 50 % der Fälle bei beiden Zwillingen auftretenden unipolaren depressiven Erkrankungen (Konkordanzrate – sie beträgt bei zweieiigen Zwillingen 15–20 %) wurde früh schon die Aufmerksamkeit auf den Beitrag genetischer Faktoren zum Risiko einer depressiven Erkrankung gelenkt. Die Suche nach dem einen genetischen Faktor, der zu depressiven Störungen führt, war jedoch nur wenig erfolgreich. Auch wenn immer wieder einzelne »Kandidatengene« als Risikofaktoren depressiver Störungen gefunden wurden, kann derzeit davon ausgegangen werden, dass der genetische Faktor bei depressiven Erkrankungen von einem komplexen Zusammenspiel verschiedener Gene mitverursacht wird.

Ein Beispiel für die lange Diskussion über Kandidatengene sind die Studien zu den Varianten des Serotonintransponder-Gens. Dieses Gen ist eines der am besten untersuchten Kandidatengene, die mit dem Auftreten depressiver Episoden in Zusammenhang gebracht werden. In einer Untersuchung von Avshalom Caspi zeigte eine Variante dieses Gens (mit einem kurzen Allel) zusammen mit mehreren belastenden Lebensereignissen einen signifikanten Einfluss auf das vermehrte Auftreten depressiver Störungen (Caspi et al. 2003).

Sechs Jahre nach dieser Studie untersuchte Neil Risch, einer der führenden amerikanischen Molekulargenetiker, die seither zu dieser Frage entstandenen 26 RCT-Studien in einer Metaanalyse. In dieser Metaanalyse zeigte sich, dass der Zusammenhang zwischen den Varianten des Serotonintransponder-Gens und dem Auftreten einer depressiven Störung nicht nachgewiesen werden konnte. Ebenso wenig konnte ein Zusammenhang zwischen der Genvariante zusammen mit mehreren belastenden Lebensereignissen und dem Auftreten einer depressiven Störung festgestellt werden. Der einzig signifikante Zusammenhang, den die Metaanalyse feststellen konnte, war der Zusammenhang zwischen belastenden Lebensereignissen allein und dem Auftreten einer depressiven Störung (Risch et al. 2009).

In einer neueren Metaanalyse wurden 18 weitere Kandidatengene über eine Reihe großer Stichproben in ihrem Einfluss auf das Entstehen depressiver Erkrankungen noch einmal untersucht. Ebenso wie in der Risch-Studie zeigte sich kein Zusammenhang mit Depressionen zwischen den Kandidatengenen allein oder im Zusammenspiel mit belastenden Umweltsituationen. Einzig die belastenden Umweltsituationen allein zeigten starke Effekte bezüglich der Entwicklung depressiver Störungen. Die Autoren stellten fest: »In Übereinstimmung mit der amerikanischen Arbeitsgruppe des Mental Health Council for Genomic des National Institute for Health (NIH) folgern wir, dass es für die Depressionsforschung an der Zeit ist, die Suche nach historischen Kandidatengenen und deren Gen-Umwelt-Interaktion zu beenden« (Border et al. 2019).

Nach diesen Ergebnissen sieht es tatsächlich so aus, als ob die vorhandenen genetischen Einflussfaktoren gegenüber dem in der Metaanalyse wesentlich einflussreicheren Faktor der belastenden Lebensereignisse in den Hintergrund treten. Doch genetische Studien wie diese sind nicht der einzige Hinweis auf den zunehmend ins Blickfeld kommenden Faktor der belastenden und traumatischen Lebensereignisse.

Von Seiten der klinischen Forschung werden mittlerweile vor allem frühe Kindheitsbelastungen und Traumatisierungen und ihre neurobiologischen Folgen als ein signifikanter Faktor in der Verursachung und Entwicklung depressiver Episoden angesehen (Heim & Nemeroff 2001, Nanni et al. 2012). In seinen Untersuchungen konnte Martin Teicher mit seinem Team am McLean-Krankenhaus in Boston in prospektiven Studien nicht nur den Zusammenhang von frühkindlichen Misshandlungen, sexuellem Missbrauch mit einem erhöhten Depressionsrisiko bestätigen, sondern auch den zum Teil noch stärkeren Zusammenhang von Depressionen mit emotionalem und verbalem Missbrauch und Vernachlässigung (Khan et al. 2015). In weiteren Untersuchungen konnten so deutliche neurobiologische Veränderungen identifiziert werden, die durch derartige Stressoren in verschiedenen Entwicklungsaltern bei Jungen und Mädchen verursacht werden (Teicher et al. 2018).

In größeren epidemiologischen Studien zeigt sich, dass traumatische Erfahrungen und das Erleben eines dysfunktionalen Zuhauses in der Kindheit für einen großen Teil des populationsabhängigen Risikos für majore Depressionen und Suizide verantwortlich zu sein scheinen (Dube et al. 2003, Dube et al. 2001).

Die mit depressiven Störungen zusammenhängenden Belastungen umfassen keineswegs nur die in den diagnostischen Manualen eigens definierten »traumatischen Erlebnisse«, die meist Erfahrungen im Zusammenhang mit erlebter Lebensgefahr beschreiben und im Kriterium A in den jeweiligen diagnostischen Manualen der Weltgesundheitsorganisation (WHO) bzw. der Amerikanischen psychiatrischen Fachgesellschaft (APA) leicht unterschiedlich beschrieben werden. Wichtige Stressoren, die als klare Risikofaktoren für spätere Depression gelten, werden nicht durch das Kriterium A erfasst, lassen sich aber häufig mit dem Konzept der »Bindungstraumatisierungen« erfassen. Dies gilt speziell für Trennungen und Verluste, aber auch Vernachlässigung und emotionale Misshandlungen, für die ein Zusammenhang mit depressiven Episoden belegt ist. Interessant ist, dass die neurobiologischen Folgen derartiger Bindungstraumatisierungen in der Kindheit ähnlich schwer sind wie die Folgen von körperlicher Gewalt. Als Risikofaktor für spätere depressive Störungen scheinen belastende Bindungs- und Beziehungserfahrungen deutlich gewichtiger zu sein, als bisher vermutet (Chapman et al. 2004, Teicher et al. 2006, Minelli et al. 2019). So zeigen auch Studien depressiv erkrankter Patienten, dass diese im Vergleich zu gesunden Kontrollpersonen zwei- bis dreimal so viele frühe Verlusterlebnisse erlitten haben (Agid et al. 1999).

Belastende Erlebnisse, die mit einem Depressionsrisiko bzw. der direkten Auslösung einer depressiven Episode verbunden sind, gibt es nicht nur im Kindesalter. So zeigen Studien, dass Erlebnisse von Trennungen, Verlusten, Beschämungen und Erniedrigungen auch im Erwachsenenalter in einem deutlich nachweisbaren Zusammenhang mit dem Beginn depressiver Episoden stehen können (Kendler et al. 2003). Auch Mobbingerlebnisse sowie chronischer psychosozialer Stress am Arbeitsplatz erhöhen das Depressionsrisiko signifikant (Siegrist 2008). In der klinischen Diagnostik können ja auch viele depressive Patienten die Situationen und Umstände benennen, die sie mit dem Beginn ihrer depressiven Erkrankung in Zusammenhang bringen.

Vielleicht ist es ganz gut, dass die Forschung uns zunehmend darauf hinweist, den belastenden Erlebnissen, die die Patienten in diesen Zusammenhängen schildern, mehr Aufmerksamkeit zu widmen, selbst wenn diese Erlebnisse nicht die Kriterien einer traumatischen Auslösesituation (Kriterium A) erfüllen.

An dieser Stelle scheint der schon in der klassischen psychoanalytischen Literatur beschriebene Begriff des Traumas als Bindungstrauma im Zusammenhang mit der Depression wieder an Bedeutung zu gewinnen (Bowlby 1980, Wöller 2006, Brisch 2017). Der auf belastende Ereignisse, die das Kriterium A erfüllen, eingeschränkte klassische Traumabegriff scheint zwar im Bereich der posttraumatischen Belastungsstörung hilfreich zu sein, gegenüber im Kontext der depressiven Störung auftretenden belastenden Erlebnissen aber zu kurz zu greifen. Die Frage ist hier tatsächlich, ob man derartige Erlebnisse, die zwar krankheitsauslösend, pathogen zu sein scheinen, aber nicht das Kriterium A der posttraumatischen Belastungsstörung erfüllen, alle unter dem doch in den diagnostischen Manualen eng beschriebenen Begriff »Trauma« zusammenfassen sollte.

Ein anderer Weg, diese zum Teil schwer klassifizierbaren belastenden Erlebnisse zu erfassen, ist der Rückgriff auf die den ACE-Studien zugrunde liegenden, teils leicht unterschiedlichen Listen zu meist 9 Kategorien von Missbrauch in der Kindheit und Störungen der häuslichen Umgebung des Kindes *(household dysfunction)*. ACE steht hierbei für *Adverse Childhood Experiences*, die nicht auf klassische Traumatisierungen in der Kindheit beschränkt sind, sondern viele Einflüsse aus dem nahen sozialen Umfeld des Kindes mit einbeziehen. Insgesamt gibt es in der klassischen ACE-Liste 9 Kindheitserfahrungen, die in den Befragungen mit einfachen Antworten wie ja oder nein ausgefüllt werden können. (In neueren ACE-Listen werden einzelne Formen belastender Erlebnisse hinzugefügt oder weggelassen, grundsätzlich bleiben die Ergebnisse jedoch gleich.) Die klassische ACE-Liste enthält folgende neun Risikofaktoren:

- wiederholter physischer Missbrauch
- wiederholter emotionaler Missbrauch
- sexueller Missbrauch mit körperlichem Kontakt
- Alkohol- oder Drogenkranker im Haushalt
- Haushaltsmitglied im Gefängnis
- Haushaltsmitglied mit chronischer Depression, psychischer Erkrankung, in stationärer Behandlung oder suizidal
- Mutter erfährt Gewalt
- allein erziehender Elternteil oder keine Eltern
- emotionale oder physische Vernachlässigung *(neglect)*.

Jedes »Ja« bei einer der Fragen aus der Liste zählte dabei einen Punkt. Die erste ACE-Studie entstand in einer Kooperation des nationalen amerikanischen Center for Disease Control and Prevention (CDC) mit der Abteilung für präventive Medizin einer großen amerikanischen Versicherung in San Diego, Kalifornien. In der Studie wurden über 17 000 Amerikaner der Mittelklasse (Altersdurchschnitt 57 Jahre) mit der ACE-Liste und gleichzeitig zu ihrem Gesundheitszustand und zu Erkrankungen befragt. Die Ergebnisse zeigen einen sehr stark signifikanten Zusammenhang zwischen den ACE-Punktwerten (0–9 Punkte waren insgesamt möglich) und psychischen Problemen wie Depressionen, Suizidversuchen und Suchterkrankungen. Bei den depressiven Erkrankungen wurde zusätzlich beobachtet, dass diese, wenn stärkere Belastungsfaktoren aus der Kindheit, besonders psychischer Missbrauch und Vernachlässigung hinzukommen, im Erwachsenenalter deutlich schwerer behandelbar sind (Nanni et al. 2012, Infurna et al. 2016).

Weiterhin zeigten sich starke Zusammenhänge zwischen ACE-Faktoren und Risikoverhalten wie Rauchen, Schwangerschaft im Teenageralter, einem erhöhten Risiko erneuter Traumatisierung und eigener Täterschaft sowie ein Zusammenhang mit einer Reihe von schweren körperlichen Erkrankungen wie Bluthochdruck, Herzkranzgefäßerkrankungen und Herzinfarkten, Lungenerkrankungen oder HIV (Felitti et al. 1998, Anda et al. 2006). Mittlerweile wurde diese Studie vielfach international wiederholt und in einer Metaanalyse von Frau Professor Karin Hughes vom europäischen Regionalbüro der WHO, die 37 dieser ACE-Studien mit insgesamt über 250 000 Teilnehmern noch einmal analysierte, in ihren Ergebnissen bestätigt (Hughes et al. 2017).

Interessant ist, dass sich in den ACE-Studien ein deutlicher kumulativer Dosis-Wirkungs-Effekt der Anzahl der Arten belastender Erlebnisse hinsichtlich einer depressiven Symptomatik zeigt – eine höhere Belastung führt auch zu einer stärkeren Symptomatik (Witt et al. 2019a, Witt et al. 2019b). Dieser Dosis-Wirkungs-Zusammenhang zeigt sich auch in anderen Studien zu depressiven Störungen (Mollica et al. 1998, Wise et al. 2001, Shore et al. 1986a, Shore et al. 1986b).

In anderen Studien zeigt sich zusätzlich ein zeitlicher Zusammenhang zwischen belastenden Erlebnissen und dem Auftreten depressiver Symptomatik. Dieser zeitliche Zusammenhang war deutlich enger für Depressionen, als dies für Angststörungen und Ereignisse mit Lebensgefahr gezeigt werden konnte (Kendler et al. 2003, Kendler & Gardner 2016, Strauss et al. 2018).

Beide Zusammenhänge, der zeitliche Zusammenhang von Ereignis und Erkrankung wie auch die Dosis-Wirkungs-Beziehung, legen einen ursächlichen Zusammenhang zwischen belastenden bzw. traumatischen Erlebnissen und dem Auftreten depressiver Episoden nahe.

Der Zusammenhang zwischen schweren belastenden Erlebnissen, die nur zum Teil in der Definition der WHO als »traumatische« Lebensereignisse erfasst werden können, und depressiven Störungen ist mittlerweile durch wissenschaftliche Studien gut belegt und wird seit über zehn Jahren in der Forschung diskutiert. Diese Ergebnisse haben jedoch bislang kaum Eingang in die praktische Behandlung depressiver Patienten gefunden.

Unsere Autorengruppe, deren klinische Erfahrung auch durch die Entwicklung und praktische Anwendung der neuen Ansätze traumazentrierter Psychotherapie geprägt ist, hat nun zunehmend Belege und Erfahrungen für den Erfolg eines auf

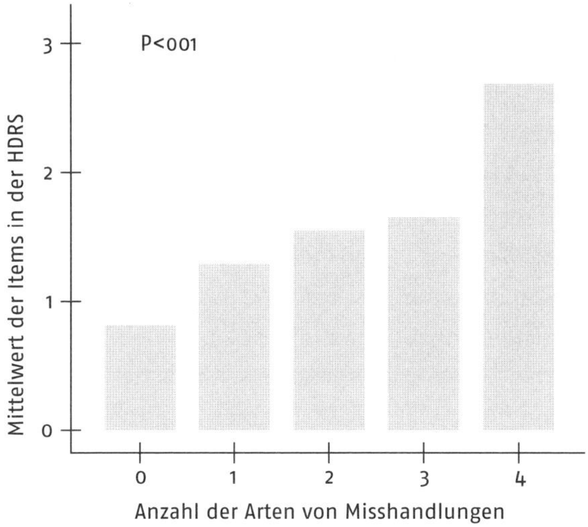

Abb. 1-1: Dosis-Wirkungs-Zusammenhang zwischen Anzahl der Arten von Misshandlungen und depressiver Symptomatik (nach Khan et al. 2015)

diesen Erkenntnissen aufbauenden neuen Therapieansatzes für depressive Störungen mithilfe der EMDR-Therapie gefunden. In diesem neuen, an die traumazentrierte Psychotherapie angelehnten therapeutischen Ansatz können die belastenden und traumatischen Erinnerungen und ihre Folgen direkt fokussiert und bearbeitet werden.

Pathogene Erinnerungen und EMDR-Therapie

Grundlage dieses neuen Ansatzes ist das Modell der pathogenen Erinnerungen, die sich als Erinnerungsstruktur nach klassisch traumatischen und nach nichttraumatischen belastenden Erinnerungen wie Trennungen und Verlusten, aber auch in anderen Situationen, zum Beispiel durch Schmerzen oder suchtbildende Substanzen, ausbilden (Hase et al. 2017). Das Modell der pathogenen Erinnerungen baut auf dem von Francine Shapiro bereits 2001 postulierten Modell der adaptiven Informationsverarbeitung (AIP-Modell) auf, das schon auf die spezielle Art verwies, in der traumatische und belastende Erlebnisse im Gehirn gespeichert und erinnert werden (dysfunktional gespeicherte Erinnerungen). Pathogene Erinnerungen sind biologisch aktive, meist mit vegetativer Erregung oder körpernaher Symptomatik verbundene Einzelerinnerungen bzw. Erinnerungskomplexe. Die Patienten können die »Aktivität« dieser Erinnerungen meist sehr gut beurteilen und skalieren. Dies nutzt Shapiro, indem sie die von Josef Wolpe entwickelte Skala der Subjective Units of Disturbance (SUD) modifizierte und in die EMDR-Therapie integrierte (Shapiro 1995, Wolpe 1969). Auf der so entstandenen 11-Punkte-Likert-Skala kann der Patient den Grad seiner subjektiven Belastung von 0 bis 10 angeben. Dabei bedeutet null »das Ereignis war damals sehr belastend, heute macht es mir nichts mehr aus«, während 10 die maximal vorstellbare Belastung darstellt. Diese Skala ist in Behandlungen sehr gut einsetzbar, hat gute psychometrische Eigenschaften und ist bei EMDR-Therapien ein guter Indikator für therapeutische Veränderungen (Kim et al. 2008). Das Abfallen des SUD in EMDR-Therapien ist hierbei signifikant mit einem Abfall der psychophysiologischen Erregung verbunden (Sack et al. 2008). In einer Untersuchung mit bildgebenden Verfahren konnte Pagani an PTBS-Patienten zeigen, dass die neuronale Aktivität im Gehirn bei Aktivierung einer pathogenen Erinnerung stark im limbischen, subkortikalen Bereich zentriert war. Nach der erfolgreichen EMDR-Behandlung hatte sich bei erneuter Aktivierung der nun nicht mehr als belastend erlebten Erinnerung die neuronale Aktivität deutlich in die assoziativen kortikalen Areale verlagert (Pagani et al. 2012).

Die meisten depressiven Patienten, die ein auslösendes Erlebnis mit dem Beginn ihrer depressiven Episode verbinden können, geben bei einer Befragung diesem Erlebnis einen hohen Wert auf der SUD-Skala. Dies geschieht häufig auch, wenn diese belastenden Erlebnisse (Verluste, Trennungen, Mobbing etc.) bereits in Psychotherapien bearbeitet (besprochen) wurden.

Bei vielen dieser Patienten beträgt der Abstand zwischen einem derartigen Ereignis und dem Beginn der depressiven Episode etwa 4–8 Wochen, kann gelegentlich aber länger sein. Auch wenn die Zusammenhänge bei einigen Patienten komplexer sind, nennen wir diese mit dem Beginn von depressiven Episoden zusammenhängenden Ereignisse Episodenauslöser.

Wenn Sie also prüfen möchten, ob ein Patient mit einer depressiven Episode, der in Ihrer Behandlung ist, von einer EMDR-Therapie profitieren könnte, fragen Sie ihn nach dem zum jetzigen Zeitpunkt bestehenden Belastungsgrad (SUD) bezüglich seines vermuteten Episodenauslösers.

In vielen Fällen werden Sie feststellen, dass selbst bei Erlebnissen, die bereits mehrfach in der Behandlung besprochen und verstanden wurden, der Belastungsgrad immer noch deutlich erhöht ist. Eine typische Aussage eines derartigen Patienten wäre: »Ich verstehe das Erlebnis heute viel besser, kann auch besser damit umgehen, aber wenn ich mir das Ereignis heute vorstelle, fühlt es sich immer noch belastend für mich an.«

Es scheint so, als ob auf der kortikalen Seite der depressiven Problematik zwar eine Verbesserung erreicht wurde, aber durch die überwiegend im limbischen Bereich verankerten pathogenen Erinnerungen die Belastung immer noch gefühlt werden kann. So verbleibt nicht selten auch nach erfolgreichen psychotherapeutischen Behandlungen eine Restsymptomatik, die nicht nur das Erreichen einer vollständigen Auflösung der Symptomatik verhindert, sondern auch das Risiko späterer depressiver Rückfälle erhöhen kann.

Erste systematische Untersuchungen

Unsere erste systematische Studie, die die Effektivität eines solchen Einsatzes von EMDR-Therapie bei depressiven Patienten überprüfen sollte, war eine retrospektive Studie, die wir 2008 begannen. Wir hatten bereits von einer Reihe von Kolleginnen und Kollegen gehört, die von erfolgreich mit EMDR behandelten depressiven Störungen berichteten. Einige berichteten auch, dass bei einigen Patienten, die bislang immer wieder mit neuen depressiven Episoden rückfällig geworden waren, diese Rückfälle nach einer EMDR-Behandlung aufhörten.

Dies wollten wir systematischer untersuchen. Das EMDR-Institut Deutschland ist ein 1992 gegründetes Ausbildungs- und Forschungsinstitut, das über ein bundesweites Netzwerk von Dozenten und Supervisoren verfügt. In diesem Netzwerk fragten wir erfahrene EMDR-Ausbilderinnen und -Ausbilder, ob sie in den letzten Jahren Patienten mit rezidivierenden Depressionen ohne eine posttraumatische Belastungsstörung mit EMDR-Therapie behandelt hätten. Dabei interessierten uns besonders Behandlungen, die erfolgreich beendet worden waren und bereits einige Zeit zurücklagen. Wir baten die Kolleginnen und Kollegen dann, mit diesen Patientinnen erneut Kontakt aufzunehmen und sie zu befragen. Dabei interessierten uns besonders zwischenzeitlich aufgetretene Rückfälle. Außerdem wurden die Patienten gebeten, noch einmal ein Beck-Depressions-Inventar auszufüllen.

Insgesamt konnten zehn Patienten (neun Frauen, ein Mann) für die Studie gewonnen werden. Das durchschnittliche Alter war 52 Jahre, alle hatten rezidivierende Depressionen (F33.X), zwei sogenannte doppelte Depressionen (*double depression*, F 33.X und F 34.1). Bei drei Patientinnen war die Depression bereits chronisch geworden und bestand über zwei Jahre. Die Zahl der Rückfälle betrug im Schnitt 6,4 (Spanne 3–13). Alle Patientinnen waren in ambulanter verhaltenstherapeutischer oder psychodynamischer psychotherapeutischer Behandlung gewesen. Die Länge der Behandlungen betrug im Schnitt 60 Sitzungen, von denen in 7,4 Sitzungen pathogene Erinnerungen mit EMDR-Therapie bearbeitet worden waren. Lediglich eine Patientin hatte nur zehn Behandlungssitzungen erhalten, von denen in vier Sitzungen pathogene Erinnerungen mit EMDR bearbeitet wurden. Die Nachbefragung fand im Schnitt 3,7 Jahre nach Beendigung der Behandlung statt (Spanne 1–6 Jahre).

Aus den Behandlungsunterlagen wussten wir, dass 70 % der Patientinnen nach Ende der Therapie eine vollständige Remission ihrer depressiven Symptomatik erreicht hatten.

In der Nachbefragung zeigte sich, dass zu diesem Zeitpunkt 90 % eine volle Remission ihrer depressiven Symptomatik angaben. Dies wurde durch die zurückgesandten Fragebögen (Beck-Depressions-Inventar II) bestätigt. Lediglich die Patientin, die zehn Behandlungssitzungen erhalten hatte (vier davon waren EMDR-Sitzungen), gab zwei kurze depressive Episoden an, die jedoch nach einer jeweils dreimonatigen Behandlung mit Antidepressiva vorübergegangen waren. Auslöser für die Episoden war eine schwere Erkrankung ihres Mannes gewesen. Nur eine (andere) Patientin, die im Verlauf ihrer depressiven Episode kurz eine psychotische Symptomatik aufgewiesen hatte, gab zum Zeitpunkt der Nachbefragung an, noch Medikamente einzunehmen. Alle anderen benötigten keine Medikamente mehr.

Interessant war, dass drei der Patientinnen schwer belastende Erlebnisse seit Ende der Behandlung angaben. Diese hatten jedoch nicht mehr zu einer depressiven Episode geführt (ein eigener Herzinfarkt, der Tod des Ehepartners sowie ein Brand in der eigenen Wohnung). Es sah so aus, als ob die Stressresistenz der Patienten seit der Behandlung angestiegen war.

Insgesamt waren diese Ergebnisse und vor allem das weitgehende Fehlen von depressiven Rückfällen für uns sehr eindrucksvoll, zumal wir wussten, dass die hohe Zahl von Rückfällen bei depressiven Störungen ein wichtiges klinisches Problem ist. Mit dieser Fallserie sahen wir zum ersten Mal die Möglichkeit, diese für viele depressive Patienten bedrückende Situation vielleicht doch mithilfe von EMDR-Therapie zu verändern.

Obwohl uns eine Veröffentlichung dieser Studie zum damaligen Zeitpunkt nicht gelang, war die Studie doch eine entscheidende Ermutigung, die uns anregte, weitere systematische Untersuchungen zur EMDR-Therapie in der Behandlung von Depressionen voranzutreiben.

Der damals entstandene Impuls führte auch zur Gründung der internationalen EDEN Arbeitsgruppe 2010 (European Depression and EMDR Network), die bis heute 5 kontrollierte Studien, davon drei RCT-Studien, zum Einsatz von EMDR-

Therapie bei depressiven Störungen veröffentlicht hat. Insgesamt sind zum Zeitpunkt der Drucklegung dieses Buches neun randomisierte und kontrollierte Studien (RCT-Studien) zu EMDR in der Behandlung von Depressionen veröffentlicht, die eine Gleichwertigkeit zu den bisher üblichen Behandlungen zeigen und Hinweise für eine stärkere Auflösung der depressiven Symptomatik geben (Malandrone et al. 2019).

Die seit den ersten Untersuchungen begonnenen und durch die kontrollierten Studien weitergeführten Forschungen haben unsere Arbeitsgruppe zu einer Reihe von Erfahrungen bezüglich erfolgreicher klinischer Einsatzmöglichkeiten der EMDR-Therapie für depressive Patienten geführt, die wir in diesem Buch vorstellen wollen. Diese Strategien haben sich aus den Erfahrungen unserer kontrollierten Studien und der ambulanten und stationären Behandlung von über 500 Patienten mit depressiven Störungen entwickelt. Ein zentrales Element stellt dabei die strukturierte Gesamtstrategie dar, die wir als Manual zusammengefasst haben (Hofmann et al. 2016a, Hofmann et al. 2016b). Die Kapitelstruktur des mittleren Teils dieses Buches entspricht der Struktur dieses Manuals (DeprEnd-Manual).

In unserem Buch zeichnen folgende Autoren für die folgenden Kapitel verantwortlich:

- Arne Hofmann: Einleitung
- Maria Lehnung und Michael Hase: EMDR-Therapie als neuer Behandlungsansatz
- Michael Hase: DeprEnd – das EMDR-Protokoll für Depressionen
- Luca Ostacoli, Sara Carletto, Carmen Settanta, Lorena Giovinazzo und Francesca Malandrone: Vorbereitung – Psychoedukation und Stabilisierung
- Arne Hofmann: Bearbeitung von Episodenauslösern
- Maria Lehnung: Bearbeitung von Überzeugungssystemen
- Michael Hase: Bearbeitung von depressiven und suizidalen States
- Maria Lehnung: Rückfallprophylaxe
- Arne Hofmann, Susanne Altmeyer und Visal Tumani: Komorbidität mit komplexen Traumafolgestörungen.

In zwei weiteren, eigenständigen Kapiteln berichten Professor Benedikt Amann zum Forschungsstand und der praktischen Erfahrung in der Behandlung der bipolaren Störungen mit EMDR sowie Professor Alessandra Minelli und Elisabetta Maffioletti über die chronischen, wiederkehrenden und therapieresistenten Formen der majoren Depression.

Im Anhang finden Sie noch einige Hinweise, wie Sie eine gute EMDR-Therapeutin finden, sowie ein EMDR-Zeichenprotokoll von Gabriella Bertino, Sara Carletto und Luca Ostacoli, das eine zusätzliche Behandlungsoption darstellt, die sich gut in eine EMDR-Therapie einfügen lässt.

Obwohl noch immer viele Fragen offen sind und auch eine EMDR-Therapie nicht für alle depressiven Patienten die beste Behandlungsoption darstellt, glauben wir, dass unsere Ansätze für die Behandlung von vielen depressiven Patienten hilfreiche Anregungen geben können.

KAPITEL 2

EMDR-Therapie als neuer Behandlungsansatz

Vergangenheit ist, wenn es nicht mehr weh tut.
(Mark Twain)

EMDR ist eine neue Psychotherapiemethode, die 1987 durch Francine Shapiro entwickelt wurde. Shapiro, eine amerikanische Psychologin und Forscherin, machte die Entdeckung, dass das Fokussieren auf ein sehr belastendes Erlebnis, das sie immer noch sehr beschäftigte, und begleitende sakkadische Augenbewegungen ihr halfen, diese Belastung zu überwinden. Diese Entdeckung fand sie so bedeutsam, dass sie sie auch bei anderen ausprobierte. Als sie merkte, dass dieses Vorgehen die Belastung auch bei anderen Menschen senken kann, begann sie dies in einer ersten wissenschaftlichen Studie genauer zu untersuchen. Die Studie wurde u.a. mit psychisch traumatisierten Vietnam-Veteranen und Vergewaltigungsopfern durchgeführt. Tatsächlich berichteten die Klienten über eine deutliche Reduktion der Intensität traumaassoziierter Erinnerungsbilder und der subjektiv empfundenen Belastung durch entsprechende Erinnerungen. Diese Studie wurde 1989 im *Journal of Traumatic Stress Studies* veröffentlicht unter dem Titel »Efficacy of the Eye Movement Desensitization Procedure in the Treatment of Traumatic Memories« (Shapiro 1989). Der Artikel rief eine große Resonanz hervor und Shapiro entwickelte ihren Ansatz weiter. Es war der Beginn der Entwicklung der EMDR-Therapie. Entscheidend für die Entwicklung dieser Therapieform war, dass von Anfang an eine starke Betonung auf der wissenschaftlichen Begleitung und Erforschung der Methode, ihrer Wirksamkeit sowie der Wirkfaktoren lag.

Aber was ist EMDR eigentlich?

EMDR, die Abkürzung für *Eye Movement Desensitization and Reprocessing*, ist ein Behandlungsverfahren zur Verarbeitung belastender Erinnerungen, die psychische und psychosomatische Störungen verursachen. Die EMDR-Therapie bezieht sich auf ein eigenes Krankheits- und Veränderungsmodell: das Modell der adaptiven Informationsverarbeitung. Dieses besagt, dass Menschen auch schwere und belastende Ereignisse adaptiv verarbeiten können. Dennoch kann es aus unterschiedlichen Gründen dazu kommen, dass dieser natürliche Verarbeitungsprozess gestört wird. Dann wird das Ereignis dysfunktional und in Fragmenten abgespeichert. Das Vorgehen beim EMDR kann nun helfen, dieses adaptive Informationsverarbeitungssystem, im Prinzip das Selbstheilungssystem des Menschen, wieder in Gang zu setzen, so dass der Mensch das belastende Erlebnis trotzdem noch verarbeiten kann. Damit verbunden ist ein Heilungsprozess, der dazu führt, dass sich die Symptomatik, unter der der Patient zuvor litt, auflöst. Eine bestimmte Art der Fokussierung auf das belastende Ereignis sowie alternierende bilaterale Stimulation bilden die zentralen Elemente des Vorgehens.

Das AIP-Modell der EMDR-Therapie

Das AIP-Modell, das hinter dem Vorgehen der EMDR-Therapie steht, nimmt an, dass ein traumatisches oder belastendes Erlebnis, das in der Vergangenheit passiert ist, nicht als normale, explizite Erinnerung integriert wird, sondern anders, als implizites, dysfunktionelles Traumanetzwerk, abgespeichert wird. Tatsächlich konnte die neurobiologische Forschung zeigen, dass sehr viele Befunde dazu passen. So konnten Jatzko und Ruf (2007) zeigen, dass beim Abrufen einer unverarbeiteten, traumatischen Erinnerung nicht, wie zu erwarten gewesen wäre, kortikale Strukturen des Langzeitgedächtnisses aktiviert wurden, sondern überwiegend limbische Strukturen. Als er eine Patientin nach einem schweren, traumatisch erlebten Verkehrsunfall ins fMRT legte und sie währenddessen mit ein paar kurzen Sätzen vom Tonband mit dem Unfall konfrontierte, aktivierte dies Bereiche im Gyrus cinguli sowie im tertiären visuellen Kortex. Frontale Areale waren während dieser Zeit deaktiviert. Diese Beobachtung, dass traumatische Erinnerung nicht dort abgespeichert ist, wo sich alte Erinnerung normalerweise befindet, wurde auch von anderen Forschern gemacht (van der Kolk et al. 2003, Pagani et al. 2012).

In der EMDR-Therapie geht es daher darum, diese impliziten, dysfunktionellen Traumanetzwerke, in denen die pathogenen Erinnerungen festsitzen, so zu verarbeiten, dass die Erinnerung integriert und die Pathologie aufgelöst werden kann. Tatsächlich konnte auch dies neurobiologisch nachgewiesen werden. In der soeben erwähnten Studie von Jatzko und Ruf (2007) wurden die Patienten mit EMDR behandelt. Nach der Behandlung wurden sie wiederum im fMRT untersucht. Die zuvor nachweisbaren biologischen Spuren im limbischen System sowie im tertiären visuellen Cortex waren nun verschwunden. Die Erinnerung war in dieser Weise nicht mehr biologisch dysfunktional aktiv. Sie war integriert. Ein ähnliches Ergebnis fand Pagani in seiner EEG-Studie (Pagani et al. 2012).

Das AIP-Modell ist grundsätzlich ein ressourcenorientiertes Modell. Es geht davon aus, dass der Mensch durch ein in ihm angelegtes System der Informationsverarbeitung, das sicherlich überwiegend im zentralen Nervensystem zu verorten sein dürfte, in der Lage ist, die von ihm gemachten Erfahrungen zu verarbeiten. In einem solchen Verarbeitungsprozess wird Wichtiges erinnert und Unwichtiges gelöscht (vergessen). Die vordem in kortikalen Langzeitspeichern abgelegten Informationen werden in diesem Prozess der »Informationsverarbeitung« durch aktuelle Informationen verändert, wie auch die Aktualerfahrung durch das umfangreiche, im Leben erworbene Wissen verändert und damit oftmals entaktualisiert wird. Es ist anzunehmen, dass die Informationsverarbeitung auch im Tagesverlauf geschieht, aber zu erheblichen Anteilen in den REM- und Non-REM-Phasen des Schlafes stattfindet (Stickgold et al. 2001). Unter bestimmten Bedingungen wird das Informationsverarbeitungssystem in seiner Funktion gestört bis blockiert. Dann bleiben diese Erinnerungen in einer rohen, zustandsspezifischen Form, unverarbeitet, gespeichert. Diese dysfunktionell gespeicherten Erinnerungen sind die Ursache von psychischen und psychosomatischen Störungen. Sie werden auch als pathogene Erinnerungen (Centonze et al. 2005) bezeichnet.

Diese Erinnerungen sind häufig in Netzwerken organisiert, wobei die Organisationskriterien Ähnlichkeiten bzgl. verschiedener Kriterien – wie dem leitenden Affekt, beteiligten Personen o. Ä. – sind. Shapiro geht davon aus, dass eine solche unverarbeitete Erinnerung, wenn sie nicht in der Zeit kurz nach dem Erlebnis spontan verarbeitet wird, wie eingefroren und isoliert von adaptiver Information gespeichert ist und sich daher ohne therapeutische Einwirkung nicht oder nur gering verändert (Shapiro 2018).

Wird eine solche dysfunktionell gespeicherte, unverarbeitete Erinnerung aktiviert, dann äußert sich dies in einem sehr wirklichkeitsnahen Erleben. Bei der klassischen PTBS sind dies die typischen PTBS-Symptome, wie z. B. die Intrusionen. Jedoch können sich auch andere dysfunktionell gespeicherte Erinnerungen – z. B. als Schmerzsymptomatik oder auch als intrusive Emotion im Bereich der affektiven Störungen oder kognitive Intrusion – als eine dysfunktionale Überzeugung zeigen. Wir gehen davon aus, dass innerhalb des EMDR-Prozesses durch die Fokussierung und Stimulation, überwiegend mittels Augenbewegungen, das Informationsverarbeitungssystem aktiviert wird und die Erinnerung folgend verarbeitet werden kann. Klinisch können wir dann ein Ende der Symptomatik und eine Normalisierung des Verhaltens beobachten.

Pathogene Erinnerungen

EMDR hat seinen Wirkungsnachweis bisher in der Behandlung der PTBS (WHO 2013, Schulz et al. 2015, Khan et al. 2018). Allerdings gibt es mehrere Veröffentlichungen, die die Wirksamkeit der EMDR-Methode beim Prozessieren anderen Erinnerungsmaterials zeigen. Wir möchten hier aus der Vielzahl der Literatur vorerst nur auf die Studien von Cvetek (2008) und Frustaci et al. (2010) eingehen. Beide zeigten, dass die Bearbeitung von Lebensereignissen unterhalb der Traumaschwelle des A-Kriteriums der PTBS (»Lebensgefahr«) bei Patienten zu einer klinischen und mit geeigneten Messinstrumenten abbildbaren Verbesserung führte. So konnte Frustaci über die Bestimmung der Herzratenvariabilität zeigen, dass die durch EMDR ausgelösten Veränderungen weit über die rein psychischen Veränderungen hinaus das vegetative Nervensystem des Körpers betreffen. Dies entspricht den klinischen Erfahrungen, die zeigen, dass unter EMDR-Therapie auch Schmerzstörungen und psychosomatische Symptome erfolgreich behandelt werden können. Wir können annehmen, dass die PTBS nur ein Sonderfall einer »Erinnerungsverarbeitungsstörung« ist.

In einer Arbeit aus der theoretischem Psychotherapieforschung zur Neurobiologie von Psychotherapie wiesen Centonze und Mitarbeiter darauf hin, dass implizite traumatische und nichttraumatische Erinnerungen für das gesunde und gestörte Funktionieren des Gehirns von großer Bedeutung sind (Centonze et al. 2005). Nach Centonze speichern diese Erinnerungen die sensorischen Fragmente der Erlebnisse. Diese Erinnerungen werden nicht nur »erinnert«, sondern sind biologisch aktiv. Ihre biologische Aktivität sehen wir in den Intrusionen, z. B. bei der PTBS. Die pathogenen Erinnerungen zeigen sich im Fall des Traumagedächtnisses in den Symptomen der PTBS, im Fall des Suchtgedächtnisses im *Craving*, im Fall des Schmerzgedächtnisses u. a. im Phantomschmerz und im Fall des Depressionsgedächtnisses in den Symptomen der Depression, z. B. den kognitiven Intrusionen im Sinne der dysfunktionalen Überzeugungen. Das Konzept von Centonze und Mitarbeitern, die nicht aus dem Umfeld der EMDR-Therapie kommen, beschreibt mit anderen Worten das AIP-Modell der EMDR-Therapie. Insofern ergibt es Sinn, das Konzept in die Psychotherapie einzubringen: Pathogene Erinnerungen sind die Ursache von psychischen und psychosomatischen Störungen (Hase et al. 2017), können im AIP-Modell der EMDR-Therapie verstanden und mit den Protokollen und Techniken der EMDR-Methode behandelt werden. Das AIP-Modell der EMDR-Therapie und das Modell der pathogenen Erinnerungen kommen aus unterschiedlichen Bereichen der Psychotherapie. Hier fließen Erkenntnisse aus der Praxis und der theoretischen Forschung zusammen und ergänzen sich.

Es bleibt noch die Frage zu beantworten, wie es zu einer Blockierung oder Beeinträchtigung der intrinsischen Verarbeitung kommt. Wir können hier von mehreren Möglichkeiten ausgehen. Bei der PTBS sehen wir eine sehr massive, intensive Erfahrung, die wir auch bei einigen Schmerzstörungen annehmen können. Dieser »Einschlag« führt gleichsam zur Bildung einer impliziten Erinnerung. Ein beschämendes Ereignis, verbale Gewalt oder Zurückweisung in der Peergroup kann in einer vulnerablen Phase der seelischen Entwicklung eine hohe pathogene Wirkung entfalten, was Hofmann an anderer Stelle in diesem Buch überzeugend dargestellt hat. Zur Bildung einer pathogenen Erinnerung bedarf es also nicht immer der Erlebnisse, die die klassischen Kriterien einer psychischen Traumatisierung im Sinne der diagnostischen Manuale ICD oder DSM erfüllen. Ein anderer Weg könnte das häufige Erleben von bestimmten Zuständen sein. Unabhängig davon, wie eine Depression entsteht, könnte das wiederholte Erleben der Depression selbst zur Bildung einer impliziten dysfunktionell gespeicherten Erinnerung (zum Beispiel an den Körperzustand der Depression) führen, die dann auch getriggert und aktiviert werden kann und sich erneut im depressiven Erleben zeigt, ohne dass dies eigentlich einer aktuellen depressiven Episode entspricht. In diesem Zusammenhang sprechen wir von *States* in einem AIP-Sinn. States im AIP-Sinn sind Erinnerungsfragmente und nicht gleichbedeutend mit den von Federn beschriebenen Ego-States (Federn 1952, Horowitz 1979).

Es ist anzunehmen, dass beide Wege der Entstehung nicht alternativ, sondern durchaus kombiniert denkbar sind. Dabei ist grundsätzlich zu bedenken, dass die Bedingungen für eine Beeinträchtigung der Informationsverarbeitung nicht nur auf der Seite des Ereignisses liegen können. Individuelle Faktoren wie z. B. fehlende innere Vorbereitung auf ein Ereignis, Lebensalter bzw. »Unreife«, mangelndes Wissen oder körperliche Schwäche können zu einer Beeinträchtigung der Informationsverarbeitung erheblich beitragen.

Es blieb bisher ein wichtiger Aspekt unerwähnt. Shapiro hat seit dem Erscheinen ihres Lehrbuches in der ersten Auflage betont, dass zur Nachverarbeitung der Erinnerung adaptive Information verfügbar und aktivierbar sein müsse. Über die verschiedenen Auflagen ihres Lehrbuchs und des Trainingsmanuals hat sie diese Gedanken immer wieder neu formuliert und konkretisiert. Deutlich wurde, dass Shapiro das AIP-Modell nicht nur als das Modell der unverarbeiteten Erinnerungen, sondern auch als das Modell der adaptiven Information, der positiven Erinnerungen versteht, die in der EMDR-Therapie üblicherweise als Ressourcen bezeichnet werden. Daraus ergibt sich die Handlungsanweisung, in der EMDR-Therapie die Ressourcenlage der Patienten zu prüfen und nur bei ausreichendem Ressourcenfundus und angemessener Erreichbarkeit der Ressourcen mit der Reprozessierung zu beginnen. Damit ist der Therapeut aufgerufen im gegenteiligen Fall zuerst den Aufbau und die Aktivierung der Ressourcen zu betreiben. Dies zeigt sich auch in der klinischen Praxis, in der die Vielzahl der entwickelten Ressourcentechniken rege angewandt wird. Mittlerweile konnte auch gezeigt werden, dass die langsame Stimulation an einer Ressource ein anderes Aktivitätsmuster des ZNS zeigt, als es mit der schnellen Stimulation am dysfunktionalen Material gezeigt werden konnte. Die gefundene Aktivität spricht dafür, dass die langsame Stimulation an einer Ressource den Zugang zu positiver Emotion erleichtert (Amano & Toichi 2016). Die weitere Erforschung des gezielten Einsatzes von Ressourcen erscheint im Bereich vieler Störungsbilder vielversprechend. Das vom AIP-Modell geleitete therapeutische Denken und die daraus entstehende Behandlungsplanung werden also versuchen die »Knoten« (pathogener Erinnerungen) hinter den Symptomen des depressiven Patienten zu entdecken und in einem praktischen Behandlungsplan umzusetzen. Gleichermaßen wird die Ressourcenlage eingeschätzt. Die Symptomatik des Patienten liefert wichtige Hinweise auf die Aktivität der verschiedenen Netzwerke unverarbeiteter Erinnerung, so dass sich im Behandlungsplan eine Priorisierung vornehmen lässt. Das AIP-Modell leitet Denken und Handeln in der EMDR-Therapie. Dies wird in den Kapiteln zur Behandlung des depressiven Patienten mit dem DeprEnd-Protokoll detaillierter dargestellt.

Die acht Phasen der EMDR-Therapie

Wie gestaltet sich die EMDR-Therapie? EMDR ist eine Therapie in acht Behandlungsabschnitten (8 Phasen). Zunächst gibt es eine Anamnese-Phase, die *Phase 1*. In ihr geht es vor allem darum, die Symptomatik des Patienten im Licht des AIP-Modells zu verstehen. Was ist passiert? Welche Ereignisse haben die Störung in Gang gesetzt? Welches sind die dysfunktional verarbeiteten Erinnerungen? Und natürlich auch die Frage: Welche Ereignisse und Situationen und Umstände triggern heute die Symptomatik? Und wie ist die Zukunftsperspektive durch die Erinnerung verzerrt? Mit all diesen Fragen beschäftigen wir uns in der Phase 1.

In der *Phase 2* geht es dann darum, den Patienten, soweit nötig, zu stabilisieren und auf eine EMDR-Behandlung vorzubereiten. Die Stabilisierung kann auf unterschiedlichen Ebenen erfolgen und wird individuell von der Situation des Patienten abhängig gemacht. Es kann sich um körperliche Stabilisierung handeln, um soziale Stabilisierung, um psychische Stabilisierung. Meist steht die psychische Stabilisierung im Vordergrund, da EMDR überwiegend im Bereich der Psychotherapie eingesetzt wird.

Wie viel Stabilisierung ein Patient braucht und welche Methoden dabei zur Anwendung kommen, ist individuell sehr unterschiedlich. Es gilt der Grundsatz: so viel Stabilisierung wie nötig, aber auch so wenig wie möglich. Um diesen Bedarf gut einzuschätzen, helfen uns vier Tests.

Erstens: der **Alltagstest**. Mit dem Alltagstest schauen wir, wie das Funktionsniveau des Patienten im Alltag aussieht. Kann er auch unter Stress noch die wichtigsten Alltagsfunktionen aufrechterhalten? Wie viel Affekttoleranz hat der Patient? Wie reagiert er unter Stress auf den Partner, das Kind, den Arbeitsplatz?
Der zweite Test ist der **Sichere-Ort-Test**. Hierbei ist die Frage, ob es dem Patienten möglich ist, für einige Momente eine positive Ressource entlastend im Körper wahrzunehmen.
Der dritte Test ist der **Stimulationstest**. Hier wird geprüft, wie der Patient auf eine Serie bilateraler Augenbewegungen reagiert. Kann er dies gut tolerieren?
Der vierte Test schließlich ist der **Anamnesetest**. Kann der Patient die Geschichte seines belastenden Erlebnisses in Umrissen erzählen, ohne dabei zu dekompensieren?

Wenn alle vier Tests positiv ausfallen, kann direkt mit der Bearbeitung von Erinnerungen begonnen werden. Wenn verschiedene Tests nicht positiv ausfallen, zeigen sie uns, wie viel Stabilisierungsbedarf ein individueller Patient benötigt.

Zur Phase 2 gehört eine gute Aufklärung über EMDR, darüber, wie es funktioniert, darüber, was der Patient erwarten darf. Weiter gehört eine mit dem Patienten abgestimmte Behandlungsplanung zu dieser Phase: Das genaue Vorgehen wird besprochen, insbesondere, mit welchen dysfunktional verarbeiteten Erinnerungen gearbeitet werden soll.

In *Phase 3* von EMDR arbeiten wir mit einer konkreten dysfunktional verarbeiteten Erinnerung, die wir vorher identifiziert haben. Diese Phase nennen wir Bewertungsphase. Eine Erinnerung wird dabei in ihren Fragmenten aktiviert: Sensorische Fragmente, kognitive Fragmente und affektive Fragmente werden aktiviert, sowie ihre Körperrepräsentanz. Im Einzelnen fragen wir nach dem belastendsten Bild des Ereignisses sowie den damit einhergehenden Worten. Mit diesen Worten findet der Patient dann das, was wir eine negative Kognition nennen: eine negative Aussage über sich selbst, die aus dem Erleben dieses Ereignisses herüberklingt, ichbezogen, irrational, affektgeladen. Aus dieser negativen Kognition entwickeln wir gemeinsam mit dem Patienten eine mögliche positive Kognition, meist eine Selbstaussage: »Wie würden Sie gerne denken anstelle von …« Die subjektive Stimmigkeit dieses positiven Gedankens erfassen wir mit einer Skala von 1 bis 7, wobei 1 bedeutet: »fühlt sich an wie gelogen«, 7: »fühlt sich völlig stimmig an«. Diese Zahl ist der VoC, die *Validity of Cognition*, die im Laufe der Bearbeitung mit EMDR ohne direkte kognitive Arbeit normalerweise deutlich in Richtung 7 ansteigt.

Die negative Kognition öffnet in einem nächsten Schritt das Tor zum Affekt. Auch diesen erfragen wir, da er sich nicht selten während der Bearbeitung verändert. Dann wird die Belastung der so getriggerten Erinnerung skaliert. Wir verwenden dabei die von Josef Wolpe entwickelte Skala *Subjective Units of Distress (SUD)*. Schließlich wird die Belastung im Körper lokalisiert. An diesem Punkt ist die dysfunktional verarbeitete Erinnerung vollständig getriggert und kann nun über die bilaterale Stimulation und das Reprozessieren einer Verarbeitung zugeführt werden.

Diese Verarbeitung geschieht in *Phase 4*, der Phase der Desensibilisierung und des Reprozessierens. Es erfolgt nun bilaterale Stimulation, meist in Form von Augenbewegungen. Dadurch kommt ein kreativer, eigendynamischer Verarbeitungsprozess zustande. In diesem Prozess können Bilder in den Vordergrund treten, können blasser, aber auch detailreicher werden. Bilder können auftauchen und verschwinden. Gedanken können auftauchen, Gefühle können sich wellenförmig bewegen. Auch Körperempfindungen treten häufig ins Bewusstsein, der Körper erinnert sich. Dieser sich so gestaltende Prozess bewegt sich nach und nach auf eine adaptive Integration der Erinnerung hin.

Wenn sich das ursprüngliche Ereignis nicht mehr belastend anfühlt, wird die meist deutlich stimmigere positive Kognition ebenfalls mit Augenbewegungen verankert. Dieses Verankern wird *Phase 5* genannt.

In *Phase 6* findet ein Körpertest in Form eines Körperscans statt. Der Patient geht mit den Resten der Erinnerung und dem positiven Satz, der zuvor verankert worden ist, in Kontakt, und scannt dann den ganzen Körper. Wenn keine Missempfindung mehr ins Bewusstsein tritt, wird der Prozess abgeschlossen. Wenn eine Missempfindung auftritt, wird auch diese mit Augenbewegungen prozessiert.

Der Abschluss der Therapiesitzung wird *Phase 7* genannt. Der Patient wird dann darauf hingewiesen, dass das Gehirn unter Umständen nochmal spontan nachprozessieren kann. Es können noch neue Erinnerungsfragmente bzw. neue Gedanken, die durch den angestoßenen Verarbeitungsprozess entstanden sind, auftauchen. Es wird dem Patienten empfohlen, über dieses Nachprozessieren Tagebuch zu führen.

Die Verarbeitungskapazität und die Geschwindigkeit, mit der selbst hoch belastende Erinnerungen verarbeitet werden, erstaunt oft Patient und Therapeut gleichermaßen.

In der Nachbefragung in der folgenden Stunde *(Phase 8)* wird die Stabilität der Behandlungsfortschritte noch einmal untersucht und gemeinsam die weitere Behandlung besprochen.

Der Wirkmechanismus von EMDR

Unklar blieb lange der Wirkmechanismus der EMDR-Therapie.

Der Wirkmechanismus dieses eigendynamischen und kreativen Prozesses wurde besonders in den letzten Jahren vielfältig untersucht. Es ist wahrscheinlich, dass es bei EMDR-Therapie, ähnlich wie bei anderen Psychotherapien, nicht nur einen Wirkmechanismus gibt, sondern, in verschiedenen Phasen der Therapie, unterschiedliche Mechanismen. Landin-Romero und Mitarbeiter fassten diese Untersuchungen zu den Wirkmechanismen in einer Übersicht zusammen (Landin-Romero et al. 2019). Sie unterscheiden psychologische Modelle der Wirkung von EMDR von psychophysiologischen Modellen sowie neurobiologischen Modellen. Schon früh in der Geschichte des EMDR wurde die Orientierungsreaktionshypothese vertreten (Dyck 1993). EMDR, so sagt diese Hypothese, löst eine Orientierungsreaktion aus. Eine Reaktion als Antwort auf einen neuen Stimulus, begleitet von einem erhöhten Arousal und einer breiten De-Synchronisation elektrischer Aktivität im Gehirn. Wenn der Stimulus bei Abwesenheit von Gefahr mehrfach angeboten wird, findet eine Habituation statt, während derer die Aufmerksamkeitsreaktion einer Entspannungsreaktion weicht. Wenn die gefahrfreie Situation anhält, führt die Habituation im limbischen System zu einer Synchronisation von langsamen Hirnwellen, was mit einem sicheren Gefühl assoziiert ist.

Ein anderes psychologisches Modell stellt die Working Memory-Hypothese dar (Baddeley & Hitch 1974). Sie postuliert, dass ein zentrales exekutives System verantwortlich ist für die Integration von Informationen, die in verschiedenen Untersystemen gespeichert sind, z. B. dem visuo-räumlichen Skizzenblock und der phonologischen Schleife. Wenn eine zweite Aufgabe, z. B. Augenbewegungen, während des Aufrufs von Information durchgeführt wird, sind weniger Ressourcen für das Aufrufen des Gedächtnisinhalts vorhanden, so dass dessen Qualität abnimmt. Dadurch, so die Theorie, wird die Erinnerung weniger prägnant und weniger belastend, so dass der Eindruck einer Entfernung von der traumatischen Erinnerung entsteht. Eine Reihe von Studien weisen in diese Richtung.

Psychophysiologische Modelle spielten ebenfalls von Anfang des EMDR an eine große Rolle. Francine Shapiros Annahme war: Die Augenbewegungen und die geteilte Aufmerksamkeit beim EMDR führen zu spezifischen psychophysiologischen Veränderungen, die die Grundlage für die Effektivität der Behandlung bilden. Dies konnte in Studien nachgewiesen werden. Die Augenbewegungen führen zu messbaren physiologischen Veränderungen, die ein De-Arousal während und nach der EMDR-Behandlung erklären: Die Hautleitfähigkeit sinkt, die Herzrate sinkt, der Parasympathikus-Tonus nimmt zu (Wilson et al. 1996, Sack et al. 2008). Neurobiologische Modelle konnten zeigen, dass strukturelle und funktionelle Hirnveränderungen im Zusammenhang mit EMDR stehen.

Pagani und Mitarbeiter konnten in einer aufwendigen EEG-Studie zeigen, dass während der Aktivierung der Erinnerung in Phase 3 zunächst limbische Strukturen sowie Strukturen im tertiären visuellen Kortex aktiv sind (Pagani et al. 2012). Während der bilateralen Stimulation werden dann Strukturen im Frontalhirn aktiviert – insbesondere im orbitofrontalen Kortex –, die mit limbischen Strukturen interagieren. Diese Interaktion interpretieren Pagani und Mitarbeiter als ein Zeichen der stattfindenden Verarbeitung, ein für EMDR typisches Verarbeitungsmuster im Gehirn. Untersuchten sie Patienten eine Stunde später, so zeigten sich vornehmlich Strukturen im linken Temporallappen mit großen assoziativen Arealen aktiv. Ein Zeichen, dass die zuvor unverarbeitete Erinnerung nun in dort basierten Netzwerken ihren Platz gefunden hat.

2019 konnten Baek und Mitarbeiter den wahrscheinlichen Hauptwirkmechanismus von EMDR bis auf die zelluläre Ebene in einem Tiermodell nachweisen. Diese Arbeit wurde wegen ihrer methodischen Klarheit und wissenschaftlichen Wichtigkeit in der Zeitschrift *Nature* veröffentlicht (Baek et al. 2019). Mit klassischer Konditionierung lehrten Baek und Mitarbeiter Mäuse, einen Ton zu fürchten. Wie zu erwarten, verschwand die klassisch konditionierte Schockstarre bei wiederholter Exposition mit dem Ton, wenn diese nicht von Elektroschocks begleitet war. Statt aber nur mit dem Löschungsparadigma zu arbeiten (Mäuse gewöhnen sich an den wiederholten Ton), exponierten sie eine Mäusegruppe nicht nur dem Ton, sondern gleichzeitig auch der bilateralen Stimulation, die über rechts/links alternierende LEDs angeboten wurde. Die Lichtleiste lief immer dort, wo die Mäuse gerade hinschauten. Sozusagen ein Mäuse-EMDR. Dieses EMDR zeigte sich als am effektivsten bei der Angstreaktion (CS + EMDR). Es war deutlich effektiver als die Exposition allein (CS).

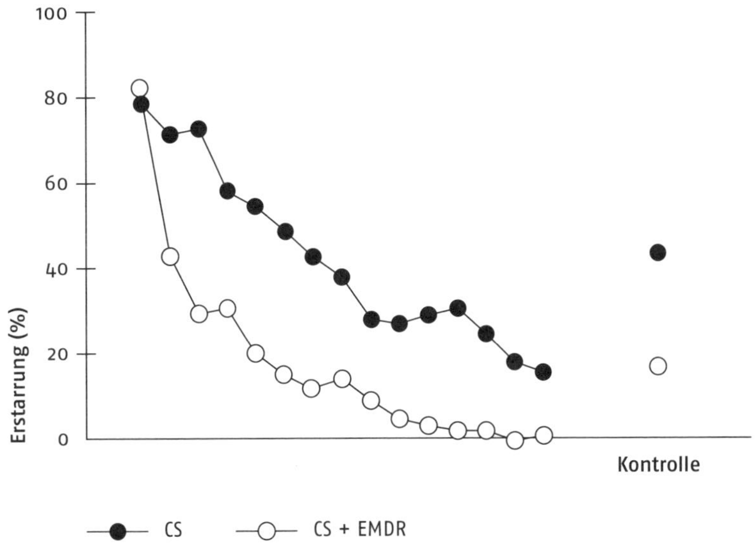

Abb. 2-1: Wirksamkeit von Exposition versus EMDR im Mausexperiment. Abklingen der Angst (Erstarrung) bei Exposition mit dem Ton (CS) und Exposition mit dem Ton bei zusätzlichen Augenbewegungen (CS + EMDR); Baek et al. 2019

Das heißt: Die Kombination aus Exposition an den Ton und alternierender bilateraler Stimulation führte zu der klarsten und anhaltendsten Abnahme der Furchtreaktion.

Baek et al. (2019) untersuchten daraufhin über neuronale Einzelzellableitungen den Weg im Gehirn, der zu dieser unter Augenbewegungen beschleunigten Angstabnahme führt. Sie fanden, dass die kombinierte Exposition und bilaterale Stimulation die obere Vierhügelplatte aktiviert.

Danach wird der mediodorsale Thalamus aktiviert. Die Aktivität dieser beiden Zentren ermöglichte eine Vorhersage, in welchem Ausmaß die Furchtreaktion abnehmen würde. Wenn die Thalamusneurone am Feuern gehindert wurden, fand keine Abnahme der Furchtreaktion statt. Auch wenn die Neuronen der Vierhügelplatte nicht feuerten, gab es keine Abnahme der Furchtreaktion. Die Kommunikation zwischen diesen zwei Regionen ist notwendig für die Reduktion der Furchtreaktion.

Wie führt nun diese Kommunikation zur Abnahme der Furchtreaktion? Baek

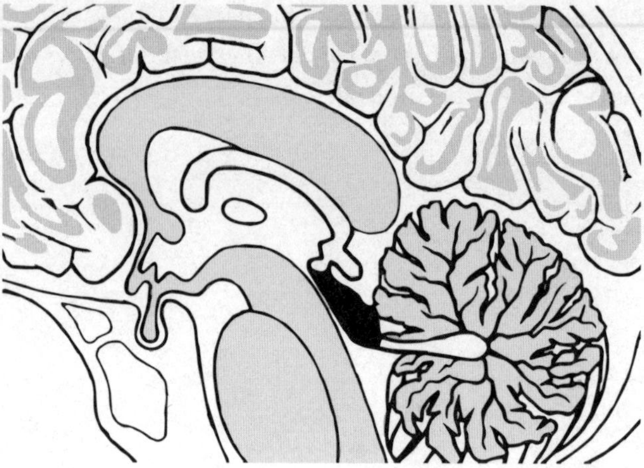

Abb. 2-2: Die anatomische Position der Vierhügelplatte (in Schwarz) beim Menschen

und Mitarbeiter fanden, dass die kombinierte Prozedur von Exposition und alternierender bilateraler Stimulation (Mäuse-EMDR) die Reaktion von aktivierenden Neuronen (manchmal Furchtneurone genannt) in der basolateralen Amygdala dämpft. Dabei handelt es sich um einen zweischrittigen Inhibitionsprozess zwischen mediodorsalem Thalamus und der basolateralen Amygdala. Dieser Prozess war effektiver als alle anderen Formen der Stimulation, aber auch Exposition allein.

Diese Studien haben insofern eine hohe Bedeutung für die Aufklärung des Wirkmechanismus von EMDR, als sie die Wirkungen, zumindest die des Mäuse-EMDR, hinreichend und umfassend erklären. Exposition und alternierende bilaterale Stimulation aktivieren zusammen einen neuronalen Pfad, der die Colliculi superiores und den mediodorsalen Thalamus verbindet und dann die Angstreaktion in der basolateralen Amygdala hemmt. Exposition allein oder alternierende bilaterale Stimulation allein hemmen die Angstreaktion nicht so. Und alternierende bilaterale Stimulation lässt sich nicht durch zufälliges Blinken der LEDs ersetzen, also durch Ablenkung allein. Damit scheint der Hauptwirkmechanismus von EMDR aufgeklärt zu sein (Baek et al. 2019).

Von Anfang an zeigte sich EMDR als sehr erfolgreiche Therapieform, insbesondere in der Behandlung von PTBS, die bis zum Ende der 1980er-Jahre als nur schwer bis gar nicht behandelbar galt. Von Anfang an war EMDR eine Therapieform, die sehr viel Forschung hervorbrachte. Eine Vielzahl von Studien konnte zeigen, dass Patienten mit einfacher PTBS nach vier bis sechs Stunden EMDR-Behandlung zu 80 % die PTBS verlieren. Die Ergebnisse waren nach drei Jahren stabil. Auch bei komplexer PTBS ist EMDR wirksamer als Medikamente (van der Kolk et al. 2007). Bei Kindern und Jugendlichen ist EMDR ebenfalls sehr effektiv. Insgesamt ist EMDR mindestens so effektiv wie traumafokussierte Verhaltenstherapie, benötigt aber 40% weniger Behandlungsstunden (van Etten & Taylor 1998, Power 2002). Eine Reihe von Metaanalysen hat mittlerweile belegt, dass traumafokussierte Therapien in der Behandlung der PTBS am effektivsten sind – die effektivsten überhaupt sind EMDR und traumafokussierte Verhaltenstherapie – und dass sich in der Behandlung auch die Komorbidität signifikant bessert, ohne direkt fokussiert werden zu müssen (Schulz et al. 2015, Chen et al. 2015, Khan et al. 2018). In einer Untersuchung zur Kosteneffektivität aller traumazentrierten Psychotherapien, die von der englischen Gesundheitsbehörde (NHS) durchgeführt wurde, erwies sich die EMDR-Therapie als ein effektiver und kostengünstigster Behandlungsansatz (Mavranezouli et al. 2020b). Daher wurde EMDR von der WHO 2013 in die »Guidelines for the management of conditions that are specifically related to stress« für die Behandlung von PTBS bei Erwachsenen und Kindern aufgenommen und wird in vielen internationalen Leitlinien als eine Therapie der Wahl empfohlen.

Zunächst galt EMDR als eine Therapie, die vor allem in der Behandlung von PTBS effektiv ist. Betrachtet man die EMDR-Therapie jedoch näher, so wird deutlich, dass das ihr zugrunde liegende Krankheitsmodell, das AIP-Modell, auch andere Anwendungsbereiche ermöglicht: Auch andere Störungsbilder lassen sich im Licht des AIP-Modells besser verstehen. Wahrscheinlich sind auch diese Störungen durch dysfunktional verarbeitete Erinnerungen ausgelöst, mit ausgelöst oder werden durch diese verstärkt. Mittlerweile liegt eine Reihe von Studien vor, die eine Wirksamkeit von EMDR bei solchen Störungen bestätigen.

Auch bei Schmerzerkrankungen ist ein solches Modell denkbar. Das häufige Erleben einer biologisch fundierten Schmerzerkrankung, wie z.B. Migräne oder beim Phantomschmerz, führt zur Bildung eines Schmerzgedächtnisses. Nach einer Bearbeitung der auslösenden belastenden Erinnerungen sowie der durch den Schmerz selbst entstandenen Erinnerungen mit EMDR reduziert sich der Schmerz deutlich oder löst sich ganz auf (Rostaminejad et al. 2017, Ghanbari et al. 2018, Maroufi et al. 2016, Tesarz et al. 2014).

Auch bei Angststörungen, die nicht selten durch belastende Erlebnisse ausgelöst werden (z.B. Zahnarztphobie, Hundephobie, Prüfungsangst etc.), zeigen einige Untersuchungen eine gute Wirksamkeit der EMDR-Therapie (Doering et al. 2013, Cook-Vienot & Taylor 2012).

Ferner liegt eine kontrollierte Studie über die Wirksamkeit von EMDR zur

Behandlung von Rückfällen bei alkoholkranken Patienten vor, in der drogenspezifische Erinnerungen fokussiert wurden (Hase et al. 2008, Kuijer et al. 2020).

In all diesen über die klassischen Traumafolgestörungen hinausgehenden Bereichen sind jedoch weitere systematische Studien erforderlich, um die in diesen Studien erhobenen Befunde noch weiter zu erhärten.

EMDR in der Behandlung depressiver Störungen

Depressionen gehören zu den häufigsten psychischen Störungen. So wurde EMDR auch schon früh in der Behandlung von Depressionen eingesetzt. Francine Shapiro veröffentlichte einen Fall, in dem sie eine depressive Mutter mit EMDR behandelte. Mia, die Patientin, hatte ihr 12-jähriges Kind bei einem Unfall verloren, wurde daraufhin depressiv und unternahm einen Suizidversuch. Shapiro behandelte sie mit drei Sitzungen EMDR, danach war die Depression remittiert (Shapiro & Silk Forrest 1997).

Auch Philipp Mansfield berichtet in seinem Buch »Extending EMDR« über zwei Fälle von depressiven Patienten, die erfolgreich mit EMDR behandelt wurden (Mansfield 1998). Robin Shapiro beschrieb mehrere Fälle von Wochenbettdepressionen, die ebenfalls wirksam mit EMDR behandelt wurden (Shapiro & Laub 2009).

2009 veröffentlichten Kim und Bae eine kleine Fallserie zur Behandlung von Depression mit EMDR. Sie behandelten zwei adoleszente Patientinnen. Eine Patientin war 16 Jahre alt. Ihr Vater war vor einem Jahr verstorben. Sie dekompensierte daraufhin im Internat. Sie wurde mit drei Sitzungen EMDR behandelt. Fokus waren der Tod des Vaters und die Zukunft. Die Depressionswerte gingen deutlich zurück, zu Ende der Therapie nach vier Wochen sowie in der Nachuntersuchung nach 12 Wochen zeigten sich keine depressiven Symptome mehr.

Die zweite Patientin dieser Fallserie war ein 14 Jahre altes Mädchen, dessen Vater sich von der Familie getrennt hatte und das daraufhin ihre Schule verlassen musste. Sie entwickelte eine majore Depression, verlor deutlich an Gewicht, hatte Suizidgedanken. Sie wurde mit sechs Sitzungen EMDR behandelt. Der Fokus waren verlorene Freunde, die Affäre des Vaters, Ängste um die Zukunft. Auch hier remittierte die Depression komplett und das Ergebnis war auch nach drei Monaten in der Katamnese stabil (Kim et al. 2009).

Erst viel später erfuhren wir, dass schon früher eine Doktorarbeit durchgeführt worden war, in der in einer randomisierten Studie kognitive Verhaltenstherapie und EMDR bei depressiven Patienten verglichen wurden. Bei den 30 Patienten, die in zwei Gruppen aufgeteilt wurden, zeigten sich beide Behandlungen als gleich effektiv. Der Autor beschrieb jedoch, dass es bei vier Patienten der EMDR-Gruppe zu einer fast kompletten Remission der depressiven Symptome kam. Eine ähnlich deutliche Entlastung war bei keinem der mit kognitiver Verhaltenstherapie behandelten Patienten aufgetreten. Die Studie wurde jedoch nie veröffentlicht (Hogan 2001).

In jedem Fall war für uns, neben unserer eigenen erfolgreichen ersten retrospektiven Studie zu EMDR-Therapien und Depressionen, die in der Einleitung im Detail geschildert ist, die Studie von Kim und Bae eine wichtige Ermutigung, weitere eigene Studien zur Anwendung von EMDR-Therapie bei depressiven Störungen durchzuführen.

Unsere folgenden weiteren Studien führten dann zu der EDEN-Studie unserer europäischen Forschungsgruppe. Diese Studien werden in den nächsten Kapiteln beschrieben.

TEIL 2

Das EMDR-DeprEnd-Behandlungsmanual

KAPITEL 3

DeprEnd – Das EMDR-Protokoll zur Behandlung von Depressionen

In der EMDR-Therapie werden manualgetreue Vorgehensweisen bzw. Behandlungspläne häufig als »Protokoll« bezeichnet. In unserem Buch werden beide Begriffe synonym verwandt. Das DeprEnd-Manual EMDR ist der derzeit vorliegende Behandlungsplan für Depressionen, der als weitgehend evidenzbasiert angesehen werden kann. Neben den Schritten der Indikationsstellung und Vorbereitung für die weitere Durcharbeitung beinhaltet das Protokoll eine Reihenfolge für die Fokusbildung der Bearbeitung pathogener Erinnerungen (Hofmann et al. 2016a, Hofmann et al. 2016b).

Wissenschaftlicher Hintergrund

Nachdem wiederkehrende Erfahrungen von EMDR-Therapeutinnen und -Therapeuten eine Wirkung der EMDR-Therapie in der Behandlung depressiver Patienten nahe legten, wurde auf Initiative von Arne Hofmann und Michael Hase etwa um 2006 mit der Planung kontrollierter Studien begonnen. Parallel dazu wurden Erfahrungen aus der Praxis ausgewertet und diskutiert, um einen Behandlungsplan zu erstellen. In der Einleitung zu diesem Buch wurde schon über die erste kontrollierte Studie mit depressiven Patienten im ambulanten verhaltenstherapeutischen Setting berichtet (Hofmann et al. 2014). Etwa zeitgleich wurde eine kontrollierte Matched-pairs-Studie im psychodynamischen Setting der stationären psychosomatischen Rehabilitation durchgeführt, in der bei einer der beiden Gruppen zur Standardbehandlung EMDR hinzugefügt wurde (Hase et al. 2015). Beide Studien zeigten eine signifikante Verbesserung der Ergebnisse hinsichtlich der Depressionsschwere am Ende der Behandlung, wenn die Durcharbeitung des depressionsbezogenen Erinnerungsmaterials mit der EMDR-Therapie in die Behandlung integriert wurde. Hofmann et al. (2014) konnten unter anderem zeigen, dass die Zahl der kompletten Remissionen der depressiven Episode bei den Patienten, die zusätzlich zur Standardbehandlung EMDR erhielten, ungefähr doppelt so hoch war wie in der Gruppe der Standardbehandlung. Hase et al. (2015) konnten zudem zeigen, dass die Arbeitsunfähigkeit in einer Einjahreskatamnese in der EMDR-Gruppe signifikant geringer war, was auch für die Nachhaltigkeit der Behandlung sprach.

Im Jahre 2009 wurde ein europäischer Forschungsverbund ins Leben gerufen. Das European Depression EMDR Network (EDEN) setzte sich zum Ziel, die Daten der kontrollierten Studien in einer randomisierten multizentrischen Studie zu überprüfen. Zudem wurde die Diskussion zur Frage des Behandlungsplans in dieser Gruppe aus erfahrenen Klinikern und Forschern weitergeführt. Ab 2011 wurde dann eine internetbasierte Datenbasis zur Randomisierung und Datenerfassung unter Federführung der Universität Turin eingerichtet. Von den ursprünglich geplanten sieben Behandlungszentren in drei europäischen Ländern wurden jedoch nur drei Zentren in Spanien, Italien und Deutschland aktiv. Während die Zentren in Spanien und Italien KVT mit EMDR verglichen, wurde im deutschen Zentrum das vorherige Design, Standardbehandlung (hier Pharmakotherapie mit psychodynamischer Therapie) versus Standardbehandlung plus Durcharbeitung von Erinnerungsmaterial mit der EMDR-Therapie, jetzt unter randomisierten, kontrollierten Bedingungen untersucht.

Die in dem deutschen Zentrum gewonnenen Daten zeigten, dass auch unter randomisierten kontrollierten Bedingungen eine statistisch signifikante Überlegenheit der EMDR-Therapie gegenüber der Standardbehandlung hinsichtlich Reduktion des Depressionsscores am Ende der Behandlung (BDI-II) und der kompletten Remissionen zu sehen war (Hase et al. 2018). Erneut betrug die Zahl der kompletten Remissionen in der Gruppe, in der EMDR eingesetzt wurde, etwa das Doppelte.

Die Ergebnisse der italienischen und spanischen Zentren bedürfen der gesonderten Darstellung. Da hier die Patienten zur Standardbehandlung entweder KVT oder EMDR erhielten, wurden die beiden Ansätze direkt verglichen. Die Größe der Studie entspricht einer Äquivalenzstudie *(non-inferiority study)*. Im Ergebnis erwies sich EMDR gegenüber dem etablierten Verfahren, der KVT, bezogen auf die Verringerung der Depressionsschwere (BDI-II) als gleich wirksam (Ostacoli et al. 2018). Allerdings ist der Zeitverlauf der Veränderung interessant und bedarf näherer Betrachtung. In der Studie wurden in beiden Gruppen 7 Messzeitpunkte mit Hauptparameter BDI-II definiert und ausgewertet. Der Zeitverlauf der Veränderung wurde analysiert. Es wurde zuerst eine Baseline-Messung erhoben. Die nächste Messung erfolgte nach zwei Wochen und danach jeweils nach vier Sitzungen in der jeweiligen Intervention. Die Messung zum Abschluss der Intervention wurde durch ein Follow-up nach 6 Monaten ergänzt. In der Behandlung war in den beiden Gruppen jeweils eine Phase mit Vorbereitung und Stabilisierung vorgesehen, bevor die spezifischen Interventionen erfolgten. Diese waren in der EMDR-Gruppe das Durcharbeiten von entsprechendem Erinnerungsmaterial gemäß dem Studienprotokoll der EDEN-Studie. Die folgende Grafik gibt den Zeitverlauf der Veränderung wieder.

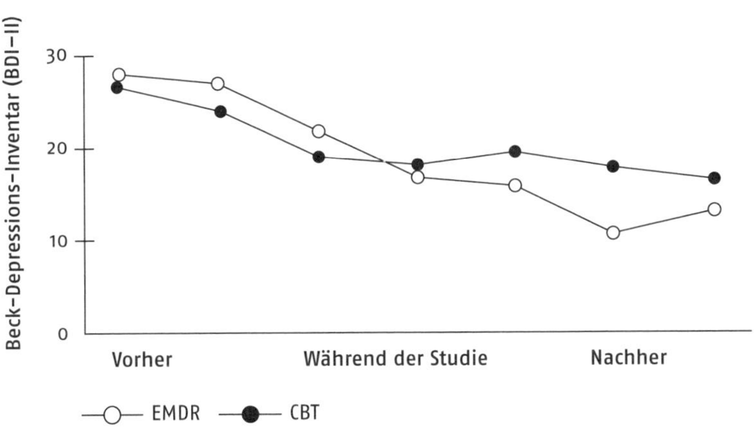

Abb. 3-1: Verlauf der Schwere der Depression in der Vergleichstudie EMDR-Therapie versus kognitive Verhaltenstherapie (Ostacoli et al. 2018)

Hier wird deutlich, dass sich die Veränderung des BDI-II in der Vorbereitungs- und Stabilisierungsphase in beiden Gruppen ähnlich entwickelt. Mit dem Beginn der methodenspezifischen Intervention, in der EMDR-Gruppe dem Durcharbeiten des Erinnerungsmaterials, fällt der BDI-II in der EMDR-Gruppe deutlicher ab. Hier zeigt sich der Unterschied zwischen der symptomorientierten Intervention der KVT und dem auf die Grundlage der Störung zielenden Durcharbeiten der pathogenen Erinnerungen in der EMDR-Therapie.

In einem narrativen Review von 11 Studien zur Behandlung der Depression mit der EMDR-Therapie untersuchten Carletto et al. (2021) 6 RCTs und 5 kontrollierte Studien. Erfreulicherweise war zu sehen, dass die Qualität der Studien durch die Aktivität des EDEN-Netzwerks anstieg. Laut Malandrone et al. legen die vorliegenden Daten nahe, dass die EMDR-Therapie eine wirksame Behandlung der Depression sein könnte.

Das Studienmanual der EDEN-Studie enthält einen Behandlungsplan zur

Behandlung depressiver Patienten mit der EMDR-Therapie, der mit den vorliegenden Daten als wissenschaftlich belegt gelten kann. Das DeprEnd-Behandlungsmanual wird nun im Überblick vorgestellt.

Das DeprEnd-Protokoll

Vorab möchten wir einige grundsätzliche Überlegungen darlegen. Ein Protokoll in der EMDR-Therapie, ein Behandlungsplan, gliedert und priorisiert die Behandlungsabfolge und führt zum belastenden Erinnerungsmaterial. Dieses Material gliedert sich in Einzelereignisse, sogenannte Knoten. Es sei kurz darauf hingewiesen, dass sich am Material dem Therapeuten Optionen eröffnen, die eine Auswahl der entsprechenden Technik zur Arbeit an den unverarbeiteten Erinnerungen ermöglichen. Selbst wenn oftmals die klassische Vorgehensweise mit den Reprozessierungsphasen 4–6 gewählt wird, sind doch Techniken mit reduzierter Assoziativität wie EMD oder die Vier-Felder-Technik bei instabileren Patienten einsetzbar. Auch Techniken, die Ressourcen stärken und gleichzeitig eine Erinnerungsbearbeitung anstoßen können, wie z. B. die EMDR-CIPOS-Technik, sind als erster Zugriff auf einen Knoten anwendbar. Die CIPOS-Technik ist eine fortgeschrittene EMDR-Technik, die von Jim Knipe entwickelt wurde und nach einer Ressourcenaktivierung die Reduktion einer Belastung durch wiederholte kurze Kontakte mit dem schlimmsten Moment ermöglicht (Knipe 2014).

Ein in der EMDR-Therapie eingesetztes Protokoll steht in der Struktur hierarchisch unterhalb der acht Phasen, die ja die gesamte EMDR-Therapie abbilden. Dies bedeutet, dass in jedem Protokoll Phase 1, Anamnese, und Phase 2, Vorbereitung und Stabilisierung, mit dabei sind. Ohne Anamnese wäre es ja auch nur schwer möglich, einen Behandlungsplan zu erstellen. Für die Phase 1 gelten die grundlegenden Regeln in der EMDR-Therapie. Es sind jedoch in der Arbeit mit depressiven Patienten einige Besonderheiten zu berücksichtigen.

Phase 1 – Anamnese in der Arbeit mit depressiven Patienten

Es gibt einige Grundsätze in der Behandlung der Depression, die auch in der EMDR-Therapie ihre Bedeutung behalten. Daher dient Phase 1 nicht nur der Identifizierung der später zu bearbeitenden Erinnerungen, der sogenannten Knoten, oder der Einschätzung der Ressourcenlage, sondern auch der klinischen Beurteilung der Depressionsschwere und der Überprüfung der Suizidalität. Wenn auch der Zusammenhang zwischen berichteten Suizidgedanken und tatsächlichen Suizidversuchen schwächer zu sein scheint, als dies lange vermutet wurde (McHugh et al. 2019), bleibt die Frage nach Suizidgedanken doch gute Routine. Die Einschätzung der Depressionsschwere ist sicherlich eine klinische Entscheidung, die durch geeignete Instrumente wie z. B. den BDI-II unterstützt werden kann. Die Depressionsschwere ist für das weitere Vorgehen mitentscheidend. Eine schwere Depression mit Anergie und depressiv eingeengtem Affekt würde das Reprozessieren erschweren bis verunmöglichen. Es bedarf dann der Stabilisierung durch antidepressive Pharmakotherapie und vorsichtige Ressourcenaktivierung. Hier eignet sich die Instant-Ressourcen-Installation (IRI) (Hase 2021) zur gestuften Aktivierung positiven Affekts. Die Kombination der EMDR-Therapie mit antidepressiver Pharmakotherapie ist meiner Erfahrung nach ohne Komplikationen möglich. Bisher haben wir keinen Hinweis darauf, dass die Durcharbeitung des Materials nicht nachhaltig wäre. Auch die Reprozessierung nach durchgeführter Elektrokrampfbehandlung ist möglich, wobei die Ausdauerbelastbarkeit vorübergehend eingeschränkt sein kann. Eine parallel durchgeführte Behandlung mit transkranieller Gleichstromstimulation scheint nach meiner Erfahrung den EMDR-Prozess zu unterstützen.

Selbstverständlich wäre die Angabe von Suizidabsichten mit konkreter Planung bei fehlender Absprachefähigkeit der unmittelbare Anlass, den Schutz des Patienten durch geeignete Maßnahmen zu garantieren.

Die AIP-geleitete Phase 1 wird nach Einschätzung der Ressourcenlage mit der Erarbeitung des Behandlungsplans beginnen. Da in Phase 1 auch die therapeutische Beziehung zu entstehen beginnt, bedarf es der Feinfühligkeit des Therapeuten, den Patienten nicht zu überfordern und die therapeutische Beziehung durch geeignete Maßnahmen (z. B. IRI) zu stützen. Diagnostische Techniken in Phase 1 sind direktes Fragen und die Affektbrücke.

Besondere Beachtung widmen wir in der Erarbeitung des Behandlungsplans Symptomen mit indikativer Funktion – gemeint ist hier der Verweis auf zugrunde liegende Netzwerke – und Erinnerungen, die aus der Erfahrung heraus für die Genese depressiver Störungen besonders bedeutsam sind oder Material, das für die Behandlung wichtig ist. Dies sind:

1. Erinnerungen an Ereignisse, die eine depressive Episode auslösten (Episodenauslöser). Diese werden oft in einem Zeitraum von vier bis acht Wochen vor der Episode erlebt. Da der Patient in der Regel auf sein evtl. schon Monate lang bestehendes, depressives Sein fixiert ist, bedarf es der aktiven Nachfrage;

2. Erinnerungen, die zu Intrusionen führen (aktive Knoten). Diese können traumatischer oder nichttraumatischer Natur sein. Besondere Beachtung erfahren hier Erinnerungen an belastende Erfahrungen in den sensiblen Phasen der psychosexuellen Entwicklung (Teicher et al. 2018);
3. dysfunktionale Überzeugung, die sich in Form aufdrängender, maladaptiver Gedanken zeigt. Diese kognitiven Intrusionen verweisen in der Regel auf ein frühes Netzwerk. Die darin liegenden Kindheitserinnerungen sind nicht immer zugänglich, so dass wir auch nach den Beweiserinnerungen fragen: gegenwärtige Erinnerungen, die eine Überzeugung »beweisen«;
4. Trigger für Material der Gruppen 1, 2 oder 3;
5. adaptive Zukunftsvorstellung für Material der Gruppen 1, 2 oder 3;
6. depressive oder suizidale States: Erinnerungen an das »Depressiv«- oder »Suizidal«-Sein.

Eine grafische Darstellung im Sinne der EMDR-Symptom-Belastungskarte (nach Hofmann et al. 2016a, Hofmann et al. 2016b) erleichtert die Behandlungsplanung.

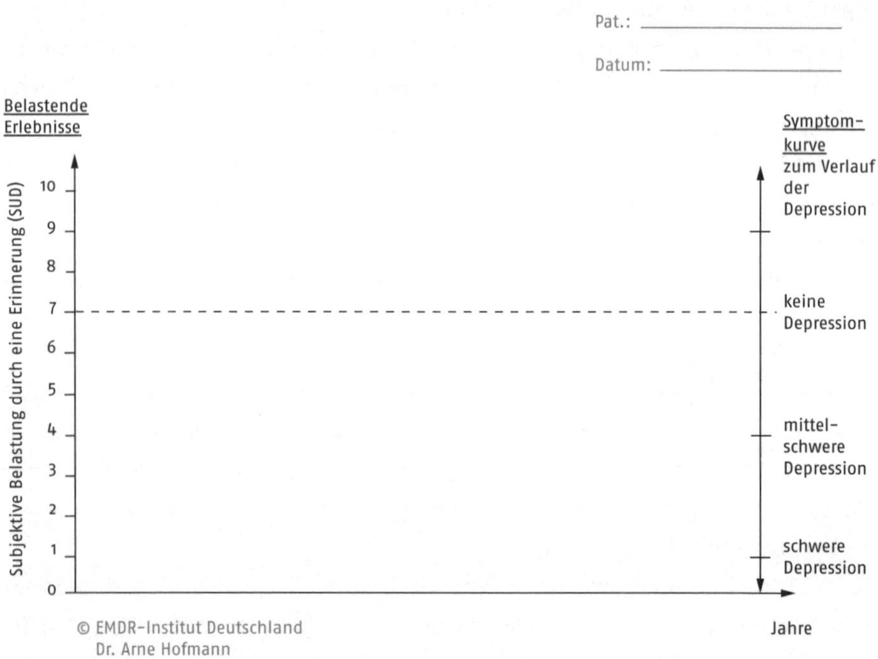

Abb. 3-2: Symptom-Belastungskarte: Auf dem Zeitstrahl wird die Symptomstärke (rechte Skala) als Kurve eingetragen. Belastende Erinnerungen werden mit ihrem SUD (linke Skala) ebenfalls auf dem Zeitstrahl festgehalten.

In dieser Symptom-Belastungskarte werden die belastenden Lebensereignisse mit ihrer aktuellen subjektiv empfundenen Belastung, dem SUD, skaliert und eingetragen. Die Abbildung der Stimmung bzw. des Grades der Niedergeschlagenheit, als Linie in der Abbildung, erleichtert es, den Bezug zwischen belastender Lebenserfahrung und Stimmungsveränderung zu erkennen, z.B. wenn ein belastendes Ereignis in zeitlichem Zusammenhang mit dem Beginn einer Episode steht (Episodenauslöser).

Phase 2 – Vorbereitung und Stabilisierung

Die Phase 2 geht der Arbeit am pathogenen Erinnerungsmaterial immer voraus. In der Phase der Vorbereitung der Patienten werden den Patienten ihre Störung, unser vorgeschlagener Behandlungsplan und das Vorgehen in der EMDR-Therapie ausführlich erläutert. Der Stabilisierungsbedarf ist individuell und zeigt sich im Verlauf der ersten Stunden, gelegentlich auch im Verlauf der Therapie. Besondere Beachtung sollten Hinweise auf Bindungsdefizite (postpartale Depression der Mutter, frühe Hospitalisierung des Babys etc.) bekommen, da diese auf einen vermehrten Stabilisierungsbedarf im Bindungsbereich hinweisen. Ein fehlendes Fundament im Bindungsbereich bedeutet immer eine Komplikation in der Behandlung. Die therapeutische Beziehung bedarf besonderer Beachtung und der Stabilisierung, da eventuelle Krisen im Behandlungsverlauf gehalten werden müssen. Auch hier scheint die IRI-Technik besonders geeignet.

Aktive Arbeit an pathogenen Erinnerungen (Phasen 3 – 8)

Der Fokus der Planung orientiert sich an der klinischen Notwendigkeit. Es hat sich zwar bewährt, nach der Stabilisierung zuerst Erinnerungen an Episodenauslöser und andere aktive Knoten zu prozessieren. Dennoch kann es notwendig sein, mit dem einzelnen Patienten zuerst im Überzeugungssystem zu arbeiten, wenn dies die Pathodynamik treibt, also der Patient sehr unter den kognitiven Intrusionen leidet. Da das zugrunde liegende Material zu Beginn der Therapie oft schwer erreichbar ist, ist meist ein anderer Zugang erfolgversprechend. Ein solcher idealtypischer EMDR-Behandlungsplan, der auch durch die Daten der EDEN-Studie validiert wurde, beinhaltet Folgendes in der angegebenen Reihenfolge:

A Bearbeiten von Episodenauslösern

Ereignisse, die den Beginn einer Episode einleiteten (Episodenauslöser), sind der erste Fokus der EMDR-Therapie. Diese Erinnerungen finden sich typischerweise in einer Zeitspanne von 4–8 Wochen vor Beginn einer depressiven Episode. Es bedarf des aktiven Nachfragens, um diese Erinnerungen zu identifizieren, wobei die Intrusivität ein wichtiges Kriterium ist. Die Erinnerungen sind nicht immer leicht zu identifizieren, besonders wenn sich der Patient noch in der depressiven Episode befindet, in der die depressive Symptomatik sein Erleben bestimmt. In diesem Fall wird man mit dem Auslöser der aktuellen Episode beginnen und die Arbeit dann auf weitere Episodenauslöser ausweiten (ggfs. Clusterstrategie anwenden). Ist die depressive Episode abgeklungen, empfiehlt es sich mit dem Auslöser der schlimmsten Episode zu beginnen, um die Behandlung dann ggfs. auf weitere Episodenauslöser (Clusterstrategie) auszuweiten. Befindet sich der Patient in einer chronischen Depression (Dauer der Episode länger als zwei Jahre), macht es Sinn, mit Anlässen für Stimmungsverschlechterung zu arbeiten.

Gleichermaßen werden Erinnerungen an traumatische oder nichttraumatische Lebensereignisse reprozessiert, wenn diese intrusiv sind und den Patienten belasten.

B Bearbeiten von Überzeugungssystemen

Depressive Patienten berichten überwiegend von dysfunktionalen Überzeugungen. Diese in das Bewusstsein eindringenden Gedanken können als Symptom getriggerter Knoten verstanden werden und ähneln durchaus den aus der Arbeit am Knoten bekannten »negativen Kognitionen«. Wenn die Arbeit an den Episodenauslösern (Erinnerungen Gruppe A) erfolgreich war und zu einer Stabilisierung des Patienten beigetragen hat, sollte zur Arbeit im Überzeugungssystem übergegangen werden, wenn die Symptomatik des Patienten dies nahe legt. Häufig wird der Druck der Symptomatik nach der ersten Entlastung vom Überzeugungssystem getragen, weswegen die Änderung in der Fokussierung sinnvoll ist. Dabei ist nach dysfunktionalen Überzeugungen zu suchen und eine Hierarchie im Sinne der Belastung zu erstellen. Nach unserer Erfahrung gehen die dysfunktionalen Überzeugungen überwiegend auf unverarbeitete Kindheitserinnerungen zurück, die später bei Triggerung der Knoten immer wieder durch die aktuelle Erfahrung »validiert« werden. Die zugrunde liegenden Erinnerungen sind besonders zu Beginn der Behandlung schwerer zugänglich. Leichter zugänglich sind die durch Triggerung erfahrbaren gegenwärtigen Realisierungen des Materials. Da diese Erinnerungen dem Patienten die dysfunktionale Überzeugung immer wieder gleichsam »beweisen«, nennen wir sie in Anlehnung an de Jongh (de Jongh et al. 2010) »Beweiserinnerung«. Beweiserinnerungen können nach den Überzeugungen (z. B. »Ich bin wertlos«, »Ich bin ein Versager«) gruppiert werden. Die Beweiserinnerung mit der höchsten Belastung kann als Ausgangspunkt zur Exploration der zugrunde liegenden Netzwerke genutzt werden. Als diagnostische Technik bietet sich z. B. die Affektbrücke an. Werden hier frühere Erinnerungen (Schlüsselerinnerungen) gefunden, können diese nach dysfunktionalen Überzeugungen zu Clustern organisiert werden. Hier bietet sich in der Bearbeitung die Clusterstrategie an. Der Ablauf der Arbeit im Überzeugungssystem ist, wie folgt:

a) Identifizierung von Beweiserinnerungen;
b) Aufsuchen und Reprozessieren von Schlüsselerinnerungen;
c) Überprüfen und Reprozessieren von Beweiserinnerungen, falls diese nach dem Reprozessieren der damit verbundenen Schlüsselerinnerungen noch belastend sind;
d) Identifizieren und Prozessieren von Triggern für die eingangs identifizierten Überzeugungen;
e) Zukunftsarbeit mit der Zukunftsprojektion oder dem *future template* für die identifizierten Überzeugungen.

C Trigger und Zukunftsarbeit für Episodenauslöser

Nach der Arbeit im Überzeugungssystem sollte die Arbeit an den unter 1. genannten Erinnerungen (vgl. S. 51) fortgesetzt werden:

- Hier werden Trigger für Erinnerungen der Gruppe A identifiziert und bei Bedarf reprozessiert;
- Zukunftsarbeit mit der Zukunftsprojektion oder dem *future template* für Erinnerungen der Gruppe A.

D Bearbeitung von depressiven und suizidalen States

Wenn die Arbeit an dem Material unter 1.–3. zu einer Stabilisierung führt, können Erinnerungen an das Erleben der depressiven Symptomatik – das depressive »Sein« – oder an die erlebte Suizidalität identifiziert und reprozessiert werden. Wir gehen davon aus, dass das Erleben der depressiven Symptomatik oder von Suizidalität aufgrund der hohen damit verbundenen Belastung ebenfalls zu unverarbeiteter Erinnerung führen kann. Besonders über längere Zeit bestehende Symptomatik oder wiederholte Suizidalität kann hier zu Material führen. Wir haben hierfür die Bezeichnung »State« gewählt. Dieser Begriff unterscheidet sich grundlegend vom Begriff des Ego-States. Die Reihenfolge der Bearbeitung beginnt mit dem depressiven State und geht dann, falls notwendig, zum suizidalen State über. Wenn nicht nur eine, sondern mehrere Erinnerungen identifizierbar sind, sollte eine Clusterstrategie in Erwägung gezogen werden.

a) Erinnerungen an die depressive Symptomatik per se;
b) Erinnerungen an Suizidalität per se

Die Bearbeitung des suizidalen States sollte nur bei Symptomentlastung durch die vorherige Arbeit, Sistieren von aktiver Suizidalität, tragfähiger therapeutischer Beziehung und Belastung durch die vordem erlebte Suizidalität respektive Angst vor dem Wiederauftreten vorgenommen werden.

Differenzierung nach klinischer Situation

Wie schon oben angesprochen, kann die Symptomatik eine Veränderung der Reihenfolge in der Fokussierung nahe legen. Wenn der Patient vornehmlich unter den dysfunktionalen Überzeugungen leidet und anderes Erinnerungsmaterial (z. B. Episodenauslöser) nicht intrusiv ist, kann die frühe Arbeit im Überzeugungssystem erwogen werden. Wie unter (B) ausgeführt, ist entsprechend den Überlegungen im AIP-Modell grundsätzlich der Versuch der Exploration und die Bearbeitung im auslösenden Netzwerk anzustreben. Es kann allerdings sein, dass das zugrunde liegende Material aus der Kindheit nicht oder noch nicht zugänglich ist, besonders, wenn dies früh in der Behandlung versucht wird und der Patient noch sehr im depressiven Sein verhaftet ist. In solchen Fällen ist es einen Versuch wert, die Beweiserinnerungen zu prozessieren. Diese sind aufgrund ihrer gegenwärtigen Natur leicht zugänglich und werden vom Patienten oft spontan berichtet. Die klinische Wirkung der Durcharbeitung dieses »symptomatischen« Materials ist begrenzt, kann den Patienten gleichwohl punktuell entlasten. Nach dem Prozessieren mehrerer Beweiserinnerungen wird in einigen Fällen der Zugang zum zugrunde liegenden Netzwerk möglich.

Grundsätzlich lassen sich vier Gruppen von depressiven Patienten unterscheiden, die von einer etwas anderen Fokussierungsstrategie profitieren:

Die erste Gruppe sind die Patienten, die weitgehend in ihrer Symptomatik remittiert sind, bei denen also die depressive Episode fast vorüber oder vorüber ist.

Hier sollte zuerst mit dem Episodenauslöser der schlimmsten Episode gearbeitet werden. Danach können weitere Episodenauslöser und andere intrusive Erinnerungen prozessiert werden. Im Anschluss wird die Bearbeitung im oben beschriebenen Ablauf fortgesetzt.

Die zweite Gruppe bilden die Patienten, die sich noch in einer depressiven Episode befinden. Hier ist die Frage der Ressourcenstärkung zur Beeinflussung des depressiven Erlebens zu erwägen. Die Reihenfolge der Bearbeitung sollte hier mit dem Auslöser der aktuellen Episode beginnen, da der Patient noch sehr im aktuellen Erleben fixiert ist. Danach sollte die Arbeit auf andere Episodenauslöser und andere intrusive Erinnerungen ausgedehnt werden. Wenn dann die Arbeit im Überzeugungssystem möglich ist, wird die Bearbeitung im oben beschriebenen Ablauf fortgesetzt.

Patienten, die sich in einer chronischen Depression befinden (die depressive Episode dauert länger als zwei Jahre an), benötigen mehr Stabilisierung durch Ressourcenaktivierung zu Beginn der Behandlung. Die Identifizierung eines Episodenauslösers ist aufgrund des langen Verlaufs der Episode und der starken Fixierung auf die vom Patienten erlebte Symptomatik oft nicht möglich. Die depressive Symptomatik in der Episode ist jedoch nicht konstant. Es sind Schwankungen der Depressionstiefe zu beobachten. Es lohnt sich hier bei Stimmungsabschwüngen nach aktuellen Ereignissen zu suchen, die diesen vorausgehen. Dies sind oftmals interaktionelle Situationen, z. B. Kritik oder vom Patienten als überfordernd erlebte Anforderungen der sozialen Umgebung. Hier bietet sich die Arbeit am Material an, wobei die Eindringtiefe der gewählten Technik den Patienten nicht überfordern sollte. In der Arbeit am Überzeugungssystem ist zu Beginn oft nur die Arbeit mit Beweiserinnerungen möglich. Erst mit einer Besserung der Depression wird bei einigen Patienten der Zugang zu frühen Netzwerken möglich. Hier zeigen sich schon Ansätze eines »umgedrehten« Vorgehens, wie es uns aus dem umgedrehten Standardprotokoll (Hofmann 2009) bekannt ist.

Die Komorbidität einer chronischen Depression mit einer komplexen PTBS oder anderen schweren Traumafolgestörungen ist sicherlich die größte Herausforderung. Die peritraumatische Dissoziation, die häufig Teil des Knotens ist, wird bei den vielen unverarbeiteten Erinnerungen in mehreren Netzwerken oftmals aktiv sein und das Bild mitbestimmen. Dies kann zum Gefühl der Gefühllosigkeit beitragen, das als Symptom schwerer Depression betrachtet wird. Eine Differenzierung wird sich oftmals erst im Laufe einer längeren Therapie nach Durcharbeitung des umfangreichen Materials zeigen. Auch sind bei diesen Patienten umfangreiche Netzwerke im Überzeugungssystem vorhanden. Bei den alltagsstabileren Patienten ist die Arbeit im Standardprotokoll mit sorgfältiger Auswahl des Materials und Graduierung der Technik möglich. Bei den instabileren Patienten ist die Planung im umgedrehten Vorgehen sinnvoll. Die Fokussierung ist den unterschiedlich getriggerten Netzwerken anzupassen und nicht im Sinne eines stringent geplanten und »abgearbeiteten Behandlungsplans« durchzuführen.

Klinische Erfahrung und Fallbeispiele

Eine wesentliche Erfahrung, die wir in der Behandlung depressiver Patienten machten, ist: Es braucht auf Therapeutenseite Geduld.

Der Lohn dafür ist, dass einem die Behandlung depressiver Patienten mit der EMDR-Therapie schöne Erfahrungen schenkt. Eine weitere Erfahrung ist, dass die positive Kognition nach Durcharbeitung des belastenden Materials den Patienten später auch in anderen Situationen als Ressource zur Verfügung steht. Der Bericht einer Patientin, die sagt: »Früher wäre ich bei der Mitteilung, dass meine Tante an Krebs erkrankt ist, erneut depressiv geworden. Jetzt war dieser Satz ›Das schaffe ich‹ da!« Eine stärkende Erfahrung, auch für den Therapeuten.

In der Diagnostik und der Auswahl des Erinnerungsmaterials ist die Feinfühligkeit des Therapeuten von Bedeutung.

In der Behandlung von Patienten mit der Komorbidität von Depression und PTBS bzw. komplexer PTBS wird ein stringenter Behandlungsaufbau kaum zu realisieren sein. Vielmehr ist ein Changieren zwischen den verschiedenen Bereichen nach Abwägen von Pathodynamik und Stabilisierungsbedarf notwendig. Die entscheidende Frage wird sein, was die Belastung des Patienten ausmacht, welche aktivierten Knoten und Netzwerke intrusiv sind und welche intrusive Symptomatik den Patienten belastet. Die Erreichbarkeit von biografisch früher Erinnerung ist hier auch zu berücksichtigen. Oftmals wird der Behandlungsplan am umgekehrten Standardprotokoll orientiert sein. Ein Fallbeispiel wird einen solchen Behandlungsplan darstellen:

Fallbeispiel »Andauernde depressive Episode«

Die 72-jährige, altersberentete Patientin kam in die ganztags-ambulante psychosomatische Rehabilitation zu Lasten der Krankenkasse. Die Patientin war nicht zu einer stationären Behandlung zu bewegen gewesen. Eine ambulante Psychotherapie hatte sich nicht ergeben. Sie berichtete, dass sie nach einem

Schlaganfall etwa 24 Stunden hilflos in ihrer Wohnung gelegen habe, bis ihre Tochter aufmerksam geworden sei und den Notarzt gerufen habe. Bedingt durch den Schlaganfall habe sie den rechten Arm und das rechte Bein nicht bewegen können und so selbst keine Hilfe holen können. Nach der Akutbehandlung sei sie in einer neurologischen Rehabilitation gewesen. Hier habe ihr ein Arzt einen gehörigen Schrecken eingejagt, indem er ihr gesagt habe, dass, wenn sie nicht an Gewicht abnehme, sie innerhalb eines halben Jahres sterben werde. Seitdem habe sich das Leben für sie sehr verändert. Sie habe starke Angst, habe sich sehr zurückgezogen. Sie rufe häufig den Notarzt, weil sie befürchte, dass sie erneut einen Schlaganfall bekomme oder ihr Blutdruck zu hoch sei. Ihr Blutdruck sei auch schlecht einzustellen. Sie fühle sich in der neuen Wohnung sehr unwohl. Sie habe diese kurz vor dem Schlaganfall bezogen. Sie habe lange für diese Wohnung gekämpft und jetzt sei es dort jedoch nicht schön. Es sei eine dunkle Höhle und sie wolle am liebsten wieder in die alte Wohnung zurück. Das sei leider nicht möglich. Sie sei niedergedrückt, könne sich an nichts mehr freuen und habe an Energie verloren. Nachdem sie aus dem Krankenhaus in die neurologische Rehabilitation gekommen sei, habe sie zuerst Hoffnung geschöpft. Sie habe auch wieder Laufen und Sprechen gelernt. Aber mit dem Ende der neurologischen Rehabilitation habe sie sich verändert.

Aufgrund der Schilderung der Patientin nahm ich (M.H.) an, dass die Erfahrung des hilflosen Liegens in der Wohnung eine quasi traumatische Erfahrung bedeutete und hier eine Behandlung mit der EMDR-Therapie hilfreich sei. Nach der guten neurologischen Vorbehandlung waren die neurologischen Ausfälle der Patientin dezent. Es bestanden eine leichte Schwäche des rechten Armes und gelegentliche dezente Störungen bei der Sprachproduktion. Ansonsten schien die Patientin belastbar. Weitere Kontraindikationen konnten nach entsprechender Diagnostik nicht festgestellt werden. Die Anamnese, die aufgrund des Lebensalters der Patientin besonders auch nach Kriegserfahrungen im Zweiten Weltkrieg schaute, ergab nichts Traumatisches. Nach Etablierung des sicheren Ortes mit geleiteten Augenbewegungen erfolgte die erste EMDR-Sitzung. Die Patientin entschied sich für die Arbeit an der Erinnerung »der Neurologe teilte mir mit, dass ich sterben werde, wenn ich nicht an Gewicht abnehme«, die ich nunmehr als Episodenauslöser verstehen konnte. Die Erinnerung konnte in einer Sitzung durchgearbeitet werden. Danach gab es eine deutliche Verbesserung in der Stimmung und im Antrieb der Patientin. Eine Woche später wurde die Erinnerung an das »hilflose Liegen in der Wohnung« als weitere intrusive Erinnerung fokussiert und reprozessiert.

Nach 6-wöchiger ganztägiger Rehabilitation mit 2 EMDR-Sitzungen mit Fokus Episodenauslöser und einem aktiven Knoten hatte sich die Patientin deutlich verbessert. Depressionen und Angst waren zurückgegangen, was sich auch in der Testdiagnostik abbilden ließ. Sie fühlte sich in ihrer neuen Wohnung jetzt wohl und erlebte diese als hell und freundlich. Sie knüpfte neue soziale Kontakte und führte ihre Aktivitäten aus der Reha fort. Die häufigen Notarzt-Kontakte sistierten. Auch die Kontakte zum Hausarzt nahmen deutlich ab. Nach 12 Monaten berichtete der Hausarzt, dass seine Patientin jetzt eher wie früher zu wenig komme und in vorbekannter Art und Weise etwas indolent mit sich umgehe.

Die dysfunktionalen Überzeugungen, die ansatzweise erkennbar waren und denen vieler »Kriegskinder« ähnelten, schienen gut kompensiert und waren nicht in klassischer Weise symptomproduktiv. Auf eine weitere Arbeit konnte hier verzichtet werden.

Fallbeispiel zur Komorbidität

Der jetzt 48-jährige Patient wurde mir kurz vor Ende seiner psychosomatischen Rehabilitation vorgestellt. Erst gegen Ende der Behandlung, die unter der Diagnose »depressive Episode« geführt wurde, war eine psychotraumatische Mitverursachung erkannt worden, die der Anlass zur Vorstellung war. Ich konnte den Patienten dann etwa ein Vierteljahr nach der stationären Entlassung in die ambulante Behandlung aufnehmen.

Die Symptomatik war zu Beginn neben einer erheblichen Depression auch deutlich psychotraumatisch bestimmt. Der Patient litt unter Intrusionen, Übererregung und Vermeidung, die auf eine Traumatisierung am Arbeitsplatz zurückzuführen war. Bevor ich darauf eingehe, möchte ich jedoch die Lebensgeschichte näher darstellen:

Der Patient wurde in Südafrika in eine Familie englischer Abstammung geboren. Gleichwohl war die soziale Situation der Familie teilweise prekär. Die Mutter verlor vor der Geburt des Patienten ein Kind. Möglicherweise beeinträchtigte dies die frühkindliche Bindung. Der cholerische Vater flößte dem Kind immer wieder Angst ein. Die schulische Entwicklung war durch Stottern und unerkannte Legasthenie erschwert. Unter der Strenge der Lehrer entwickelte er schon früh ein Magengeschwür. In der Peergroup wurde er in der Schule eher abgelehnt. Es gelang ihm dies durch aktive Mitarbeit in kirchlichen

Jugendgruppen teilweise zu kompensieren. Mit Diagnose der Lernstörung und entsprechender Förderung wurde es besser und der Patient konnte die Schule abschließen und einen Beruf erlernen. Retrospektiv ist zu vermuten, dass es schon in der Adoleszenz unerkannte depressive Episoden gab.

Mit dem 20. Lebensjahr erfolgte die Einberufung zum Militärdienst. Im Krieg in Angola erfuhr der Patient Traumatisierung, die retrospektiv zur Entwicklung einer PTBS führte. Diese Symptomatik »verschwand«, wobei die gesellschaftliche Nichtakzeptanz eine Rolle gespielt haben mag. Der Patient wanderte kurze Zeit später nach Europa aus, um hier mit seiner späteren Frau zusammenzuleben. In Europa durchlief er die Ausbildung zum Sozialarbeiter und arbeitete danach in einer Einrichtung der stationären Jugendhilfe. Die erste Ehe scheiterte. Die Trennung löste retrospektiv betrachtet eine depressive Episode aus, für die der Patient keine Behandlung suchte. Der Patient ging danach eine weitere Ehe ein. Diese ist bis heute stabil. Er ist Vater einer Tochter.

Im Mai 2015 wurde er von einer adoleszenten Heimbewohnerin im Rahmen eines Erregungszustands mit einem Messer angegriffen und massiv bedroht. Dies führte zur Entwicklung einer PTBS-Symptomatik, die zwar initial beschrieben, aber nicht behandelt wurde. Die sich einstellenden Schwierigkeiten auf der Arbeit trugen zur Entwicklung einer schweren depressiven Episode bei, die im November 2015 zur stationären Behandlung führte. In der psychiatrischen Klinik wurde ein Behandlungsauftrag der BG angenommen, allerdings keine traumaspezifische Behandlung durchgeführt, obwohl die Symptome weiterbestanden. Der Patient wurde formell geheilt entlassen, was dazu führte, dass die BG eine weitere Kostenübernahme ablehnte. Bei bestehender Arbeitsunfähigkeit wurde im Sommer 2016 eine psychosomatische Rehabilitation zu Lasten des Rentenversicherungsträgers eingeleitet, die aufgrund der Komplexität und Schwere keinen wesentlichen Erfolg erbrachte, den Patienten aber in die ambulante Behandlung führte.

In der ambulanten Behandlung konnte ich in mehreren Phase-1-Sitzungen die komplexe Störung ansatzweise beschreiben. Der Patient litt unter typischer PTBS-Symptomatik bezogen auf das aktuelle Ereignis am Arbeitsplatz, Albträumen bezogen auf die Kriegstraumatisierung und unter einer mittelschweren Depression (BDI-II: 22), die nunmehr mindestens 18 Monate bestand. Er war auf Escitalopram eingestellt. Die diagnostische Arbeit und Psychoedukation bezüglich der EMDR-Therapie führten zu einer tragfähigen therapeutischen Beziehung. Bedauerlicherweise zögerte sich der Therapiebeginn wegen

Streitigkeiten um die Kostenträgerschaft hinaus, so dass zum Therapiebeginn von einer chronischen Depression ausgegangen werden musste. Als ich die Therapie aktiv beginnen konnte, litt der Patient weiterhin deutlich unter der PTBS-Symptomatik. Daher begann ich hier nach der Prozessierung einer Beispielerinnerung mit der Durcharbeitung des Erinnerungsmaterials bezogen auf die Traumatisierung am Arbeitsplatz (DeprEnd-Gruppe A). In 6 Sitzungen wurde die Durcharbeitung möglich, wobei der erste Zugriff auf den Knoten mit der CIPOS-Technik erfolgte. Die Intrusionen bezogen auf dieses Ereignis und die Übererregung gingen zurück. Danach begann ich Verschlechterung der Stimmungslage im Sinne von Mikroepisodenauslösern zu prozessieren. Hierbei handelte es sich im Wesentlichen um Auseinandersetzungen mit Kostenträgern. Begleitet durch einen kompetenten Anwalt für Sozialrecht begann sein langsamer Weg hin zu einer Umschulung. Dies führte beim Patienten zur Aktivierung dysfunktionaler Überzeugungen (Ich verdiene es nicht; Ich bin ein Versager). Es gelang jetzt durchaus über Beweiserinnerungen Zugang zu den auslösenden Netzwerken aus der Kindheit zu erlangen und hier an Schlüsselerinnerungen (DeprEnd-Gruppe B2) zu arbeiten. Auch hier erfolgte der erste Zugriff auf die Knoten zuerst mit CIPOS oder EMD (Shapiro 2018). Dies führte trotz schwieriger Prozesse zu einer langsamen Stimmungsverbesserung. Neben der Durcharbeitung des Erinnerungsmaterials konnte ich immer wieder die *Position of Power* und bindungsbezogene Ressourceninstallation (IRI) einsetzen. Es folgte die Durcharbeitung von Triggern bezüglich der Überzeugungen (DeprEnd-Gruppe B3) und die Installation eines *future template* für die Trigger (DeprEnd-Gruppe B4). Die Arbeit im Überzeugungssystem nahm etwa 20 Sitzungen ein. Mit zunehmender Stimmungsverbesserung begann der Patient eine Umschulung. Die damit verbundene intensivere Teilhabe am Leben zeigte die Aktivität von Triggern bezüglich der Traumatisierung am Arbeitsplatz, so dass ich mich verstärkt der Durcharbeitung dieses Materials (DeprEnd-Gruppe C1) zuwandte. Nach der Triggerbearbeitung wurde jeweils ein *future template* (Shapiro 2018) installiert (DeprEnd-Gruppe C2). Im Anschluss wurden Erinnerungen bezüglich des depressiven States prozessiert (DeprEnd-Gruppe D1). Mittlerweile hat der Patient seine Umschulung abgeschlossen und arbeitet. Die Stimmung hat sich deutlich stabilisiert. Es steht noch Arbeit an der Kriegstraumatisierung aus, wobei zu prüfen ist, ob dieses Material symptomprovokativ ist. Insgesamt wurden bis her 40 Sitzungen in den verschiedenen Phasen der EMDR-Therapie durchgeführt.

In diesem Fallbericht wird deutlich, dass die Behandlung den Linien des DeprEnd-Protokolls folgt, jedoch bezüglich der komplexen Symptomatik auch immer wieder abweicht.

KAPITEL 4

Vorbereitung – Psychoedukation und Stabilisierung

Verstehen und Psychoedukation

Das Wesen der Depression

Nach dem DSM-5 (American Psychiatric Association 2013) muss der Patient, um die Diagnose einer majoren Depression zu erhalten, während derselben 2-Wochen-Periode nahezu an jedem Tag mindestens fünf der nachstehend genannten Symptome präsentieren; zu diesen Symptomen muss entweder eine depressive Verstimmung oder der Verlust des Interesses oder der Lebensfreude gehören:

- depressive Verstimmung über den größten Teil des Tages;
- deutlich vermindertes Interesse an allen oder fast allen Aktivitäten über den größten Teil des Tages;
- Gewichtsverlust oder Gewichtszunahme (≥ 5%) bzw. verminderter oder gesteigerter Appetit;
- Insomnie oder Hypersomnie;
- psychomotorische Unruhe oder Verlangsamung, für andere Personen erkennbar (nicht selbst berichtet);
- Müdigkeit oder Energieverlust;
- Gefühle der Wertlosigkeit, übermäßige oder unangemessene Schuldgefühle;
- verminderte Denk- oder Konzentrationsfähigkeit, verringerte Entscheidungsfähigkeit;
- wiederkehrende Todes- oder Suizidgedanken, Suizidversuch beziehungsweise -absicht.

Eingeschränkt wird diese Klassifizierung dadurch, dass sich unter der Diagnose der majoren Depression viele heterogene Situationen mit unterschiedlichen therapeutischen Indikationen finden. Ein durchgehend vorhandenes Element der

Depression scheint der Verlust der Liebesfähigkeit zu sein, was die eigene Person, andere Menschen oder das Leben insgesamt angeht. Zweck der Therapie sollte es daher sein, dem betroffenen Menschen zu helfen, die entsprechende – eben auf Liebesfähigkeit beruhende – Verbindung zu anderen allmählich wiederherzustellen. Es können alle möglichen Gründe sein, die im Leben einer Person zum Schwinden oder zum völligen Verlust von Liebe führen. Sei es, dass es dieser Person nicht gelingt, um einen geliebten Menschen zu trauern, sei es, dass sie sich einer überwältigenden Schwierigkeit gegenübersieht oder dass sie nicht imstande ist, eine sehr komplexe Situation im Zusammenhang mit einer physischen oder psychischen Erkrankung zu bewältigen. Was immer die Depression ausgelöst hat – ein gemeinsamer Faktor aller dieser Störungen ist die verminderte oder nicht mehr vorhandene Liebesfähigkeit, deren erstes Anzeichen die schwindende Fähigkeit ist, Freude zu empfinden. In der Regel geht diese Einschränkung dem Beginn der durchgängigen Traurigkeit voraus oder verdeckt ihn. Zugleich mit der zunehmenden Interesse- und Lustlosigkeit schwindet auch die Motivation des Patienten, Veränderungen vorzunehmen, die seine Lebenssituation verbessern könnten. In der Behandlung muss dem Patienten von Anfang an vermittelt werden, dass er seine Liebesfähigkeit nicht wirklich eingebüßt hat, sondern dass sein eigener innerer Gleichgewichtssinn seine Gefühle schützt und tief verborgen hält. Liebesfähigkeit ist eine störanfällige und delikate Begabung, die angesichts der Schwierigkeiten, auf die ein depressiver Mensch in seinem Leben trifft, auf Bedingungen »wartet«, unter denen sie sich von neuem äußern kann.

Die Behandlung besteht von Anfang bis Ende aus einer Kombination von Praktiken, die dem Patienten helfen sollen, seine Gefühle, auch wenn sie »schwierig« sind, ohne Angst zu akzeptieren, wieder mit sich selbst in Verbindung zu kommen, die Realität in einem eher konstruktiven Sinn zu interpretieren, die »Sperren« nach traumatischen und belastenden Erfahrungen wieder zu öffnen und neue innere und äußere Ressourcen zu entdecken.

Dabei ist es wichtig, auftauchenden Anteilen aus der eigenen Kindheit zu begegnen, sie zu erkennen und zu akzeptieren und es zuzulassen, dass sie ihre natürliche Entwicklung wieder aufnehmen. Die große Führerin auf dieser Reise ist die Natur selbst, die uns im Augenblick unserer Geburt die Aufgabe zugewiesen hat, zu leben und Lebenshilfe zu leisten, und die uns starke Werkzeuge dafür mitgegeben hat: Bewusstheit, Emotionen und Beziehungen. Ein tiefreichendes Verständnis für den Wert dieser Mitgift und der tätige Umgang mit ihr wird die Straße zur Freiheit von neuem öffnen.

Naturgegebene Ressourcen: Schützende und bereichernde Emotionen

Menschen, die an Depressionen leiden, missverstehen ihre Emotionen häufig als »Symptome« und nehmen dann eine Vermeidungshaltung ihnen gegenüber an. Es ist sehr wichtig, diesen Menschen mit den Mitteln der Psychoedukation und einer Verbesserung des Verstehens zu einer anderen Haltung gegenüber ihren Gefühlen und körperlichen Sensationen zu verhelfen.

Hier ein Beispiel für Psychoedukation zur Verbesserung des Verständnisses von Emotionen: Sie sind fundamentale Instrumente, die das Leben uns mitgibt, damit wir uns in der komplexen Realität zurechtfinden, Schwierigkeiten überwinden, Beziehungen eingehen und diese Beziehungen leben. Allzu oft werden Emotionen in ihrem Wert missverstanden und als »Symptome« gedeutet, die eliminiert werden müssen – während es doch von größter Wichtigkeit ist, sie als machtvolle natürliche Anpassungsvorgänge neu und anders zu bewerten (Berthoz et al. 2000, Flynn & Rudolph 2014, Kranzler et al. 2016).

Jeder Mensch hat seine eigene Art, Emotionen – die von einem Augenblick zum anderen variieren – wahrzunehmen und auf sie zu reagieren. Das ist einer der Hauptgründe für die von Fall zu Fall unterschiedliche Fähigkeit eines Menschen, das Leben voll auszukosten und auf schmerzliche Lebensereignisse zu reagieren. Manchmal fühlen wir uns im Einklang mit unseren Gefühlen und unserem Lebensvollzug. Zu anderen Zeiten bewirken Leiden oder auch Freuden, dass wir desorientiert sind – dann schieben wir die Emotionen weg oder lassen uns unversehens von ihnen mitschleifen. Eine sehr schmerzliche oder unangenehme Erfahrung kann uns überwältigen und in kontraproduktive Abwehrreaktionen treiben. Dann wieder stellen wir fest, dass wir solchen Erfahrungen standhalten können, und dies sogar über unsere eigenen Erwartungen hinaus.

Um zu begreifen, welche Ressourcen in unseren Emotionen liegen, müssen wir das Wesen dieser Emotionen verstehen und lernen, sie an uns heranzulassen. Wir können Emotionen in zwei große Kategorien unterteilen, und zwar nicht in »negative« und »positive«, sondern in »schützende« und »bereichernde« Emotionen.

Schützende Emotionen sind anfangs unangenehm, denn sie tragen dazu bei, dass wir die potentiell zerstörerische Wirkung von Geschehnissen auf uns erkennen. Eben weil sie unangenehm sind, werden sie häufig irrigerweise als »negative« und folglich »zu vertreibende« Emotionen angesehen – tatsächlich ist es aber sehr wichtig zu verstehen, dass sie in Wahrheit dazu da sind, uns zu schützen. Wenn wir lernen, ihnen »zuzuhören«, wie wir einem geliebten Menschen zuhören würden, der uns in einer Notlage aufsucht, dann werden wir entdecken, dass ihr

Ablauf dem Überqueren eines Hügels gleicht: Anfangs nimmt unser Leiden zu, aber sobald es den Höhepunkt erreicht hat, verringert es sich wieder und lässt uns die Ressourcen, die wir brauchen, um die Schwierigkeit zu überwinden. Bei diesen Ressourcen könnte es sich zum Beispiel um ein Gefühl der Erleichterung, des Vertrauens oder der Eindeutigkeit handeln – was immer wir in diesem Augenblick brauchen. Diese Ressourcen sind insofern so etwas wie Farben, bei denen es nur wenige emotionale Grundfarben gibt, die in Kombination eine unendliche Palette emotionaler Schattierungen bilden. Dazu zählen Zorn, Angst, Traurigkeit und Abscheu. Wie die musikalischen Akkorde haben auch die Emotionen unterschiedliche »Töne«, aber jeder Augenblick hat seinen dominanten Ton. Jede Emotion bietet eine Antwort: Zorn macht unsere drängenden Anliegen bekannt; Furcht hilft, uns vor Gefahren zu schützen; Abscheu hilft uns, eine instinktive Distanz zu wahren; Traurigkeit, häufig als Schwäche missverstanden, ist die Emotion der Transformation – sie erlaubt es uns, das hinter uns zu lassen, was nicht fortdauern kann, und überführt die mit der vorausgegangenen Erfahrung gewonnenen Erkenntnisse in einen neuen Kontext. Wenn wir lernen, diese Emotion tätig zu erleben, eröffnet uns das den Weg aus dem Tunnel und die Rückkehr ins Leben.

Bereichernde Emotionen sind angenehmer, wenn wir uns nicht scheuen, sie tätig zu erleben. Sie haben viele Namen und entsprechende Funktionen, z. B. Zärtlichkeit, Zuneigung, Neugier, Vergnügen, Freude, Anerkennung, Glaube. Wenn wir sie täglich pflegen, vor allem in den kleinen Zusammenhängen, die wir so gerne für selbstverständlich halten, dann helfen sie uns, den Augenblick auf die intensivste Weise zu erleben. Um bereichernde Emotionen in ihrem ganzen Umfang zu empfinden, ist es häufig erforderlich, zunächst die schützenden Emotionen zu erfahren. Das Risiko hinter den bereichernden Emotionen besteht darin, dass wir im Versuch, sie immer von neuem zu erleben, in den erfreulichen Momenten gefangen bleiben. Das führt dazu, dass der jeweils gegenwärtige Augenblick mit allen seinen reichen Möglichkeiten gerade nicht gelebt wird und dass alles abgewertet wird, von dem wir meinen, es könne den erfreulichen Moment stören. Wir müssen also lernen, die bereichernden Emotionen auszukosten, wenn sie kommen, aber auch lernen, sie wieder gehen zu lassen. Nur so können wir sie selbstbestimmt erleben.

Emotionen, die uns Ressourcen vermitteln, sind authentische Emotionen; sie kommen uns unser Leben lang zu Hilfe. Sekundäre Emotionen verschleiern die authentischen Emotionen – Zorn zum Beispiel kann Traurigkeit oder Angst zudecken, Traurigkeit ihrerseits Zorn tarnen, und so geht es in allen möglichen

Kombinationen weiter. Wie können wir dann aber zwischen authentischen und sekundären Emotionen unterscheiden? Eine Möglichkeit besteht darin, dass wir danach fragen, wie sie auf uns und unsere Beziehungen zu anderen Menschen wirken. Authentische Emotionen sind in der Regel spontan und haben etwas von Neuheit an sich; sie keimen im Innern und werden als außenorientiert erfahren. Sie zu spüren schafft Erleichterung und Klarheit und bringt uns der Verbindung mit uns selbst und den Mitmenschen näher. Dagegen werden sekundäre Emotionen oft durch rotierende Gedanken entfacht. Sie sammeln sich in unserem Innern an, ohne uns irgendwie zu erleichtern; vielmehr legen sie noch zu, münden in Frustration und tendieren dazu, uns von den Mitmenschen wegzudrängen.

Wenn wir unerfreuliche Emotionen spüren, dann lautet das oberste Gebot – es sei denn, wir befänden uns in einer lebensbedrohlichen Situation –, nicht impulsiv zu reagieren und uns nicht davon überwältigen zu lassen; das würde uns nur aggressiv machen und wäre damit kontraproduktiv. Stattdessen sollten wir eine Domäne etablieren, die es uns ermöglicht, unsere Emotionen zu beobachten: Indem wir auf die physischen Sensationen achten, durch die sie sich manifestieren, können wir ausmachen, in welcher Körperregion sie präsent sind, und sie hier so lange wie möglich (und sei es auch nur für einen kurzen Augenblick) mit unserer Atmung willkommen heißen. Damit schaffen wir einen – wenn auch vielleicht kleinen – Raum, der es uns erlaubt »anzusprechen«, statt nur zu reagieren, was allen Beteiligten eher zupasskommen wird. Authentische Emotionen manifestieren sich oft in einem Bereich zwischen Bauch und Hals, üblicherweise in der Brust oder am Mageneingang.

Wir sollten im Gedächtnis behalten, dass Emotionen sich häufig in Wellen entwickeln, die anfangs stärker und dann wieder schwächer werden und dabei Ressourcen zurücklassen. Wenn wir besonders wichtigen Lebensereignissen gegenüberstehen, werden es viele Wellen sein, und jede Welle wird ihren Teil an Erleichterung mit sich bringen.

Die Regulierung des emotionalen Volumens

Wenn Emotionen als zu intensiv empfunden werden, lässt sich ihr Volumen auf vielfache Weise regulieren. Hier einige nützliche Vorschläge:

Der Tresor:

Wir können unsere Emotionen nur sowohl wahrnehmen als auch gleichzeitig wirklich »anhören«, solange wir uns innerhalb des Toleranzfensters befinden und die Situation es erlaubt. Wenn sie allerdings zu intensiv sind, wir sie nicht wahrnehmen oder der Augenblick nicht der richtige ist, dann können wir uns vorstellen, sie in einem Tresor unterzubringen: wertvolle Objekte, die vor unserem inneren Auge in den Tresor gelangen, dort Schutz finden und zugleich damit rechnen dürfen wiederzukommen, sobald es möglich ist. Unser Verhältnis zu Emotionen ähnelt im Grunde der vertrauensvollen Beziehung zu einem Kind: Wenn wir dem Kind sagen, dass wir ihm in diesem speziellen Augenblick keine Beachtung schenken können, uns ihm dann aber so bald wie möglich wieder zuwenden, dann wird es lernen, uns zu vertrauen und zu warten. Wenn wir gar nicht auf das Kind eingehen, dann wird es, wenn wir zum wiederholten Mal an seine Geduld appellieren, eben keine Geduld mehr haben, sondern angesichts dieser fortgesetzten Nichtbeachtung agieren. Das heißt also, wir müssen eine vertrauensvolle Beziehung auch zu unseren Emotionen aufbauen. Wenn sie intensiv sind, ist es besser, noch etwas zu warten, und sei es nur für eine kleine Weile, um uns in Ruhe zu überlegen, wann und wie wir uns ihnen zuwenden wollen. Diese Entscheidungsfreiheit macht uns zu aktiven Teilnehmern und erweitert unseren Handlungsspielraum, wenn sie uns unversehens einholen.

Freundlichkeit gegenüber der eigenen Person:
Im Umgang mit Emotionen besteht die erste Aufgabe darin, in einen engen Kontakt mit uns selbst zu kommen, und dies so freundlich wie möglich, so als hätten wir es mit einem geliebten Mitmenschen zu tun.

Körperhaltung:
Die Körperhaltung ist sehr wichtig. Ein Mensch kann sich seinen Emotionen mit größerer Festigkeit nähern, wenn er Unterstützung vom Boden oder von einer Fläche spürt, die ihn hält. Das vermittelt ihm den Eindruck der Zentriertheit seines Rückgrats und damit ein Gefühl von Würde.

Emotionen sind flüchtig:
Manchmal umgeben unsere Emotionen uns wie eine Wolke, so dass uns die Sicht auf die Realität abhanden kommt. Wir dürfen aber nicht vergessen, dass wir »größer« sind als alle Emotionen, und dass sie immer von kurzer Dauer sind: Sie kommen, hüllen uns ein – und lassen nach.

Anhaltende Wahrnehmung des Hier und Jetzt mittels der fünf Sinne:
Wir nehmen die Kontaktpunkte wahr, die uns die Unterstützung durch den Boden spüren lassen, wir nehmen die Luft an unserer Haut wahr und wir nehmen unseren Körper über die emotionsbedingten physischen Sensationen hinaus als sehr viel größeres Ganzes wahr. Unter Umständen ist es hilfreich, unter die Dusche zu gehen oder ganz konkret etwas zu unternehmen, das Wahrnehmung erfordert – das kann eine manuelle Tätigkeit oder ein Spaziergang in der Natur sein.

Zwerchfellatmung:
Im Gegensatz zur Brustatmung eignet sich die diaphragmale oder Zwerchfellatmung sehr gut dazu, sich zu zentrieren.

Bewegung:
Körperliche Betätigung kann sehr nützlich sein, wenn es darum geht, sich des eigenen Körpers wieder bewusst zu werden. Angesichts intensiver Emotionen sind aerobe Tätigkeiten – Gehen, Rennen, Radfahren, Schwimmen – besonders angezeigt, weil sie Energien mobilisieren und den Aktivierungspegel regulieren.

Sich mitteilen:
Es kann sehr nützlich sein, sich jemandem mitzuteilen, der zuhören kann, ohne zu urteilen. Auf der anderen Seite kann es erstaunlich hilfreich sein, jemandem zuzuhören. Die positive Sicht auf die Eigenschaften einer anderen Person trägt dazu bei, die eigenen Eigenschaften mit neuen Augen zu sehen und zugleich den emotionalen Nebel aufzulösen, der uns verwirren kann.

Kreative Äußerung:
Emotionen können alternativ auch auf kreative Weise zum Ausdruck gebracht werden – durch Schreiben, Zeichnen oder andere Formen der Äußerung dessen, was wir soeben durchleben.

Die Regulierung des Arousal und das Prozessieren: Das Toleranzfenster

Alles, was im Körper geschieht, sowohl physiologisch als auch psychologisch, wird durch das autonome Nervensystem vermittelt (Kreibig 2010, Alvares et al. 2016), das seinerseits aus dem sympathischen und dem parasympathischen System besteht. Wie die chinesischen Prinzipien Yin und Yang, zu denen viele Analogien bestehen, alternieren die parasympathische und die sympathische Funktion ständig auf vielen Ebenen: Jedes Mal, wenn wir einatmen, hat das sympathische System die Oberhand, was sich in einer höheren Herzfrequenz und einem höheren Blutdruck äußert; jedes Mal, wenn wir ausatmen, besteht eine parasympathische Prävalenz mit verringerter Herzfrequenz und niedrigerem Blutdruck. Das Alternieren der beiden Systeme betrifft allerdings nicht allein das Herz, sondern alle Organe unseres Körpers. Am Tag, wenn wir wach sind, ist das sympathische System vorherrschend; nachts, wenn wir schlafen, prävaliert das parasympathische System. In den Herbstmonaten, wenn das Licht nachlässt und wir weniger aktiv sind, ist die parasympathische Aktivierung größer; im Sommer, wenn mehr Licht herrscht und mehr soziale Anreize gegeben sind, besteht dagegen eine Tendenz zur vermehrten sympathischen Aktivierung. Die Balance zwischen diesen Systemen reguliert unsere physiologischen Prozesse, unser Beziehungsverhalten und unsere Reaktion auf Ereignisse (Porges 2009, Mulkey & du Plessis 2019).

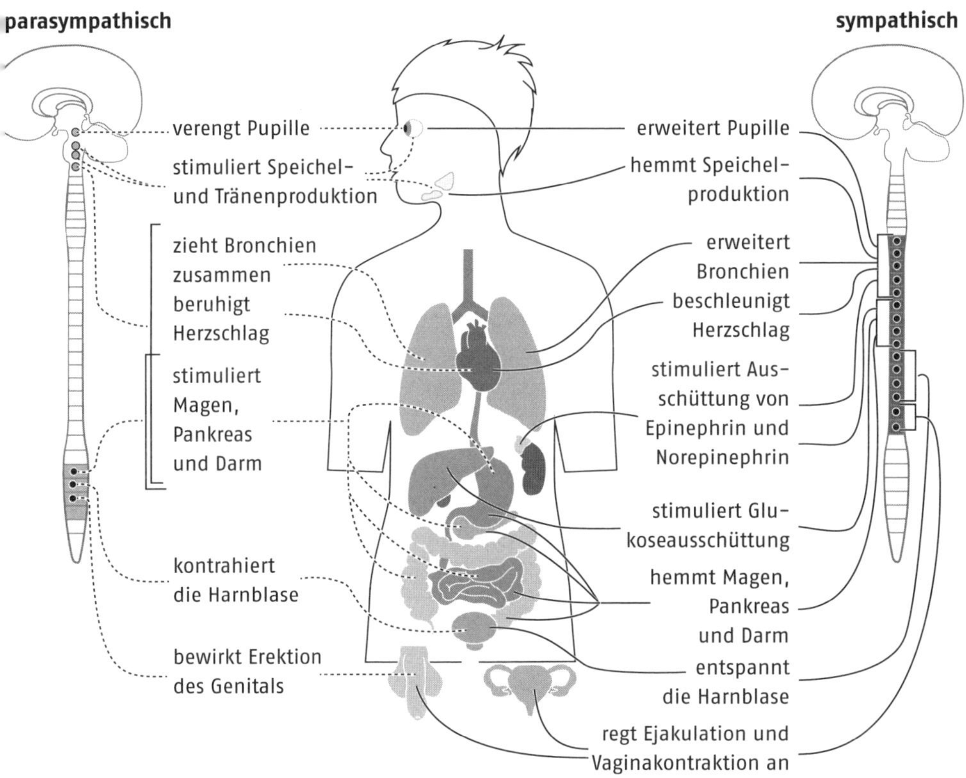

Abb. 4-1: Das autonome Nervensystem (nach www.backyardbrains.com)

Zu den Theorien, die diese bedeutsamen Mechanismen besser erklären können, gehört die Polyvagal-Theorie von Stephen Porges (Porges 2001, Porges 2009, Porges 2011). Auch wenn gewichtige Fragen im Zusammenhang mit dieser Theorie noch offen sind, kann sie uns in klinischer Hinsicht eine Hilfe sein und gewisse neurovegetative Beobachtungen erklären.

Die Polyvagal-Theorie definiert drei Zustände beziehungsweise Schaltkreise unseres autonomen Nervensystems:

- den Zustand der Sicherheit und der sozialen Affiliation, charakterisiert durch offene sensorische Kanäle, durch Empfänglichkeit für Stimuli aus dem Umfeld und durch die Bereitschaft zur Empathie;
- den Zustand der Mobilisierung, mit vorherrschend sympathischer Aktivierung und Beteiligung der Gliedmaßen;
- den Zustand der Immobilisierung, mit vorherrschend parasympathischer Aktivierung und Deaktivierung der Gliedmaßen.

Wenn das sympathische und das parasympathische System innerhalb des sogenannten Toleranzfensters (Siegel 1999; s. Abb. 4-2) alternieren, funktionieren wir physiologisch und psychologisch relativ gut, können Emotionen und Beziehungen »leben« und über unsere Gedanken nachdenken. Außerhalb des Toleranzfensters ändert sich dagegen die Balance zwischen den Systemen (Ogden et al. 2006, Corrigan et al. 2011).

Eine Veränderung der Balance zugunsten des sympathischen Systems führt zu erhöhtem Arousal, zur Beschleunigung des Denkens, zu einer erhöhten Herzfrequenz bis hin zum Alarmzustand. Eine Veränderung zugunsten des parasympathischen Systems hat einen Energieverlust und ein mentales Abstumpfen zur Folge, was bis zum Blockieren oder zur Ohnmacht führen kann. In psychotherapeutischer Hinsicht ist die exzessive sympathische Aktivierung ein Zustand des Hyperarousal beziehungsweise des *Fight–Flight*, weil ihre häufigsten Manifestationen die des Kämpfens oder Flüchtens sind; sie kann sich aber auch als ein starkes Bindungsverlangen äußern, das als direkte Bitte um Hilfe, als aufmerksamkeitsheischendes Verhalten oder als ein *Freezing*, ein Erstarren, auftritt, das beide Funktionen, die sympathische und die parasympathische, in sich vereint (Porges 2005, Kozlowska et al. 2015, Ogden & Fisher 2015, Roelofs 2017).

Erfolgt die Veränderung dagegen zugunsten des parasympathischen Systems, dann kommt es zu einem Zustand des Hypoarousal, des *»Rest and Digest«*, der für die Regulierung von Ruhe und Verdauung sorgt. Dabei gibt es sowohl die Va-

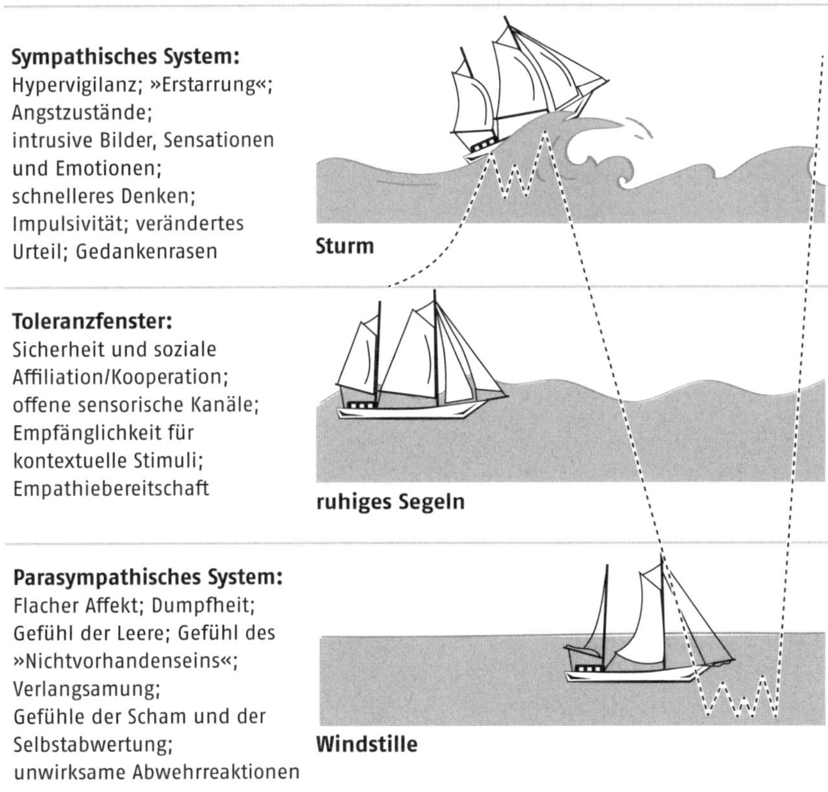

Abb. 4-2: Das Toleranzfenster und die Lebensreise

riante, die eher das gastrointestinale System betrifft und mit Übelkeit bis zum Erbrechen einhergehen kann, als auch die mit »Ruhe« assoziierte Variante: Diese ist gekennzeichnet durch verminderte Energie, mentales Abstumpfen, Schläfrigkeit und einen Druckabfall bis zur Ohnmacht beziehungsweise zum »simulierten Tod« in Analogie zum aus dem Tierreich bekannten Totstellreflex, wenn der Feind übermächtig und eine Gegenwehr nicht möglich ist (Ogden et al. 2006, Kozlowska et al. 2015, Ogden & Fisher 2015).

In der Realität stehen diese beiden Systeme nicht im Kontrast zueinander, sondern oszillieren von einem Moment zum anderen, vergleichbar dem Hin und Her einer Schaukel, die angestoßen wird: je stärker die sympathische Aktivierung, desto stärker auch die parasympathische. Wenn wir von »hyper« beziehungsweise »hypo« sprechen, beziehen wir uns auf den Schwerpunkt dieser Oszillation. Tatsächlich sind selbst in Augenblicken der Hyperaktivierung auch parasympathische Symptome zu beobachten, etwa ein Abstumpfen bis hin zum Erstarren – dann haben wir eine Mischung aus sympathischer und parasympathischer Hyperaktivierung.

Die neurobiologische Forschung hat einen überraschenden Umstand bestätigt: Im anhaltenden Kontakt mit dem emotionalen Erleben – mit Bildern, Emotionen, Sensationen, Gedanken – innerhalb des Toleranzfensters kommt die Verarbeitung spontan und mit bemerkenswerter Intensität zustande (Ogden & Fisher 2015, Sayers et al. 2015, Braunstein et al. 2017, Guendelman et al. 2017). Das ist das Prinzip, das Aufmerksamkeitsfokussierung und EMDR vereint: Hier wie dort geht es in erster Linie darum, in der Position des teilnehmenden Beobachters vertrauensvoll »in Kontakt zu bleiben«.

Emotionale Zustände lassen sich nur innerhalb des Toleranzfensters »erfassen«. Es ist ähnlich wie bei einer Stereo-Aufnahme: Wenn das emotionale Klangvolumen zu schwach ist, reduzieren sich die kognitiven Funktionen mit der Folge, dass auch die Fähigkeit zur emotionalen Verarbeitung nachlässt. Das könnte bei der Arbeit an einem Trauma der Fall sein, wenn der Patient sich im Zustand des Hypoarousal, einer Unteraktivierung, befindet. Umgekehrt erschwert auch ein Zustand des Hyperarousal die Dinge ganz erheblich und wirkt sich zudem negativ auf das therapeutische Bündnis aus.

Menschen unterscheiden sich sehr stark, was ihr Toleranzfenster angeht: Manche verfügen über ein hohes Maß an Resilienz und ein sehr weites Fenster, sie bewahren sich den Durchblick und werden auch mit schwierigen Vorkommnissen fertig. Andere Menschen haben ein sehr enges Toleranzfenster und geraten schon angesichts kleiner Widrigkeiten in Bedrängnis. Ein wichtiges Behandlungsziel besteht folglich darin, das Fenster zu erweitern. Dann nimmt die Resilienz zu, und viele Geschehnisse »bleiben im Rahmen« und verlieren damit an emotionaler Belastung. In der Tat bestätigt sich immer wieder, dass das eine oder andere Geschehen nicht länger als verstörend empfunden wird, nachdem gewisse Traumata verarbeitet worden sind (Ehlers et al. 2012, Shapiro 2014, Iyadurai et al. 2019). Die Erweiterung des Toleranzfensters erfolgt an seinem oberen Ende. Wir könnten die Dinge mit einer sportlichen Aktivität vergleichen, die sich ebenfalls an dieser Balance ausrichtet: Eine ungeübte Person wird schon nach einer sehr geringen Anstrengung kurzatmig sein und Herzklopfen haben, aber wenn sie regelmäßig trainiert, wird sie ihre Leistung steigern und ein Niveau erreichen, an das anfangs überhaupt nicht zu denken war. Das gleiche Prinzip lässt sich auf dem Feld der Emotionen beobachten und liegt vielen Expositionstechniken zugrunde. Je stärker eine Person den »Triggern« am oberen Rand des Toleranzfensters ausgesetzt ist – wenn auch immer in einer ausgeglichenen Position –, desto größer wird auch ihre Resilienz. Je mehr Gebrauch sie von Vermeidungsstrategien macht, desto größer wird ihr momentanes Gefühl der Erleichterung sein, weil sie sich vom jeweiligen Stimulus wegbewegt hat. Je mehr sie aber die Dimensionen des Toleranzfensters reduziert, desto gewichtiger werden die Geschehnisse, denen sie sich dann eben nicht mehr stellen kann. Das ist die Genese der meisten Angststörungen, deren Hauptmechanismus in der Tat das Vermeidungsverhalten ist (Salters-Pedneault et al. 2004, Hofmann & Hay 2018).

Schon die Definition des Traumas ist subjektiv und hat nicht nur mit den Dimensionen des Geschehens zu tun, sondern auch mit der Resilienz der betroffenen Person (Weinberg & Gill 2016, Boals 2018, Keshet et al. 2018). Je ausgeprägter das Resilienzvermögen, desto weniger werden die Geschehnisse als traumatisch empfunden. Ist das Toleranzfenster dagegen sehr klein und das Resilienzvermögen dementsprechend sehr gering, dann wird fast jedes Geschehen als traumatisch wahrgenommen.

Wichtig ist, dass der Therapeut erkennt, ob ein Mensch sich innerhalb oder außerhalb des Toleranzfensters befindet. Um zu sagen, dass er sich außerhalb des Fensters befindet, kann man sich nicht allein auf die Intensität der Emotion verlassen, weil Emotionen manchmal zwar sehr intensiv sein können, die Menschen sich aber unter Umständen durchaus im Klaren über ihre Gefühle und sehr wohl im Gleichgewicht sind. Die Position außerhalb des Fensters ist klinisch definiert: Der betroffene Mensch ist von seinem emotionalen Zustand beherrscht, er verliert die psychophysiologische Kontrolle wie auch die Bewusstheit, die ihm erlauben würde zu beschreiben, was vorgeht. Zudem kommt ihm in diesem Zustand auch seine Beziehungsfähigkeit und die empathische Repräsentation des Gegenübers abhanden (Corrigan et al. 2011, Ogden & Fisher 2015).

Im umgekehrten Fall, wenn die Person sich innerhalb des Toleranzfensters befindet, ist sie im Hier und Jetzt gegenwärtig und sich möglicherweise ihrer Gefühle, Emotionen, Gedanken und Beziehungen bewusst. Dieser potentiellen Bewusstheit lässt sich mit exploratorischen Fragen über ihr Erleben nachgehen: Wenn die Person imstande ist, ihre Gefühle, Emotionen oder Gedanken zu beschreiben, dann befindet sie sich wahrscheinlich innerhalb des Fensters. Die physischen Sensationen »hinter« den Emotionen (E.T. Gendlins sogenannter *felt sense*), die besonders bedeutsam sind, bilden eine der Hauptzugangsrouten zur Präsenz im Hier und Jetzt.

Eine weitere integrative Modalität ist das somatische Verfolgen von Anzeichen des Hyper- beziehungsweise Hypoarousal und der Präsenz in der Beziehung (z.B.

bei sympathischen und parasympathischen Anzeichen). Hier besteht eine grundlegende Aufgabe des Therapeuten darin, die Position der jeweiligen Person im Auge zu behalten und ihr zu helfen, ihren Arousal den Zielen der Arbeit anzupassen. In Augenblicken, in denen an der Entwicklung von Ressourcen gearbeitet oder in denen kognitive Aspekte diskutiert werden, ist die Position im Zentrum des Toleranzfensters – also in einem Zustand des höchstmöglichen Gleichgewichts – zweckdienlicher.

Bei der Arbeit an belastenden Lebensereignissen ist es wichtig, im mittleren Bereich des Toleranzfensters zu sein, denn bei zu geringer Aktivierung ist nicht genug Energie vorhanden, um die mit dem Geschehen verbundenen Emotionen zu verarbeiten. Dieses Verarbeiten gleicht dem Überqueren eines Hügels: Auf der einen Seite begegnet der Patient den unbehaglichen Emotionen, aber wenn er den Hügel dann erstiegen hat und auf der anderen Seite wieder hinuntergeht, reduziert das nicht nur den Arousal, sondern es verändert auch die Repräsentation des Geschehens und erbringt die Ressourcen, die er braucht, um sich der Realität anzupassen. Allerdings ist Energie vonnöten, um diesen Hügel zu ersteigen!

Wie bereits beschrieben, reguliert die sympathisch-parasympathische Aktivierung nicht nur psychische, sondern auch körperliche Zustände. Eine einfache Möglichkeit, die sympathische von der parasympathischen Aktivierung zu unterscheiden, besteht darin, dass wir fragen, ob diese Funktion in einem Kampf oder Streit nützlich sein könnte. Wenn das bejaht wird, haben wir es mit der sympathischen Kampf-Flucht-Funktion zu tun; wenn es verneint wird, die Funktion also nicht nützlich ist, dann handelt es sich um die parasympathische Funktion von »Rest and Digest«. Zum Beispiel: Ist es bei einer Auseinandersetzung nützlich, ausreichend Speichel zu haben? Nein. Tatsächlich bewirkt die sympathische Funktion eine Reduzierung, die parasympathische eine Zunahme der Sekretion. Ist Darmperistaltik während einer Auseinandersetzung von Nutzen? Nein. Tatsächlich führt der sympathische Hyperarousal zur Verstopfung, während der parasympathische Hypoarousal eher zur Diarrhoe führt. Was Verdauung und Stoffwechsel angeht, können wir sehen, dass es während einer Auseinandersetzung notwendig ist, in Energie und die eigenen Reserven »zu investieren«: Der Sympathikus wirkt katabol, weil er dazu tendiert, die Glykogen-Reserven zu reduzieren und aktive Energie zu mobilisieren. Der Parasympathikus dagegen tendiert dazu, die Glykogen-Reserven zu steigern und die katabolen zugunsten der anabolen Prozesse zurückzufahren, die ihrerseits für die Wundheilung und für die Anlage von Reservesubstanzen zuständig sind (Porges 2011).

Die autonome Regulierung ist nicht allein emotionalen Ursprungs; vielmehr spielen auch die äußeren Lebenstatsachen – die Zwerchfellatmung, die körperliche Aktivität, die Ernährung, die Schlafhygiene, die sozialen Beziehungen und all das, was wir zu unserem Vergnügen unternehmen – eine grundlegende Rolle, denn das ihnen zu verdankende Gleichgewicht zwischen Sympathikus und Parasympathikus trägt wiederum zur Erweiterung des Toleranzfensters bei, und dies sowohl physisch als auch emotional.

Hohe physische Aktivität könnte dagegen eben wegen ihrer autonomen stabilisierenden Wirkung ein unbewältigtes Trauma ähnlich wie ein Antidepressivum »zudecken« (Rosenbaum et al. 2015). Menschen, die ihre sportliche Aktivität etwa wegen einer Entzündung oder eines Unfalls unterbrechen, könnten eine hohe Aktivierung erfahren, und dies einerseits deshalb, weil ihnen die Endorphine fehlen, und andererseits deshalb, weil sie, nun ohne den Schutz der physischen Aktivität, eine Reaktivierung der traumatischen Aspekte erleiden könnten. Physische Aktivität als Bestandteil einer Psychotherapie ist von erheblicher synergistischer Bedeutung und spielt eine schützende Rolle besonders bei depressiven Zuständen, die durch einen Hypoarousal gekennzeichnet sind (Phillips et al. 2003, Rebar et al. 2015, Rosenbaum et al. 2015).

Auch die Ernährung spielt eine wichtige Rolle. Wenn wir bedenken, dass der Sympathikus hauptsächlich tagsüber aktiv und für den abbauenden (katabolen) Stoffwechsel zuständig ist, dass er also die körperlichen Reserven in Energie verwandelt, während der Parasympathikus den aufbauenden (anabolen) Stoffwechsel fördert, also Wachstum und den Erhalt der Zellen begünstigt, dann verstehen wir, dass eine adäquate Kalorienzufuhr am Morgen in Form eines habhaften Frühstücks zur Energieversorgung und positiven Gestimmtheit der Person dient, während eine Kalorienzufuhr, die vornehmlich in den Abendstunden erfolgt, sich negativ auf den Schlaf auswirken kann, weil sie den Ruheprozess mit Verdauungsfunktionen überlädt und die Gewichtszunahme begünstigt. Es gibt inzwischen viele Studien, die den Einfluss der Ernährung auf Stimmung und Energien einer Person und die insoweit notwendige Regulierung mit autonomen Rhythmen in Verbindung bringen (Opie et al. 2015, Stevenson 2017, Lassale et al. 2019).

Ein weiteres Element, dem ein zentraler Part in der autonomen Steuerung zukommt, ist das Atmen (Jerath et al. 2015), dem wegen seiner Bedeutung im Rahmen der psychotherapeutischen Arbeit hier ein eigener Abschnitt gewidmet wird.

Emotionen in der Depression

Gedrückte Stimmung ist ein schwieriger Zustand, der die Wahrnehmung von Raum und Zeit verändert (Quadt et al. 2018). In der schweren depressiven Störung scheint die Zeit gefroren zu sein, und nichts scheint je anders zu werden. Wenn wir aus einer langen Perspektive darauf sehen, dann stellt sich heraus, dass es ein dynamischer Prozess ist, der sich einstellt, nachdem Anpassungsversuche fehlgeschlagen sind. Das wird deutlich, wenn wir uns mit dem wechselnden autonomen Gleichgewicht befassen.

Üblicherweise alternieren der sympathische und der parasympathische Arousal insofern, als sie einander aufwiegen (Porges 2009). Wenn ein belastender Reiz eintritt, überwiegt die sympathische Reaktion, bis der Reiz vorbei ist – zumindest dann, wenn das belastende Geschehen etwas ist, das die Person aktiv handhaben kann. Die Aufgabe des sympathischen Systems lautet, die Mobilisierung beizubehalten und das Funktionieren nichtbeteiligter Organe zu hemmen; deshalb wird vom »Kampf-Flucht-Modus« gesprochen. Diese Phase der Prävalenz des sympathischen Systems wird als »Widerstand« bezeichnet. Sobald der stressige Reiz bewältigt oder verschwunden ist, lässt die sympathische Aktivierung nach und die parasympathische Reaktion, das sogenannte »Rest and Digest«, gewinnt die Oberhand. Während dieser Phase kann es auch zu einer Zunahme entzündlicher Reaktionen kommen, um so die »Kosten« der vorausgegangenen Aktionen »gutzumachen«. Das Ausmaß der Aktivierung des Parasympathikus in dieser Phase ist dem Ausmaß der Aktivierung des Sympathikus und der Dauer der Widerstandsphase proportional: Je intensiver und länger der sympathische Hyperarousal, desto ausgeprägter ist der parasympathische (vagale) Hypoarousal.

Während dieser Prävalenz der vagalen Symptome ist die Depression ganz offensichtlich und wird häufig von Entzündungen begleitet (Kop et al. 2010, Schiweck et al. 2019). Bevor ein Mensch in eine Depression fällt, hat er in der Regel lange Zeit gekämpft und bis zur Erschöpfung in der Phase des »Widerstandes« verharrt. Das ist ein ganz wichtiger Punkt: Menschen, die an einer Depression leiden, sind in den meisten Fällen nicht »schwach« oder »faul«, sondern erschöpft, weil sie darum gekämpft haben, weiterhin alles wie zuvor zu machen, und sich häufig viel zu lang weigerten, innere oder äußere Veränderungen zu akzeptieren. Jeder Versuch, das Verhalten zum Besseren zu verändern, kann negativ ausgehen und so das Gefühl des Versagens noch verstärken. Es ist dringend geboten, sich der betroffenen Person in einer Weise zu nähern, die ihr Mut macht, ihr zu zeigen, dass man ihre schwierige Situation versteht und weiß, wie sehr sie sich bemüht hat, bevor sie dann eben doch krank wurde. Im Kapitel über die depressiven Störungen wird es vor allem darum gehen, diese Störungen von Anfang an zu erkunden und darzustellen, ohne dass der betroffene Mensch aufgefordert wird, sich anders zu geben, als er sich fühlt. Neben anhaltendem Stress kann noch eine weitere Dynamik in die Depression führen – das »Vermeiden von Traurigkeit«. Das klingt paradox, denn viele Menschen, die an einer Depression leiden, sind sehr oft traurig – letztlich sind sie aber deshalb anhaltend traurig, weil sie Traurigkeit niemals in ihrem ganzen Umfang an sich heranlassen und es folglich nicht schaffen, den »Hügel« der traurigen Gefühle zu überqueren, sondern auf der Seite der Traurigkeit bleiben.

Diese Dynamik hat viele praktische Konsequenzen für die Therapie, denn das primäre Ziel besteht ja nicht allein darin, die depressive Verfassung zu überwinden – vielmehr soll auch der sympathisch-parasympathische Rhythmus wiederhergestellt werden. Antidepressiva mögen von Nutzen sein, wenn die Person sich mehr oder weniger ständig außerhalb des Toleranzfensters befindet und es nicht möglich ist, die Balance mit anderen – nichtpharmakologischen – Interventionen wiederherzustellen. Das gilt aber nur für die Zeit, die notwendig ist, um eine solche Patientin zu aktivieren und zu festigen. Es handelt sich um einen »strategischen« Einsatz von Medikamenten, der darauf zielt, die natürlichen adaptiven Ressourcen wiederherzustellen. Wenn Antidepressiva allerdings dazu eingesetzt werden, Emotionen »nicht zu spüren« beziehungsweise ihnen zu entkommen, dann führt das in die Chronizität. In der klinischen Praxis geschieht es nur zu oft, dass Antidepressiva über lange Perioden verschrieben werden, ohne dass zugleich auf einen gesunden Lebensstil gedrängt oder psychotherapeutische Hilfe geleistet wird. Wenn sich nichts ändert, wird der Patient in den meisten Fällen irgendwann einen Rückfall erleiden und sich vielleicht einreden, dass er ohne Medikamente nicht sein kann. Es gibt schwere Störungen, die eine sehr lange Behandlung erfordern, aber sie sind die Ausnahme, wenn ein wirklich umfassendes und auf die Person zugeschnittenes Programm befolgt wird (Sarris et al. 2014).

Wir müssen auch bedenken, dass die sympathische und die parasympathische Funktion im adaptiven Prozess zusammenwirken; wenn wir also allein im Blick auf die momentane Phase handeln, ohne den zugrunde liegenden Rhythmus zu beachten, werden wir die Stimmungsschwankungen möglicherweise noch verschärfen, vergleichbar dem bipolaren Spektrum. Wenn ein Antidepressivum mehr oder weniger bedenkenlos zur Reduzierung von Symptomen verschrieben wird, kann das die Depression chronifizieren oder den Übergang in manische Zustände begünstigen.

Stabilisierung

Viele – besonders schwer depressive – Patienten benötigen, bevor sie mit Erinnerungen an belastende Erlebnisse arbeiten können, eine umschriebene Phase der Stabilisierung. Im Folgenden sollen einige Techniken geschildert werden, die sich hierbei bewährt haben.

Körperscreening des polyvagalen Status: Die Selbstkontakt-Technik

Bei diesem Verfahren begleitet und führt der Therapeut den Patienten in einer Erkundung, die es erlaubt, der eigenen Person in einer akzeptierenden Haltung zu begegnen. Zugleich handelt es sich um eine Form des Screenings der eigenen Stabilität und des emotionalen Status. Die Vielseitigkeit und Flexibilität dieser Methode ermöglicht es, sie sowohl beim ersten Zusammentreffen mit einem Patienten als auch in dringlichen Situationen anzuwenden, zum Beispiel in der Notfallambulanz oder in der Arbeit mit Erdbebenopfern. In kurzer Zeit und ohne irgendwelche spezifischen Informationen zur Vorgeschichte des Patienten ermöglicht diese Methode es dem Therapeuten »zu verstehen«, und zwar nicht das zu verstehen, was wirklich im Leben dieser Person geschehen ist, sondern zu verstehen, was dieser Mensch aus dem traumatischen Geschehen »gemacht« hat und in welcher Verfassung er sich augenblicklich befindet. Es handelt sich nicht um eine strukturelle »Diagnose«, denn zu unterschiedlichen Zeiten macht man vielleicht unterschiedliche Erfahrungen; vielmehr ist es ein Index des gegenwärtigen Zustandes, der Hinweise darauf liefert, ob mit der emotionalen Verarbeitung des Traumas fortgefahren werden kann oder ob es weiterer Stabilisierungsmaßnahmen bedarf, bevor man sich wieder dem Protokoll zuwenden kann (s. Abb. 4-2, S. 73).

Ein psychoedukativer Text zur Technik des Selbstkontaktes

Es ist ein kurzer und simpler Augenblick mit uns selbst. Wir widmen ihn der Fürsorge um uns selbst, hören auf die Sensationen des Händekontakts und folgen dem inneren Atemfluss, mühelos und sacht, so wie wir auch mit einem unserer Lieben umgehen würden. Nichts »muss« erreicht werden, nichts »muss« sich ereignen – ganz einfach zuhören und wach und feinfühlig hinnehmen, was geschieht, selbst in Augenblicken, in denen wir uns unbehaglich fühlen oder gar nichts zu geschehen scheint.

Das Ziel ist nicht Entspannung, auch wenn es häufig dazu kommt, sondern die innere Freiheit, so zu sein, wie wir sind, Augenblick für Augenblick; innere Ruhe ist dann eine Folge dieses Freiseins. Wir suchen diese Erfahrung wie eine vertraute Begegnung mit einer geliebten Person: In aller Regel bringt sie uns Gelassenheit, aber auch schwierige Augenblicke gehören zur Freundschaft. So gut wie jeder Mensch kann uns akzeptieren, wenn wir »in Form« sind, aber nur wahre Freunde sind uns nahe, wenn wir ängstlich oder beunruhigt sind. Wir sind glücklicher, wenn eine geliebte Person sich wohl fühlt, aber wir fühlen uns dieser Person noch enger verbunden, wenn es ihr schlecht geht. Eine echte Beziehung entsteht dadurch, dass wir kleine Schritte tun, Tag für Tag, und dabei das Erfreuliche wie auch das Leidvolle akzeptieren, die Augenblicke, in denen wir uns verbunden fühlen, und diejenigen, in denen wir eher eine freundliche Distanz spüren. Eine solche Erfahrung mehrt das Vertrauen und die Wertschätzung, die wir für die andere Person und auch für uns selbst empfinden. Einen Teil dessen, was wir empfinden, können wir auch immer dann zulassen, wenn wir uns selbst näher kommen wollen – zumal am Abend, wenn das Tagespensum erledigt ist, wir im Bett liegen, das Licht gelöscht haben und nichts mehr zu tun ist, also kurz vor dem Einschlafen. Es ist gut, wenn wir im Einschlafen auf unseren Körper hören; es bedeutet, dass wir in diesem Augenblick uns selbst nahe waren. Im Schlaf überlassen wir uns unserem Unterbewussten: Ohne dass wir im äußeren Leben irgendetwas tun müssten, kann es sich mit unserer inneren Welt beschäftigen und die tagsüber erfahrenen Gefühle und Eindrücke ein weiteres Mal verarbeiten. Dabei ist die Traumphase besonders wichtig: Wir alle träumen jede Nacht – ob wir uns daran erinnern oder nicht; unser Gehirn ist während des Träumens sehr aktiv und arbeitet daran, unser inneres Gleichgewicht wiederherzustellen und uns die Ressourcen wiederzugeben, die wir brauchen, um unser Leben zu leben. Je vertrauensvoller wir uns unserem Inneren überlassen können, desto erholsamer wird unser Schlaf sein; je schwerer wir uns umgekehrt mit dem Loslassen tun, desto unruhiger und weniger erholsam wird unser Schlaf ausfallen. Dass wir diesen Augenblick des engen Kontakts vor dem Einschlafen zulassen, bringt uns im Augenblick des Einschlafens in eine große Nähe zu uns selbst und legt einen Samen der Freundschaft in unsere Träume, der mit der Zeit Früchte erbringen wird.

Die Technik des Selbstkontaktes

Lassen Sie die Hände auf dem Bauch ruhen, die eine unterhalb und die andere oberhalb des Nabels, und dies auf eine offene und akzeptierende Art.

Hören Sie mindestens fünf Atemzüge lang sowohl auf das Atmen als solches als auch auf die Sensationen, die uns durch den Kontakt unserer Hände mit dem Körper vermittelt werden; akzeptieren Sie es, wie es ist, in welcher Form auch immer.

Bringen Sie jetzt die Hand, die oberhalb des Nabels lag, in Brusthöhe, dorthin, wo es sich für Sie am besten anfühlt, und dies auf eine offene und akzeptierende Art. Hören Sie etwa fünf Atemzüge lang auf den Atem, der zwischen Ihren Händen wie eine Welle wogt, und auf die Sensationen, die Ihnen durch diesen Kontakt vermittelt werden.

Legen Sie jetzt beide Hände auf die Brust, eine über die andere, je nachdem, wo es sich für Sie am besten anfühlt: Das kann in der Brustmitte sein, es kann weiter oben zwischen den Schultern sein oder irgendwo sonst. Hören Sie etwa fünf Atemzüge lang auf Ihren Atem und auf die Sensationen, die dieser Handkontakt Ihnen vermittelt.

Falls Sie möchten, können Sie sich fragen: »Wenn die Sensationen, die mir über die Hände zukommen, sprechen könnten, welche Botschaft würden sie übermitteln?« Wenn eine stützende Botschaft auftaucht, dann bleiben Sie bei dieser Botschaft und hören dabei gleichzeitig auf Ihren Atem.

Jetzt können Sie wählen, wo Sie die Hände hinlegen wollen – beide auf den Bauch, eine auf den Bauch und die andere auf die Brust oder beide auf die Brust –, wo immer es sich für Sie am besten anfühlt, und dies auf eine offene und akzeptierende Art. Hören Sie etwa fünf Atemzüge lang auf alle Phasen Ihrer Atmung, so als wäre es eine fließende Welle, und auf die Sensationen, die dieser Kontakt Ihnen vermittelt.

Wenn Sie das Gefühl haben, dafür offen zu sein, können Sie versuchen, sich bei sich selbst zu bedanken, denn Sie wissen ja, dass Sie sich jeden Tag alle erdenkliche Mühe geben, zu leben und Lebenshilfe zu leisten; das Danken ist nicht abhängig von irgendeiner Sache, die Sie getan oder nicht getan haben; es ist etwas Tiefergehendes, das an die innere Person gerichtet ist, die immer versucht hat zu tun, was sie nur konnte, und dies mit den Mitteln und Möglichkeiten, die ihr zur Verfügung standen, und die jeden Tag nach Kräften versucht zu leben und Lebenshilfe zu leisten; letztlich steht diese Aufgabe für die »Lebensmission« der Menschheit insgesamt.

Wenn Sie wollen, können Sie jetzt also, und zwar langsam, sagen: »Danke (nennen Sie Ihren eigenen Namen), danke für alles, was du bist, danke für alles, was du sein wirst.«

Sie können das drei- bis viermal wiederholen, langsam und indem Sie jedes Mal mindestens einem dazwischenliegenden Atemzug lauschen, und dann

noch einmal sagen: »Lieber (nennen Sie Ihren eigenen Namen), danke, dass du bist, wie du bist, danke vielmals dafür, dass du bist, wie du bist.«
Achten Sie darauf, ob ein – wenn auch vielleicht kleiner – Teil von Ihnen die Echtheit dieses Dankes spürt, aber ohne irgendwelche Erwartungen und bereit zu akzeptieren, was immer geschieht, denn es wird jedes Mal wieder anders sein. Hören Sie ein paar Atemzüge lang auf Ihren Atem und auf die Sensationen, die Ihre Hand Ihnen durch den Kontakt mit dem Körper vermittelt; registrieren Sie, ob Sie jetzt, verglichen mit dem Beginn dieser Übung, irgendetwas anderes spüren – und wenn ja, akzeptieren Sie es als das, was es ist.
Platzieren Sie die Hände jetzt so, wie es für Sie am bequemsten ist, zum Beispiel im Schoß oder auf den Oberschenkeln, und das etwa fünf Atemzüge lang oder auch länger, wie Sie möchten; hören Sie auf die Luft, die in Ihren Körper hinein- und dann wieder herausfließt; versuchen Sie dabei, sich selbst ganz einfach freundschaftlich zu akzeptieren – so zu sein, wie Sie eben sind.

In ihrer Vielseitigkeit kann diese Methode als Screening-Instrument, aber auch als Stabilisierungstechnik betrachtet werden. Darüber hinaus kann sie auch zur Verifizierung einer dissoziativen Störung dienen. Wir können sie als eine Art »Verkehrsampel« nutzen, die uns sagt, wie wir verfahren sollen:

- Grünes Licht: Die Person spürt den Kontakt der Füße mit dem Boden und nimmt den Kontakt der Hände mit dem Körper als schützend oder wärmend wahr. Wir können in der Traumabearbeitung mit dem Protokoll fortfahren, denn nach der Polyvagal-Theorie von Stephen Porges besteht der als »ventralvagal« definierte Sicherheits- beziehungsweise Affiliationszustand, in dem der Patient zum Containment, zur Empathie und zum Gebrauch der fünf Sinne fähig ist.
- Gelbes Licht: Anfangs spürt die Person den Kontakt der Füße mit dem Boden nicht, oder der Kontakt der Hände mit dem Körper wird als unangenehm wahrgenommen; mit dem Einsatz von Stabilisierungstechniken – Erdung, Ausrichtung, Zentrierung – wird der Kontakt der Füße mit dem Boden wiedergewonnen und der Kontakt der Hände mit dem Körper als angenehm empfunden. Nach der Polyvagal-Theorie deutet das auf einen Zustand der sympathischen Kampf-Flucht-Aktivierung, aber mit der Möglichkeit der Rückkehr in den Affiliationszustand. In diesem Fall können wir mit der emotionalen Verarbeitung fortfahren, müssen dabei aber die Erregung begrenzt halten und darauf achten, dass der Patient innerhalb des Toleranzfensters bleibt.

- Rotes Licht: Wenn die Person weder den Kontakt der Füße mit dem Boden noch den Kontakt der Hände mit dem Körper spürt, kommen Stabilisierungspraktiken in Frage. Wenn sich auch das Gefühl des Verbundenseins mit der eigenen Person nicht bessert oder sogar verschlechtert, dann bedeutet das, dass die Bedingungen für die emotionale Verarbeitung traumatischer Geschehnisse nicht gegeben sind und wir weiter an der Stabilisierung arbeiten müssen. Aus der Sicht der Polyvagal-Theorie entspricht das dem Zustand des Sich-Ergebens beziehungsweise der totalen Unterwerfung, und es deutet darauf hin, dass hier sehr wohl eine dissoziative Störung vorliegen könnte, auch wenn sie sich allein auf dieser Grundlage noch nicht diagnostizieren lässt. Unter das rote Licht können auch emotionale Situationen fallen, in denen die Person sich außerhalb des Toleranzfensters, aber nicht notwendig in dissoziativer Verfassung befindet. Wenn dagegen wirklich eine dissoziative Störung vorliegt, steht die Ampel fast immer auf Rot – es ist also eine hochsensible Technik. Dabei darf nicht vergessen werden, dass sie nur den augenblicklichen Status anzeigt, nicht den strukturellen.

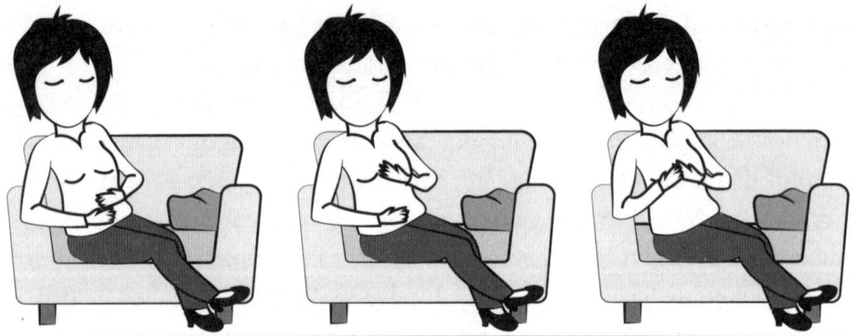

Abb. 4-3: Sitzpositionen im Zusammenhang mit der Technik des Selbstkontaktes

Es handelt sich aber nicht allein um ein Screening-Instrument, sondern zugleich um eine wichtige Stabilisierungstechnik, die dazu beitragen kann, wieder zur Zentralität und zum Gefühl des Verbundenseins zu finden, und die den Weg zu anderen Stabilisierungspraktiken ebnen kann – zur Konzentration auf die Atmung, zur Erdung, zur Zentrierung und zur liebevollen Hinwendung zur eigenen Person. Darüber hinaus kann diese Technik auch die Übung des »sicheren Ortes« und ihre Einbeziehung in das EMDR-Protokoll (Shapiro 2001a) vorbereiten und erleichtern. Ein besonders wichtiger Augenblick für den – wenn vielleicht auch nur sehr kurzen – Kontakt mit uns selbst ist der Moment vor dem Einschlafen: Träume sind ein sehr wichtiges Element der emotionalen Verarbeitung, und wenn wir uns für einen kurzen Augenblick auf den emotionalen Kontakt mit uns selbst einlassen, bringt das einen Samen von Affektivität in unsere Träume (Rasch & Born 2013).

Die Rolle der Zwerchfellatmung und anderer somatischer Ressourcen

Wichtige und jederzeit verfügbare somatische Ressourcen sind das Erden, das Ausrichten und das Zentrieren (Techniken des Selbstkontakts) und vor allem die Bauch- oder Zwerchfellatmung, die bei der Traumaverarbeitung im Rahmen der EMDR-Therapie besonders wichtig ist. Bei der Brust- oder Thoraxatmung sind mehr Ängste und Gedanken im Spiel, und die Fähigkeit zur Verarbeitung ist reduziert (Caldwell & Victoria 2011); bei der Bauch- oder Zwerchfellatmung ist der Beobachter in einer besseren Position – er ist weniger ängstlich, denkt weniger nach und kann die Dinge besser verarbeiten (Hopper et al. 2019). Blockaden lassen sich häufig verhindern oder überwinden, indem man dafür sorgt, dass der Patient zumindest partiell bei der Zwerchfellatmung bleibt.

Das Atmen kann auch ein Gefährte sein, ein Sicherheitsanker, dem die Person sich jederzeit zuwenden kann. Unter normalen Umständen atmen wir in einem Dreierrhythmus, ähnlich einem Walzer: Einatmen – Ausatmen – Pause, Einatmen – Ausatmen – Pause …

Die meisten Menschen machen keine Pausen, weil der Zustand unterschwelliger Angst, in dem viele von uns leben, es nicht zulässt. Das ist in der Tat schade: Dieser Moment am Endpunkt des Ausatmens, in aller Stille, ist ein Augenblick tiefsten Friedens, der unserem Tun und Erleben einen anderen Rhythmus verleiht: Mit dieser Pause senkt sich das Zwerchfell, das Atmen wird tiefer, und die zugrunde liegende Angst, die alles verschwimmen lässt, löst sich auf, so dass wir klarer sehen. Wenn eine Pause da ist, spricht mehr dafür, dass unsere Bewertung der Geschehnisse korrekt ist; wenn dagegen keine Pause gegeben ist, erhöht sich das Risiko, dass sie von unseren Vorurteilen oder Befürchtungen verzerrt wird.

In physiologischer Hinsicht ist es ein Paradoxon: Die langsamere Atmung – also die geringere Zahl von Atemzügen pro Minute – hat zur Folge, dass die Sauerstoffzufuhr und die Energie zunehmen, die Stimmung sich bessert und das Entzündungsrisiko sinkt. Der Unterschied in der Sauerstoffzufuhr hat nichts mit der Atemfrequenz zu tun. In Ruhestellung verbrauchen wir weniger als 15% des inhalierten Sauerstoffs; der Unterschied ergibt sich aus der Menge an Sauerstoff, die unser Körper dem Blut entzieht. Das ist weit mehr, wenn die Atmung sich verlangsamt (Russo et al. 2017). Es ist keine Anstrengung nötig, es reicht, ruhig auszuatmen, ohne sofort wieder einzuatmen – sich also nach Möglichkeit die natürliche Pause vor dem nächsten Atemzug zu gönnen. Alle Tiere, die länger leben, wie zum Beispiel der Elefant oder die Schildkröte, die sehr alt werden kann, atmen nur wenige Male in der Minute und pausieren zwischen den einzelnen Atemzügen. Brustatmung erfordert viele Atemzüge pro Minute bei reduzierter Sauerstoffzufuhr, erhöhter Gedankentätigkeit und vermehrter Angst. Zwerchfellatmung verlangsamt sich dagegen spontan, während die Sauerstoffzufuhr zunimmt und das Rückgrat und die inneren Organe massiert werden.

Auf jeden Fall sollten wir nichts erzwingen, sondern nur darauf achten, ob wir Luft statt über die Brustatmung auch auf dem Weg über die Bauch- und Flankenatmung ansammeln und eine kleine Pause zwischen den Atemzügen einlegen können. Selbst wenn das im Moment nicht funktioniert – schon der Umstand, dass uns diese Möglichkeit bewusst geworden ist und wir sie im Auge behalten, schafft allmählich die Bedingungen dafür, dass es spontan geschieht.

Das Zwerchfell ist der wichtigste Atemmuskel. Wenn wir einatmen, wandert es nach unten, auch die Lungenflügel dehnen sich nach unten aus, und es wird Luft in den Bauchraum gezogen, der sich nach vorn, zur Seite und in Richtung des Rückgrats ausdehnt wie ein in alle Richtungen anschwellender Ballon. Wenn wir ausatmen, werden die Lungenflügel wieder zurückgedrängt, und die Atemluft strömt dank der Eigenelastizität der Lunge wieder heraus. Brustatmung folgt, wenn zusätzliche Energie gebraucht wird, etwa bei körperlicher Anstrengung oder im Fall starker Emotionen. In Zeiten der Rast genügt aber in der Regel die Bauchatmung, und die Brustatmung wird höchstens zusätzlich und ergänzend zur Bauchatmung in Anspruch genommen (Ogden & Fisher 2015).

Um das von Anfang an tatsächlich wahrzunehmen, können wir die Hände wie bei der Selbstkontakt-Übung auf Bauch und Brust legen und prüfen, ob der Bauchraum sich ausdehnt und der Brustkorb statisch bleibt oder sich später in geringem Umfang ebenfalls dehnt. Ebenso können wir prüfen, ob wir zugleich mit der Ausdehnung des Bauchraums eine – wenn auch vielleicht sehr schwache – Bewegung der Flanken spüren.

Um die Bewegung des Zwerchfells noch besser wahrzunehmen, können wir uns hinsetzen und mit den Ellbogen auf den Oberschenkeln eine in geringer Entfernung liegende Stelle auf dem Fußboden in den Blick nehmen. In dieser Stellung ist der Brustkorb in gewissem Umfang in seiner Bewegungsmöglichkeit blockiert, während die Bewegung des Zwerchfells deutlicher zu spüren ist: Wir atmen normal und versuchen wahrzunehmen, wie das Zwerchfell sich beim Einatmen senkt und die Luft kommt; wir spüren, dass Bauch und Flanken sich ausdehnen und beim Ausatmen wieder in die Ausgangsstellung zurückgehen; wir spüren auch einer leichten Dehnung der Wirbelsäule nach, die abflacht, wenn wir einatmen, und ihre Kurvatur wiedergewinnt, wenn wir ausatmen. Es muss uns aber nicht beunruhigen, wenn wir das nicht spüren; wichtiger ist, dass wir zu Beginn eine – wenn auch vielleicht sehr geringe – Bewegung von Bauch und Flanken wahrnehmen.

Es sei noch einmal wiederholt: Es reicht schon, eine ganz kleine Bewegung wahrzunehmen und zu beobachten, was geschieht, ohne irgendetwas erzwingen zu wollen: Es ist ein Experiment mit der Bewusstheit; nichts an diesem Ablauf muss verändert werden.

Jetzt können wir in die sitzende Position zurückkehren und uns fragen, ob wir die Bewegung des Zwerchfells wahrnehmen können – und sei es auch nur schwach –, die durch die Ausdehnung von Bauchraum und Flanken ausgelöst wird. Wenn es der Sache dienlich ist, können wir die linke oder die rechte Hand für die Dauer von ein paar Atemzügen auf die Seite unter den entsprechenden Rippenbogen legen, um das Gespür für Bewegung zu schärfen. Wenn es schwierig ist, die Ausdehnung von Bauch und Flanken wahrzunehmen, können wir für die Dauer von ein paar Atemzügen in die vorherige Position zurückkehren, um wieder Bewusstheit zu gewinnen.

Zwerchfellatmung verlangt anfangs nach Aufmerksamkeit; wenn wir uns aber täglich zwei- bis dreimal ein paar Minuten lang darin üben, gelingt sie nach einigen Wochen automatisch, und wir spüren die positiven Folgen – wir sind stabiler, weniger ängstlich, können uns besser konzentrieren und finden zu einer wirksameren Form der emotionalen Verarbeitung.

> *Wichtig:* Wir gehen diese Experimente wissbegierig an, wir möchten erkunden, was vorgeht, ohne uns mit der Frage zu belasten, ob wir ein Ergebnis erzielen. Man könnte sagen, dass wir mit den verschiedenen Positionen »herumspielen« und damit empfänglich werden für physische Sensationen, ohne irgendetwas erzwingen zu wollen.

Denken wir daran, dass das Zwerchfell ohnehin für uns arbeitet, ob wir es wahrnehmen oder nicht, denn das ist seine Aufgabe im Leben. Wenn wir es allmählich kennen und verstehen, wird es zu einem vertrauenswürdigen Freund, und wir werden jedes Mal, wenn wir unsere Atmung bewusst wahrnehmen, spüren können, dass es uns begleitet.

Weitere somatische Ressourcen

Erdung (grounding): Werden Sie sich in aller Ruhe Ihres Körpers bewusst. Beobachten Sie, ob Sie Stirn und Gesicht entspannen können; beobachten Sie, ob Sie die Schultern, die Arme und die Hände entspannen können; beobachten Sie, ob Sie den Rumpf entspannen können; stellen Sie jetzt fest, ob Sie die Beine und die Füße entspannen können. Registrieren Sie Ihre Körperhaltung und spüren Sie Ihren Kontakt mit dem Boden. Spüren Sie den Halt der festen Oberfläche, auf der Sie sich befinden. Seien Sie sich der Füße und der Zehen bewusst – ihrer Form und Beschaffenheit – drücken Sie sie leicht nach unten und spüren Sie den Widerstand der festen Fläche, die Sie trägt – lassen Sie jetzt wieder los – spüren Sie, welche Stellen noch Kontakt haben und welche schon nicht mehr – atmen Sie aus und lassen Sie sich in den Untergrund gehen, und jedes Mal, wenn Sie ausatmen, lassen Sie sich noch tiefer in den Untergrund gehen.

Ausrichtung (alignment): Werden Sie sich in aller Ruhe Ihres Körpers bewusst. Registrieren Sie Ihre Körperhaltung und spüren Sie den Kontakt mit dem Boden. Seien Sie sich Ihrer Füße bewusst, die die Knöchel tragen – der Knöchel, die Ihre Beine stützen – der Beine, die das Becken tragen. Spüren Sie Ihr Becken, das den unteren Rücken stützt – den unteren Rücken, der seinerseits den oberen Rücken stützt – den oberen Rücken, der den Nacken und den Kopf stützt. Versuchen Sie das Becken vorsichtig vorwärts zu bewegen, und spüren Sie dabei, wie sich Ihr Rücken streckt – stellen Sie sich vor, dass dort ein Strang ist, der Sie nach oben zieht, der Hals und Kopf nach oben zieht – jedes Mal, wenn Sie ausatmen, lassen Sie die Schultern hängen – Kopf und Hals dehnen sich leicht nach oben – bei jedem Ausatmen etwas mehr. Entspannen Sie die Schultern beim nächsten Ausatmen und dehnen Sie den Rücken in Richtung Himmel, in einer Position, die Würde verleiht – seien Sie sich bewusst, dass Sie genau hier sind – in ebendiesem Augenblick.

Das verborgene Herz und die »magische« Frage

Der schmerzlichste Aspekt der Depression ist in vielen Fällen der Verlust der Liebesfähigkeit, ganz besonders dann, wenn es die eigenen Kinder oder andere geliebte Familienmitglieder betrifft (Risch et al. 2009, Kendler et al. 2003, Yap et al. 2014).

In solchen Fällen kann es vorkommen, dass die betroffene Person sich selbst attackiert und damit ihre Depression noch verschlimmert. Die Situation kann so schwierig sein, dass die Betroffenen auf ein »magisches« Etwas hoffen, um sie zum Besseren verändern zu können. Mit dem hier folgenden einfachen Verfahren versuchen wir solchen Menschen dabei zu helfen, diese magische Saat im eigenen Innern zu finden. Es ist eine simple, aber nützliche und sowohl diagnostische als auch psychoedukative Methode, um dem depressiven Menschen das Licht am Ende des Tunnels sichtbar zu machen. Sie besteht in einer kleinen »magischen« Frage, die an sie selbst oder an ihre Lieben gerichtet werden kann. Wenn sie den Betroffenen selbst gestellt werden soll, könnten wir fragen:

> »Wenn Sie die magische Fähigkeit der freien Wahl hätten – welches Gefühl gegenüber der eigenen Person würden Sie sich wünschen? Was würden Sie sich selbst gegenüber wirklich gern fühlen?«

Wir fragen also, wohlgemerkt, nicht danach, was die Patienten im Augenblick fühlen, sondern wir fragen, was sie sich selbst gegenüber am liebsten empfinden würden, wenn sie wirklich frei wählen könnten, so als wären sie im Besitz eines Zauberstabes. Auch sollen sie die Frage nicht sofort beantworten; vielmehr sollen sie versuchen, auf ihr inneres Selbst zu hören, während wir mit einem kurzen »Tappen« der Hände oder mit Augenbewegungen arbeiten. Wenn wir nicht sicher sind, ob der Patient für das Tappen schon empfänglich ist, können wir ausmachen, dass er sich die Antwort auf diese Frage mit geschlossenen Augen anhört. Die meisten Patienten antworten, dass sie sich selbst gegenüber gern Achtung, Freundschaft oder auch Zuneigung empfinden würden. In diesem Fall bitten wir sie, bei diesem Gedanken zu verweilen, und lassen eine oder zwei kurze Serien von Taps folgen.

Wenn der Patient selbst der Adressat der Frage ist, dann müssen wir die Frage um den Zusatz »ohne dadurch irgendeinen Schaden davonzutragen« ergänzen, denn manche Menschen fürchten, eine Verletzung zu erleiden, wenn sie sich positive Gefühle gestatten.

Nachdem der Patient die Gefühle benannt hat, die er sich wünschen würde, kündigen wir eine Metapher an und bitten ihn, sie (vorzugsweise mit geschlossenen Augen) anzuhören. Wenn er dazu bereit ist, kann das Bild von leichtem Tappen begleitet werden.

> »Wenn Sie im Winter aus der Entfernung auf eine Wiese blicken, sieht alles dürr und unfruchtbar aus, man sieht nur wenige trockene Pflanzen, so wie in depressiven Perioden die Gefühle und die Liebesfähigkeit anscheinend verloren gegangen sind. Aber in der Erde unter der Wiese liegen die Samen der Pflanzen und Blumen, verborgen und geschützt bis zur Ankunft des Frühlings, und so sind auch die Herzen der Menschen, die den Winter der Depression vor sich haben, von einer Hülle umschlossen, die ihre besten Anteile schützt. Von

außen gesehen wirkt alles grau und undurchdringlich, aber innen ist das Herz am Leben und wartet darauf, dass ein neuer Frühling kommt und mit ihm die Gefühle und die Farben. Mit dieser magischen kleinen Frage können Sie lernen, das Herz zu sehen, das im Winter der Depression in seiner Hülle verborgen ist und darauf wartet, sich zu öffnen, sobald die Umstände es erlauben.«

Die Antwort auf die Frage, was wir gerne fühlen würden, ist sehr viel »wahrer« als das Nichtvorhandensein von Gefühlen. Wenn wir das erkennen, werden wir etwas zuversichtlicher darauf warten, dass es wieder Frühling wird.

Ein kleinerer Teil der Menschen, die an einer schweren Depression leiden, hat nicht den Wunsch nach positiven Gefühlen gegenüber der eigenen Person: Diese Menschen empfinden eine »ontologische« Schuld oder haben nichtintegrierte und selbstdestruktive Anteile, zumal im Zusammenhang mit bestimmten dissoziativen oder psychotischen Symptomen (McCanalis et al. 2017, Gambin & Sharp 2018). In solchen Fällen weist die Antwort auf eine tiefer reichende psychotische Störung hin, der nachgegangen werden muss.

Frühere Ressourcen von neuem keimen lassen

Wenn eine Ressource gebraucht wird, die gegenwärtig nicht vorhanden ist, können wir fragen, ob sie dem Patienten früher zur Verfügung stand – und sei es auch nur ein einziges Mal –, und sie als momentane Erfahrung zurückgewinnen.

Bei der Arbeit mit depressiven Patienten haben wir häufig nur »verborgene Keime« von Ressourcen, die still darauf warten, wachsen zu können; wir müssen also eher nach Keimen suchen als nach voll erblühten Ressourcen.

Was uns dabei am ehesten helfen wird, ist das, was wir als Therapeuten für den Patienten empfinden: Wenn wir uns dieser Person verbunden fühlen und sie ihrerseits einigermaßen »findig« ist, dann ist es unerheblich, dass wir keine spezielle Ressource benennen können – die Ressource liegt im Bereich der Beziehung und wird sehr wahrscheinlich zum Vorschein kommen.

Sobald wir ihren Keim finden, können wir ihn erkunden und integrieren und auf diese Weise eine heimliche kleine Verbindung herstellen. Wenn wir uns im Blickkontakt mit dem Patienten sicher fühlen und der Patient diesen Kontakt auch seinerseits als hilfreich empfindet, dann ist es sinnvoll, den Keim der Ressource bei wechselseitigem Augenkontakt ins Spiel zu bringen und damit zur Aktivierung des Affiliationszustandes (des »myelinisierten Nervus vagus« nach der Polyvagal-Theorie) beizutragen (Porges 2007, Porges & Furman 2011).

Fallbeispiel

Lidia ist 58 Jahre alt, Sozialarbeiterin, verheiratet; ihr einziger Sohn lebt mit seiner Frau in einem anderen Land. Geboren wurde sie in einer Region Italiens, die ihre Traditionen pflegt. Als sie ihre Behandlung begann, hatte sie schon etwa fünf Jahre an einer Depression gelitten. Die antidepressive Behandlung brachte zwar eine gewisse Besserung; allerdings berichtete sie auch, dass ihr die Lebensfreude schon bald nach ihrer Heirat und lange vor Ausbruch der Depression abhandengekommen war und sich seither nicht wieder eingestellt hatte. Lidia war das jüngste Kind in einer großen Familie, für das die Mutter nach ihrem Eindruck nie viel übriggehabt hatte. Zu ihrem Mann unterhielt sie eine liebevolle Beziehung, wurde aber dennoch das Gefühl nicht los, »nichts wert« zu sein.

In der nächsten Sitzung forderte ich sie auf, die Worte »Ich bin es wert« in ihrem Innern nachhallen und langsam zurück in die Vergangenheit gleiten zu lassen, dabei auf ihren Atem zu hören und zu überlegen, ob ihr diese Worte schon früher, und sei es auch nur ein einziges Mal, gekommen waren.

Was die Technik betrifft, so arbeite ich (LO) sehr häufig mit einem von der Hakomi-Methode (Kurtz 1990) und der Sensomotorischen Psychotherapie (Ogden et al. 2006) abgeleiteten alternierenden »Drei-Schritt-Verfahren«:

- Kontaktaussage (KA) zum augenblicklichen Erleben: Eine solche Aussage nimmt auf, was die Person sagt oder auf nonverbalem Weg zu verstehen gibt;
- Achtsamkeitsanweisung (AA): »Bleiben Sie bei diesem Thema …«, zusammen mit bilateraler Stimulierung;
- Achtsamkeitserkundung (AE): Es wird eine Frage gestellt, aber nicht in Erwartung einer direkten Antwort. Parallel zur bilateralen Stimulierung folgt der Patient dem, was in seinem Innenleben aufklingt.

Das Verfahren ist sehr gut geeignet, das Tempo zu verlangsamen und zum Entstehen eines achtsamen »doppelten« Bewusstseins bezüglich des momentanen Erlebens beizutragen; es festigt die Zusammenhänge und erweitert das Toleranzfenster. Die bilaterale Stimulierung verstärkt den Rhythmus und die Wirksamkeit des Prozesses.

Auszug aus einer Sitzung

Legende: KA = Kontaktaussage; AA = Achtsamkeitsanweisung; AE = Achtsamkeitserkundung; PK = Positive Kognition

Patientin: Da kommt mir die Erinnerung an meinen Vater in den Sinn und die Beziehung, die zwischen uns bestand. Ich war die jüngste Tochter, er nannte mich sein kleines Kind, und ich erinnere mich, dass er mich in den Arm oder auf den Schoß nahm und dass er mir Geschichten aus der Zeit erzählte, als er im Krieg war und all so etwas.
Therapeut: Möchten Sie bei dem Thema bleiben?
Patientin (nickt)**:** Ach ja. Denn mir fällt ein – ich weiß nicht, wie ich es erklären soll –, ich hatte das Gefühl, dass ich wichtiger war als die anderen, weil er mich auf den Knien hielt, draußen an der Feuerstelle.
Therapeut: Wichtiger als die anderen.
Patientin: Und er hat mir Geschichten erzählt, und meine Geschwister waren auch da und saßen auf ihren Stühlen, aber ich war die Jüngste, und meistens hielt er mich im Arm.
Therapeut: Wie alt sind Sie auf diesem Bild, das Ihnen da gerade kommt?
Patientin: Sechs oder sieben Jahre.
Therapeut: Wie ist es – wollen wir bei diesem Bild bleiben?
Verlangsamung des Tempos und allmähliche Aktivierung des momentanen Erlebens

Patientin: Es ist etwas Erfreuliches, etwas Glückliches.
Therapeut: Ja, dieses kleine Kind spürt diese Freude, dieses Glücksgefühl.
KA – weitere Stimulierung
Bleiben Sie bei dieser Freude, diesem Glücksgefühl!
AA
Bilaterale Stimulierung

Patientin: Eine Freude, wie … ja, wenn jemand zu den anderen sagt: »Seht mal her, er hält mich in den Armen und nicht euch.«
Therapeut: Ja, es ist sie, die er in den Armen hält, und nicht die anderen.
Bleiben Sie bei diesem Sinneseindruck von dem Vater, der das kleine Kind in den Armen hält – und nicht die anderen.
KA

AA
Bilaterale Stimulierung

Therapeut: Was lernt dieses kleine Kind aus der Tatsache, dass der Vater sie in den Armen hält und nicht die anderen?
Vorsichtiges Erkunden der Ressource; eine direkte Antwort wird nicht erwartet; eher wird nach einem inneren Eindruck gefragt
Bilaterale Stimulierung

Patientin: Beschütztwerden.
Therapeut: Beschütztwerden.
KA
Bilaterale Stimulierung

Therapeut: Wenn dieses Beschütztwerden sprechen könnte, was würde es dem Kind über sich selbst sagen? Was bin ich?
AE, Vertiefung der Erfahrung
Bilaterale Stimulierung

Patientin: Ich bin meinem Vater wichtig.
Die PK taucht auf

Therapeut: Ich bin meinem Vater wichtig.
KA
Bleiben Sie bei dieser Überzeugung, die das kleine Kind in den Armen des Vaters gewinnt: Ich bin wichtig.
AA zur Steigerung des Erlebens dieser Ressource
Bilaterale Stimulierung
Wie ist es für das kleine Kind, diese vom Vater vermittelte Überzeugung – »ich bin wichtig« – in seinem Innenleben nachhallen zu lassen?
AE vertieft das Erleben
Bilaterale Stimulierung

Patientin: Es macht glücklich.
Therapeut: Bleiben Sie bei diesem Glücksgefühl!
AA
Bilaterale Stimulierung

Therapeut: Jetzt wollen wir einen Versuch machen. Verabschieden Sie sich von dem kleinen Kind, sagen Sie ihm, dass wir zu ihm zurückkommen werden, und dann lassen Sie diese Überzeugung – »ich bin wichtig« –, die der Vater ihr vermittelt hat, in Ihrem Innern nachhallen. Überlegen Sie, ob es in Ihrem gegenwärtigen Leben einen Augenblick gibt – und wäre es auch nur ein einziger kleiner Augenblick –, in dem Sie diese Überzeugung wieder fühlen, kurze Augenblicke, in denen das Gefühl »Ich bin wichtig« wieder da ist.
Ein Vorwärtsgleiten im Zustand der Achtsamkeit.
Erkundung des Keims der Ressource im gegenwärtigen Leben
Bilaterale Stimulierung

Patientin: Meine kleine Nichte
Der Kontakt mit der in der Vergangenheit liegenden Ressource trägt dazu bei, sie in der Gegenwart wiederzuerkennen

Therapeut: Ihre kleine Nichte. Bleiben Sie bei dem Bild Ihrer kleinen Nichte, das aufkommt, wenn Sie das Gefühl haben, wichtig zu sein.
KA
AA
Bilaterale Stimulierung

Patientin: Meine kleine Nichte umarmt mich und sagt, dass sie mich braucht und mich liebt.
Therapeut: Sehr gut. Ihre kleine Nichte umarmt Sie und sagt, dass sie Sie liebt.
KA
Bleiben Sie bei dem Bild, dass Ihre kleine Nichte Sie umarmt und sagt, dass sie Sie liebt.
AA
Bilaterale Stimulierung

Patientin: Mein Herz scheint zu zerspringen; ich weiß nicht, wie ich es erklären soll.
Die Ressource bringt ihre Energie zur Wirkung
(Ich spüre) eine Gelassenheit, mein kleines Kind umarmt mich.

Therapeut: Gelassenheit, das kleine Kind umarmt Sie, die Überzeugung, zu der Sie vor langer Zeit kamen – »Ich bin wichtig« –, hallt in Ihnen nach: Bleiben Sie dabei!
KA
AA
Bilaterale Stimulierung
Welche Emotionen kommen, während Sie Ihre kleine Nichte sehen, die Sie umarmt, und zugleich spüren, dass dieses »Ich bin wichtig« in Ihnen nachhallt?
AA, Vertiefen der Emotion
Bilaterale Stimulierung

Patientin: Ich habe auch ein bisschen Angst.
Therapeut: Ja. Ist es nur Angst, oder auch noch etwas anderes?
Patientin: Ich habe Angst, dass das eines Tages zu Ende sein könnte.
Therapeut: Ja sicher, Angst ist da, und wir werden uns damit befassen, aber ist es in diesem Augenblick nur Angst, oder ist vielleicht auch eine angenehme Emotion da?
Bilaterale Stimulierung
Wir arbeiten an der Ressource; wir kommen kurz auf die Angst zu sprechen, einigen uns aber darauf, dass wir uns später damit befassen werden, und wenden uns wieder der Ressource zu.

Patientin: Nein, es ist auch Freude da, weil ich mich wichtig fühle und glücklich bin zu sehen, dass meine kleine Nichte mich liebt.
Therapeut: Sicher werden wir uns um Ihre Angst kümmern, aber können wir jetzt mal ausschließlich bei dieser Freude bleiben, jedenfalls heute?
Patientin: Ja.
Therapeut: Bleiben Sie bei dieser Freude und lassen Sie zugleich die Überzeugung »Ich bin wichtig« in Ihrem Innern nachhallen.
AA
Bilaterale Stimulierung

Patientin: Kraft
Therapeut: Kraft
KA

Patientin: Die Kraft, die meine Nichte mir gibt.
Therapeut: Sehr gut. Spüren Sie die Kraft, die Ihre Nichte Ihnen gibt.
AA
Bilaterale Stimulierung
Wenn diese Kraft, die mit der Überzeugung »Ich bin wichtig« einhergeht, sich mittels einer Geste oder einer Bewegung äußern könnte, welcher Art wäre diese Geste oder diese Bewegung?

Die Ressource kann stärker erlebt werden: von der Emotion und der Kognition mittels Bewegung zum Körper.
Das latente Vorhandensein von Angst bewirkt, dass die Bewegung mehr Schutzpotential hat als das Kraftgefühl.
Bilaterale Stimulierung

Patientin: Ich würde meine Nichte umarmen.
Therapeut: Sehr gut. Können Sie versuchen, diese Bewegung jetzt auszuführen? Sehr gut. Spüren Sie, wie diese Bewegung sich anfühlt, lassen Sie das »Ich bin wichtig« in Ihrem Innern nachhallen; in Ihrem Innern ist ein so reicher Keim, der in der Begegnung mit Ihrer Nichte wieder zum Vorschein kommt.
AA, Vertiefung des Erlebens der Ressource
Wenn dieses Umarmen, diese Bewegung, die mit der Kraft und dem Gefühl des »Wichtigseins« einhergeht, sich wieder durch eine ganz kleine Bewegung äußern könnte, durch eine Art heimlicher Bewegung, von der nur Sie wissen, dass Sie sie ausführen, von der Ihr Umfeld aber nichts bemerkt, was wäre das für eine Bewegung, von der nur Sie wissen und die das Umarmen insgesamt erfasst?

Patientin: Ich weiß es nicht.
Therapeut: Versuchen Sie, die Umarmung wegzulassen, die zugehörigen Sensationen zu bewahren und zu der Position vor der Umarmung zurückzugehen, und jetzt versuchen Sie eine kleine, nur Ihnen bekannte Bewegung, die aber die ganze Umarmung enthält, so etwas wie Ihre »heimliche« Bewegung.
Patientin: Die Hand schließen.
Therapeut: Stimmt es zusammen?
Zusammenbringen von Geste und PK

Patientin: (nickt)
Therapeut: Sehr gut. Können Sie jetzt die Hand öffnen und dann langsam wieder schließen, während Sie die Worte »Ich bin wichtig« in Ihrem Innern nachhallen lassen? Was fällt Ihnen dabei auf?
AE

Patientin: Ich fühle mich eher … so als hätte ich Kraft, die Kraft zu reagieren.
Therapeut: Sehr gut. Bleiben Sie bei dieser Kraft des Reagierens, spüren Sie dabei, wie Ihre Hand sich schließt, und lassen Sie die Worte »Ich bin wichtig« in Ihrem Innern nachhallen.
AA
Bilaterale Stimulierung
Sehr gut. Möchten Sie das noch einmal wiederholen?

Patientin: (nickt)
Therapeut: Öffnen Sie die Hand, schließen Sie sie wieder, erinnern Sie sich dabei an das Gefühl des Umarmens und lassen Sie das »Ich bin wichtig« als Vibration im Körper zugleich mit der sich schließenden Hand nachhallen. Lassen Sie das »Ich bin wichtig« mehrmals nachhallen, während Sie spüren, wie die Hand sich schließt. Was bemerken Sie jetzt?
»Festere« Installierung der Ressource im Körper

Patientin: Mut.
Therapeut: Sehr gut. Bleiben Sie bei diesem Mut.
AA
Stellen Sie sich jetzt vor, dass Sie das in Ihrem täglichen Leben tun, ohne dass irgendjemand es bemerkt.

Verknüpfung der »geheimen« Ressource mit dem täglichen Leben
Bilaterale Stimulierung
Was bemerken Sie bei dem Gedanken, das in Ihrem täglichen Leben zu tun?

Patientin: Ein Gefühl von Kraft und Mut.
Therapeut: Ja. Bleiben Sie bei diesem Gefühl von Kraft und Mut!
Bilaterale Stimulierung
Ich möchte noch etwas versuchen: Können Sie die Augen öffnen, die Hand öffnen und es wiederholen, während Sie mich ansehen?

Versuch der Installierung der Ressource bei gleichzeitigem Augenkontakt
Haben Sie das Gefühl, dass wir verbunden sind?
Verifizierung des Verbundenseins vor Ausführung der Geste

Patientin: Ja.
Therapeut: Sehr gut. Können Sie es wiederholen: Langsam die Hand schließen und dabei die Worte »Ich bin wichtig« in Ihrem Innern nachhallen lassen?
Installieren und Spiegeln der Ressource
Ich schließe meine Hand ebenfalls, gleichzeitig mit Ihnen, und lasse, während wir einander ansehen, in meinem Innern die Worte »Sie sind wichtig« nachhallen, wir halten also beide daran fest, einverstanden?
Geben Sie mir das Startzeichen!
Sehr gut. Wie fühlt sich dieses gemeinsame Tun an?

Patientin: (nickt erfreut)
Therapeut: Perfekt. Noch ein letztes Mal, können Sie noch? Ein letztes Mal, beide zusammen, und ich werde diesen Keim in Ihrem Innern am Leben halten. Sehr gut. Wie fühlt es sich an?
Patientin: Schön.
Therapeut: Wie Sie gerade gesehen haben, geht es auch dann, wenn Sie das Gegenüber ansehen, wann immer Sie das wollen; Sie müssen die Augen nicht schließen und können es also jederzeit tun.
Patientin: Und es gibt Kraft.
Therapeut: Niemand realisiert es, nur Sie wissen es, und Sie haben in Ihrem Innern einen Keim, der, wenn er Nahrung bekommt, wirklich wachsen kann, einen Keim, der vor langer Zeit gelegt wurde.
Patientin: Mit meinem Vater.
Therapeut: Mit Ihrem Vater.
Patientin: Und ich bin nicht länger wertlos, wenn mein Vater mich so geliebt hat, auch meine Nichte zeigt mir so viel, das bedeutet doch, dass ich es wert bin, dass ich nicht wertlos bin!

Auszug aus der folgenden Sitzung
Therapeut: Haben Sie Gebrauch von Ihrer Bewegung gemacht?
Patientin: Ja, und es klappt gut, wirklich. Denn es ist, als ob ich mich von allem löse und sage »Ich bin wichtig«.
Therapeut: Wann haben Sie sie angewandt?

Patientin: Bei einem Gespräch mit meinem Mann; da ging es um belanglose Dinge, die mir zu anderen Zeiten Schwierigkeiten gemacht haben; dann auch mit meinem Sohn.

Therapeut: Sehr gut. Können Sie sie täglich jeweils einmal anwenden? Auch wenn es nichts gibt, was sie notwendig machen würde?

Patientin: Daran habe ich nicht gedacht.

Therapeut: Wie ein Keim, den man kultivieren muss, eine kleine Pflanze, die jeden Tag etwas Wasser braucht; wenn Sie jeden Tag daran denken, helfen Sie ihr zu wachsen.

Patientin: Oh ja.

Die Regulierung des Arousal: Die »Leave-and-recall«-Technik

Der Arousal lässt sich während der EMDR-Therapie sehr wirksam regulieren. Dazu gibt es eine Reihe klassischer Möglichkeiten wie die Technik, sich den »Erinnerungsfilm« auf einem Bildschirm vorzustellen und diesen auf schwarz-weiß zu schalten bzw. zu distanzieren. Eine neuere Form, den Arousal während einer Erinnerungsbearbeitung zu regulieren, wurde aus der »Two rugs«-Technik von J. Knipe entwickelt. Dabei handelt es sich um eine Technik, bei der der Patient zwischen dem Kontakt mit dem traumatischen Material und dem Wiedergewinn eines sicheren Status wechselt. Dies lässt sich bei gleichzeitiger bilateraler Stimulierung noch rascher umsetzen.

Das Prinzip ist das folgende: Wenn der Patient im Augenblick der bilateralen Stimulierung dazu neigt, aus dem Toleranzfenster »auszusteigen«, bitten wir ihn, das Bild wegzulassen *(leave)* und bei fortgesetzter bilateraler Stimulierung allein bei der Bewegung der Finger, beim Unbehagen im Körper und bei der Atmung zu bleiben. Wenn das für kurze Zeit befolgt wird, kommt es in der Regel zur Wiederherstellung der Stabilität. Nach der entsprechenden Runde soll der Patient sagen, was er bemerkt, und dann wird das Bild wieder aufgerufen *(recall)*. Bleibt der Patient im Toleranzfenster, dann setzen wir die Arbeit nach dem klassischen Protokoll fort; andernfalls wiederholen wir das *leave and recall*, also das Weglassen und anschließende Wiederaufrufen des Bildes. Dabei wird das weggelassene Bild erst in der jeweils nächsten Stimulierungsrunde wieder aufgerufen.

Nachdem wir den Patienten das jeweilige Bild (in der Regel mehrmals) haben »erleben« lassen, legen wir den Fokus allein auf die Augenbewegungen und die Atmung. Damit kommt es rasch wieder zu einem Zustand der Stabilität. Eine symbolische Fernbedienung geht wieder an den Patienten, der, während er mit den Augenbewegungen folgt, selbst darüber entscheidet, wie lange er das Bild behält und wann er es wieder weglässt:

> »Sie haben ja wohl bemerkt, dass die Aktivierung ziemlich rasch abnimmt, wenn Sie das Bild verlassen und nur mit den Fingern folgen. Bisher habe ich bestimmt, wie lange Sie in Kontakt mit dem Bild bleiben; jetzt möchte ich, dass Sie es tun. Bleiben Sie so lange in Kontakt, wie Sie es ertragen können, denn das hilft Ihnen, das Geschehen gründlicher zu verarbeiten. Wenn Sie das Gefühl haben, dass die Aktivierung ein Maß erreicht, das Sie nicht mehr ertragen können, dann lassen Sie das Bild weg, folgen Sie nur noch den Fingern, und die Aktivierung wird, wie Sie ja gesehen haben, wieder nachlassen.«

Das einmal weggelassene Bild darf erst in der nächsten Runde wieder aufgerufen werden. Lässt man den Patienten die virtuelle Fernbedienung, dann werden sie das Bild in der Regel zunächst weglassen, um zu prüfen, ob das Missbehagen wirklich geringer wird – genauso wie wenn der Therapeut sie zum Weglassen des Bildes auffordert. Nachdem klar ist, dass das Missbehagen wirklich nachlässt, wenn sie selbst in dieser Weise tätig werden, wahren interessanterweise so gut wie alle Patienten während der gesamten Dauer der bilateralen Stimulierung den Kontakt mit dem Bild. Die Fernbedienung trägt also ganz erheblich zur Resilienz und zum anhaltenden Kontakt mit den eigenen Emotionen bei.

Während des EMDR-Standardverfahrens ist der Patient in der Hand des Therapeuten, und auch wenn er den Therapeuten mit Hilfe des Stoppsignals warnen kann, sobald er sich allzu unbehaglich fühlt, fürchtet er eben doch, dass man ihn zu stark leiden lassen könnte: Mit der Leave and recall-Funktion weiß er, dass er die Kontrolle rasch wiedergewinnen kann, sollte das Unbehagen einmal zu groß sein, und das wiederum macht ihm seine Selbstwirksamkeit und Stärke bewusst.

Darüber hinaus stellt sich eine positive relationale Wirkung ein. Im Rahmen der EMDR-Behandlung besteht eines der größten Risiken darin, dass der Therapeut idealisiert wird, was etwa bereits vorhandene Bindungsprobleme noch akzentuieren kann. Hat der Patient eine Abhängigkeitsstörung, dann wird seine Abhängigkeit vom Therapeuten noch zunehmen; hat er eine Vermeidungsstörung, dann kann das seine Zurückhaltung oder seine Angst, unter die Herrschaft des Therapeuten zu geraten, noch steigern (Shapiro 2018, Leeds 2017). Wenn man ihm im Rahmen einer empathischen Beziehung zu mehr Autonomie verhilft, dann reduziert das die übertragungsbedingte Verzerrung der Wahrnehmung und stärkt die eher heilsamen und kooperativen Facetten des therapeutischen Bündnisses.

Bei Anwendung der Leave and recall-Technik ist mehr oder weniger ein Schutz des Patienten möglich. Der Kontakt mit dem traumatischen Material kann reduziert werden, je nachdem, wie lang der Patient das Toleranzfenster verlässt. Ein Mindestmaß an Schutz dient dazu, ihn innerhalb des Fensters zu halten und allmählich zum klassischen EMDR-Protokoll zurückzukehren (Shapiro 2018).

Es gibt drei Stufen des Schutzes:

- Auf **Stufe 0**, die dem klassischen Protokoll entspricht, erfolgt die bilaterale Stimulierung mit dem Fokus auf dem Bild, auf der negativen Kognition und auf der Körperempfindung.
- Auf **Stufe 1** bleibt der Fokus für kurze Zeit auf dem Bild und auf der Körperregion, in der das Unbehagen verspürt wird; anschließend wird das Bild weggelassen, und wir fahren nur mit den Augenbewegungen, dem Fokus auf der Körperregion und der Atmung fort. In den folgenden Runden wird der Kontakt zeitlich immer weiter ausgedehnt, bis das Bild während der gesamten Zeit beibehalten oder die »Fernbedienung« dem Patienten überlassen werden kann.
- Auf **Stufe 2**, wenn der Arousal stärker oder die Toleranz geringer ist, wird das Bild nicht wieder aufgerufen; der Fokus bleibt allein auf den Augenbewegungen und der Atmung.
- Auf **Stufe 3** des Schutzes, bei noch stärkerem Arousal oder sehr geringer Toleranz, liegt der Fokus allein auf den Augenbewegungen, nicht mehr auf der Körperregion oder der Atmung.

Wenn die Toleranz des Patienten gegenüber dem Affekt zunimmt, erfolgt die Rückkehr zum klassischen Protokoll und damit zum Kontakt mit dem Bild, mit der negativen Kognition und mit der Körperregion.

Interessant ist dabei, dass die Augenbewegungen stabilisierend wirken, was sowohl den Hyper- als auch den Hypoarousal angeht; entsprechend kann die Leave-and-recall-Technik in beiden Zuständen herangezogen werden.

Die Wahrung der Bewusstheit, was das Atmen betrifft – auch wenn es sich nur teilweise um Bauchatmung handelt –, kann schon in sich zum emotionalen Containment beitragen; das Gleiche gilt auch für die Bewusstheit in Bezug auf den Kontakt mit dem Boden und mit dem Stuhl sowie in Bezug auf die relativ »ausgerichtete« Körperhaltung. In vielen Fällen kann so, während einer traumabearbeitenden Sitzung, bei instabileren Patienten der EMDR-Prozess innerhalb des Toleranzfensters gehalten werden.

EMDR und Lebensgewohnheiten: Auf eigenen Beinen stehen

Die Änderung der Lebensgewohnheiten ist eine wesentliche Komponente eines integrierten Ansatzes in der Depressionsbehandlung. Die Forschung hat bestätigt, dass die majore Depression durch einen ganzen Fächer von Lebensgewohnheiten und biopsychosozialen Faktoren verursacht wird. Ernährung, körperliche Aktivität und Schlaf spielen eine signifikante Mittlerrolle bei Entstehung, Progression und Behandlung von Depressionen (Berk et al. 2013, Lopresti et al. 2013, Sarris et al. 2014).

Eine neuere Studie macht darauf aufmerksam, dass einfache schriftliche Empfehlungen zur Änderung der Lebensweise – etwa was Schlafhygiene, körperliche Aktivität, Ernährungsweise und Sonnenexposition angeht – einer standardmäßigen antidepressiven Behandlung in ihrer Wirkung überlegen sind (García-Toro et al. 2012). Ein heuristischer theoretischer Rahmen erklärt, dass und wie unsere moderne Lebensweise die psychische Gesundheit beeinflussen kann. Fettleibigkeit (Luppino et al. 2010), schlechte Ernährung (Jacka et al. 2010), schlechter/ungenügender Schlaf (Roth 2004), Exposition gegenüber Chemikalien und Schadstoffen (Lim et al. 2012) und hochgradiger Stress (van Praag 2004) können die Hypothalamus-Hypophysen-Nebennieren-Achse schädigen, den Cortisolspiegel erhöhen, niedriggradige systemische Entzündungen auslösen und den oxidativen Stress vermehren. Sowohl Entzündungen als auch neuroendokrine Störungen sind mit der Ätiologie der Depression in Zusammenhang gebracht worden (Raison et al. 2006, Maes et al. 2012).

Körperliche Aktivität

Depression wird in der Regel mit geringer physischer Aktivität assoziiert. Epidemiologische Studien haben gezeigt, dass eine adäquate körperliche Aktivität (basierend auf klinischen Richtlinien) mit weniger depressiven Symptomen einhergeht, während unzureichende körperliche Aktivität das Risiko der Entstehung depressiver Symptome birgt (Sarris et al. 2014). Auf die Wirksamkeit körperlicher Betätigung im Rahmen der Behandlung von Depressionen machen auch eine Reihe von Literaturübersichten und Metaanalysen aufmerksam (Lopresti et al. 2013, Knapen et al. 2015). Entsprechende Interventionen hatten eine moderate inhibitorische Wirkung auf depressive Symptome von Erwachsenen mit und ohne klinische Depression (Conn 2010), auch im Vergleich mit einer antidepressiven Medikation (Carek et al. 2011) und mit kognitiv-behavioralen Therapieformen (Rimer et al. 2012). Der Effekt körperlicher Betätigung zumal im Fall milder bis moderater Depressionen dürfte mit einer antidepressiven Medikation und psychotherapeutischen Maßnahmen vergleichbar sein, während körperliche Aktivität im Fall schwerer Depressionen eine wertvolle komplementäre Maßnahme neben der traditionellen Behandlung zu sein scheint (Knapen et al. 2015). Körperliche Betätigung hat eine positive Wirkung auf das neuroendokrine System (z. B. durch Stimulation des Körpers zur Produktion von Serotonin und Endorphinen; Moylan et al. 2013) und steigert das gerade für depressive Menschen so wichtige Gefühl der Selbstwirksamkeit und Selbstachtung (Deslandes et al. 2009). Darüber hinaus könnte körperliche Aktivität auch insofern positive Effekte zeitigen, als sie die Einbindung in soziale Interaktionen fördert und die Wahrnehmung des Körperbildes verbessert.

Ernährung

In den zurückliegenden Jahren gibt es zunehmend Hinweise darauf, dass eine unzureichende Ernährung mit dem Risiko der Herausbildung einer Depression verbunden sein könnte. Querschnitt- und prospektive Studien haben gezeigt, dass schlechte Ernährungsmuster und schlechte Qualität der Ernährung mit depressiver Stimmung und Angst einhergehen (Jacka et al. 2012, Sarris et al. 2014). Die Befolgung einer mediterranen Ernährungsweise, die sich durch einen hohen Anteil von Gemüse, Obst, Nüssen, Cerealien, Hülsenfrüchten und Fisch, durch moderaten Alkoholkonsum und einen geringen Verzehr von Fleisch, Fleischerzeugnissen und vollfetten Milchprodukten auszeichnet, hat sich als Schutzfaktor gegen die Entwicklung einer Depression erwiesen (Sánchez-Villegas et al. 2009). Eine Metaanalyse aus jüngster Zeit (Li et al. 2017) erfasste den Zusammenhang zwischen Ernährungsmustern und dem Depressionsrisiko und zeigte, dass ein gesundes Essverhalten dieses Risiko reduzieren kann, während die westliche Lebensweise es möglicherweise erhöht. Insbesondere ein Ernährungsmuster, das durch einen hohen Konsum von Früchten, Gemüse, Vollkornprodukten, Fisch, Olivenöl, mageren Milchprodukten und Antioxidantien und einen geringen Verzehr tierischer Lebensmittel charakterisiert ist, war demnach mit einem geringen Risiko assoziiert, an einer Depression zu erkranken. Dagegen assoziierte diese Studie einen hohen Verbrauch von rotem Fleisch und/oder Fleischerzeugnissen, Weißmehlprodukten, Süßigkeiten, sehr fetthaltigen Milchprodukten, Butter, Kartoffeln und fetten Soßen und einen geringen Konsum von Obst und Gemüse mit einem erhöhten Depressionsrisiko. Die Mechanismen, die hinter dem Zusammenhang von Ernährung und psychischer Gesundheit stehen, können auf mehr als nur eine Weise zustande kommen. Die Ernährung hat Einfluss auf etliche biologische Schlüsselprozesse, die ihrerseits Stimmungs- oder Befindlichkeitsstörungen noch betonen; dazu zählen die Hirnfunktion und die neuronale Plastizität, das Stress-Response-System, Mitochondrien, Entzündungen und oxidative Prozesse (Berk & Jacka 2012). In Humanstudien spricht sehr vieles dafür, dass die mediterrane Ernährungsweise mit einer Verringerung der Entzündungsmarker einhergeht (Lopresti et al. 2013). Neue Interventionsstudien deuten überdies an, dass eine Umstellung in der Ernährungsweise sich günstig auf die Prävention und Behandlung von Depressionen auswirkt (Jacka 2017). Erste Anzeichen sprechen mittlerweile dafür, dass eine bessere Ernährung sowohl zur Prävention als auch zur Behandlung von Depressionen dienen kann (Sarris et al. 2015, Jacka 2017).

Schlaf

Fast 90 % der Patienten, die an einer majoren Depression leiden, berichten von Schlafstörungen (Motivala et al. 2006, Riemann & Voderholzer 2003). Zwischen Schlaflosigkeit und Depression besteht ein bidirektionaler Zusammenhang; mit anderen Worten, Schlaflosigkeit kann das depressive Risiko erhöhen und vice versa (Alvaro et al. 2013). Schlafschwierigkeiten bewirken eine Vermehrung der Entzündungsmediatoren; umgekehrt erhöhen vermehrte Entzündungsmoleküle das Risiko von Schlafproblemen (Lopresti et al. 2013). Schlaflosigkeit steht auch im Zusammenhang mit einem schwächeren Ansprechen auf die antidepressive Behandlung (Dombrovski et al. 2008) und mit einem signifikant höheren Risiko, eine weitere depressive Episode zu erleiden (Taylor et al. 2005, Baglioni et al. 2011). Zudem berichten etliche Studien von einer Besserung der Stimmung und der depressiven Symptomatik in der Folge insomniespezifischer Interventionen wie etwa der kognitiv-behavioralen Therapie und der achtsamkeitsbasierten kognitiven Therapie (Manber et al. 2008). Bei Patienten mit einer posttraumatischen Belastungsstörung hat sich auch die EMDR-Therapie als schlafverbessernd erwiesen (Raboni et al. 2006, Raboni et al. 2014). Programme, die auf eine Änderung der Lebensweise zielen, können den Schlaf ebenfalls verbessern, indem sie bei Faktoren ansetzen, die mit Schlafproblemen zusammenhängen, seien es der Kaffee- und Alkoholkonsum, die schlechte Ernährung oder die sitzende Lebensweise (Sarris et al. 2014).

Interventionen zugunsten gesunder Lebensformen

Studien haben gezeigt, dass schriftliche Empfehlungen zur Lebensführung allein nicht ausreichen, um depressiven Patienten wirksam zu Hilfe zu kommen. Wir müssen also überlegen, wie wir ihnen unsere Empfehlungen zur Änderung ihrer Lebensweise nahe bringen und wie wir die Einhaltung dieser Empfehlungen überwachen können (Serrano Ripoll et al. 2015). Sehr wichtig ist von Anfang an der genaue Blick auf die Ernährungsmethoden – nicht nur was die Art der Nahrungsmittel, sondern auch was die Art ihres Verzehrs angeht –, auf die physische Aktivität, die Atmung, den Schlaf und das gesellige Verhalten. Wichtig ist ferner die Frage, was sich sinnvollerweise modifizieren lässt und welche Veränderung sich unmittelbar auf den Verlauf der Depression auswirken könnte. Wenn diese Punkte identifiziert sind, können wir sie mit dem Patienten besprechen und als Aufgaben auf einer Skala von 1 bis 10 – von der am leichtesten zu bewältigenden bis zur am schwierigsten zu bewältigenden Aufgabe – anordnen. Dabei basiert die Reihenfolge nicht in erster Linie auf der Wichtigkeit des jeweiligen Vorsatzes, sondern auf der Realisierbarkeit. Sind mehrere der angestrebten Veränderungen mit gleicher Leichtigkeit zu erreichen, dann zählt in der Behandlung die wichtigste. Keineswegs sollten gleich mehrere Veränderungen auf einmal vorgenommen werden, sondern jeweils nur eine. Ein stetiges Fortschreiten wird sehr viel eher gelingen, als wenn wir versuchen wollten, eilig mehrere Stufen auf einmal zu nehmen. Die Motivation, eine Veränderung durchzuhalten, ist gerade in der Depression gering; es ist also besser, nur die erste oder anfangs überhaupt keine Stufe zu nehmen und lieber darauf zu warten, dass die Motivation im Lauf der Behandlung zunimmt.

Wichtig ist auch, dass der Patient sich, wenn er die erste Stufe genommen hat, auf diesem Niveau stabilisiert, bevor er sich an den nächsten Schritt macht. Sich Schritt für Schritt auf jeweils ein Ziel zuzubewegen ist effektiver als viele Ziele auf einmal anzuvisieren.

Ein bedeutsames Phänomen in der EMDR-Therapie ist das »Fenster«, das sich im Anschluss an die Verarbeitung eines traumatischen Geschehens für die Dauer von etwa 15 bis 20 Tagen öffnet: In dieser Zeit nimmt die Motivation des Patienten zu, fürsorglich mit sich selbst umzugehen. Es ist sehr wichtig, dieses Zeitfenster zu nutzen, um festzustellen, ob es möglich war, zunächst einen Schritt auf der anfangs etablierten Skala zu tun, ohne sich sofort der Verarbeitung eines weiteren Traumas zuzuwenden.

Durch das Wechseln zwischen der Verarbeitung von Lebensereignissen und emotionalen Zuständen einerseits und der Progression auf der Skala der Lebensgewohnheiten andererseits steht und geht der Patient sozusagen »auf den eigenen Beinen«. Emotionale Verarbeitung und Lebensgewohnheiten wirken synergistisch zugunsten der Besserung seiner körperlichen und emotionalen Verfassung. Je »eigenständiger« der Patient durch dieses Alternieren zwischen psychotherapeutischer Verarbeitung und zunehmend gesunder Lebensführung wird, desto wirksamer und kraftvoller gestaltet sich die Behandlung der Depression. Das größte Risiko ist ein depressiver Rückfall; eine der stärksten Formen der Prävention ist die Fähigkeit zur Stabilisierung der eigenen Lebensführung.

Um an der Lebensführung eines Patienten zu arbeiten, empfiehlt es sich, mit anderen Fachleuten – nicht notwendig Psychiatern – zusammenzuarbeiten, die sich mit diesem Teil der Behandlung, also mit Ernährung, körperlicher Aktivität, Atmung und Schlaf auskennen. Die Arbeit an der Lebensführung des Patienten sollte nicht in der Form externer Vorschriften erfolgen, sondern im Zusammenwirken mit dem Patienten geleistet werden, und sie sollte Rücksicht darauf nehmen, dass ein depressiver Patient jedenfalls eine Zeitlang unter anderem auch weniger motiviert ist. Es ist wichtig, an der Motivation zu arbeiten, aber man muss auch warten können, wenn es zunächst darum geht, auf psychotherapeutischem Weg für Ressourcen und die richtige Einstellung des Patienten zu sorgen.

Der Abschluss einer Sitzung: Der dreifache Dank

Das Ende einer Sitzung ist immer ein bedeutsamer Augenblick.

Wenn noch etwas Zeit übrig ist, führen wir gern eine Stabilitätsübung auf der Basis bewussten Gewahrseins durch, denn je deutlicher die Person wahrnimmt, dass sie den Zustand des Leidens, der möglicherweise im Verlauf der Sitzung eingetreten ist, hinter sich lassen kann und eben nicht in ihren Alltag hinübertragen muss, desto stärker wird sie darauf vertrauen, dass sie ihre Emotionen im Therapieraum an sich heranlassen und erfahren kann. Dass wir die letzten Minuten einer Sitzung der Stabilisierung des Patienten widmen, kommt überdies den Übungen zugute, die ihm als eine Art Hausaufgabe verschrieben werden. Zur Stabilisierung können verschiedene Techniken genutzt werden: Atmen, imaginative oder auf bewusstem Gewahrsein beruhende Verfahren, je nach den Fertigkeiten des Therapeuten und der Einstellung des Patienten.

Unabhängig vom jeweils gewählten Vorgehen für den Patienten möchten wir hier betonen, dass es wichtig ist, dass der Therapeut selbst die Sitzung mit dem Patienten in einer Weise beenden kann, die das emotionale Nachwirken in der nächsten Sitzung oder im eigenen Alltag eingrenzt. Je besser es dem Therapeuten gelingt, den emotionalen Kontakt auf die Sitzung zu beschränken, desto eher wird er willens sein, sich beim nächsten Zusammentreffen dem Leiden des kranken Menschen empathisch zu öffnen und zuzuwenden und es zu transformieren.

Gerne widmen wir als Therapeuten parallel zu der »externen« Praxis, für die wir uns entschieden haben, einen kurzen Augenblick auch der »inneren«, schweigenden Praxis des dreifachen Danks, um für uns selbst zu einem guten Abschluss einer Behandlungssitzung zu gelangen. Dankbarkeit kann hier ein wichtiges Instrument der Selbstfürsorge des Therapeuten sein.

Dankbarkeit ist unter mitmenschlichem, spirituellem und physiologischem Aspekt sehr wichtig (Watkins et al. 2009, Fox et al. 2015, Petrocchi & Couyoumdjian 2016, Yoshimura & Berzins, 2017). Nach den Erkenntnissen des HeartMath Institute führt das Gefühl der Dankbarkeit zur »Herzkohärenz« (McCraty & Childre 2004, Edwards 2015), also zu einem optimalen Gleichgewicht zwischen sympathischer und parasympathischer Aktivierung.

Die Empfindung von Dankbarkeit bewirkt ein starkes Gefühl des Miteinander, in dem weder Angst noch Depression einen Platz hat. Dankbarkeit ermöglicht Trennung, weil sie unseren Erfahrungen einen emotionalen Wert verleiht. Das Gefühl der Dankbarkeit ist von fundamentaler Bedeutung im religiösen wie im anderweitig spirituellen Erleben und stellt eine wichtige klinische Ressource dar.

Das erste »Danke«, das wir still in unserem Innern formulieren, gilt dem Patienten für seinen Mut, herzukommen und sich in der Sitzung emotional zu öffnen, unabhängig davon, wie sehr er sich unserer Ansicht nach dann auch »einbringt«. Jedenfalls ist er gekommen und hat getan, was er tun konnte.

Das zweite »Danke« zielt auf uns selbst als Therapeuten, denn ob die Sitzung nun befriedigend verlief oder nicht, wir haben versucht, das Bestmögliche zu tun, die Emotionen des Patienten so offen wie möglich zu akzeptieren und unsere gesamte Kompetenz und alle unsere Ressourcen auf die Bearbeitung der pathogenen Erinnerung zu verwenden. Es mutet vielleicht merkwürdig an, dass wir uns selbst danken – zumal wenn es nach einer Sitzung geschieht, von der wir spüren, dass wir sie nicht richtig gehandhabt haben –, aber es ist wichtig: Wir wenden uns damit einer vertieften Sicht dessen zu, was geschehen oder nicht geschehen ist, nämlich unserer professionellen und mitmenschlichen Anteilnahme, unabhängig vom Ergebnis.

Das dritte »Danke« geht an die Natur und an das Leben, die uns im Augenblick unserer Geburt damit beauftragt haben, zu leben und Lebenshilfe zu leisten, und die uns zu diesem Zweck mit machtvollen Ressourcen – unseren Emotionen und Beziehungen – ausgestattet haben. Es ist erstaunlich, wie stark Beziehungen und Emotionen sein können. Wie wir oben schon sagten, empfinden wir schützende Emotionen anfangs als unbehaglich und tendieren daher dazu, sie wegzuschieben; aber wenn wir uns ihnen im Rahmen des Toleranzfensters in einer Atmosphäre der Freundschaft mit uns selbst stellen, dann verändern sie sich und bringen uns nach einem ersten Augenblick des Unbehagens genau die Ressourcen, die wir in diesem Augenblick brauchen, in Richtung auf einen Zustand der kreativen Ruhe und der Offenheit gegenüber dem Leben, den Mitmenschen und uns selbst. Das dritte »Danke« richtet sich an die Natur und an das Leben mit seinen Gaben, im Zeichen der Zusammengehörigkeit der Menschen, die alle die gleichen Bedürfnisse und Wünsche, die gleichen Ängste und die gleichen Potentiale haben und alle aufgerufen sind zu leben und zum Leben zu verhelfen.

KAPITEL 5

Bearbeitung von Episodenauslösern

Ein Schlüssel zur Behandlung depressiver Störungen ist die Verarbeitung belastender Lebensereignisse, die die Form pathogener Erinnerungen angenommen haben und die im Zusammenhang mit der Symptomatik stehen.

Die Symptome, die von diesen Erinnerungen ausgelöst werden, führen nicht in allen Fällen zu einer posttraumatischen Belastungsstörung oder einer anderen klar umschriebenen Traumafolgestörung wie der komplexen posttraumatischen Belastungsstörung, der prolongierten Trauer oder einer dissoziativen Störung. Einige rufen stattdessen depressive Störungen oder Angststörungen hervor oder bleiben lediglich ein Risikofaktor für das spätere Auftreten einer dieser Störungen.

Die klinische Ausprägung pathogener Erinnerungen kann unterschiedliche Formen annehmen. Diese klinischen Formen sind im Folgenden in aufsteigender Reihenfolge nach dem Grad ihrer Komplexität geordnet:

1. Pathogene Erinnerungen, die eine depressive Episode, aber auch Intrusionen oder Flashbacks und in vielen Fällen auch Vermeidungssymptome auslösen. Fast alle diese Erinnerungen werden bei direktem Ansprechen in der Anamneseerhebung von den Patienten als belastend erlebt (SUD). Je nachdem, ob ein Kriterium A (im Sinne einer posttraumatischen Belastungsstörung nach ICD oder DSM) vorliegt, kann bei diesen Patienten festgestellt werden, ob die Diagnose einer depressiven Episode mit einer komorbiden posttraumatischen Belastungsstörung bzw. die Diagnose einer depressiven Episode allein erfüllt ist. Dieser Typ der pathogenen Erinnerung ist bei depressiven Störungen der häufigste und tritt in der Regel ab dem Jugendalter und im Erwachsenenalter auf. In den meisten Fällen stehen diese pathogenen Erinnerungen und die sie auslösenden Erlebnisse in einem deutlichen zeitlichen Zusammenhang mit dem Beginn der depressiven Episode. Wir bezeichnen sie daher auch als Episodenauslöser. Diese Episodenauslöser sind meist in der Anamnese gut erfassbar und werden im Rahmen des DeprEnd-Manuals auf der Symptom-Belastungskarte dokumentiert.

2. Erinnerungen, vor allem aus der frühen Kindheit, die bei direktem Ansprechen in der Anamneseerhebung teilweise erinnert und als belastend erlebt werden. Dieser Belastungsgrad kann von den Patienten in der Regel gut auf der SUD-Skala angegeben werden. In diesem Fall führen die Erinnerungen aber nicht oder nur sehr gering zu Intrusionen oder Flashbacks (bei denen der Kontakt mit der gegenwärtigen Realität teilweise oder ganz verloren geht). In vielen dieser Fälle werden diese Erinnerungen zu Beginn der Behandlung nur fragmentarisch erinnert, werden aber im Verlauf der Behandlung langsam klarer.
   Dies ist insbesondere der Fall, wenn es sich bei den Erlebnissen weniger um klare Gewalterlebnisse oder sexualisierte Gewalt handelt, sondern um die vielfältigen Formen von Belastungen, die mit emotionaler Gewalt, Vernachlässigung oder anderen Belastungen einer schwer dysfunktionalen Familie einhergehen (Erinnerungen aus dem ACE-Bereich). Derartige pathogene Erinnerungen sind in erster Linie ein Risikofaktor für das spätere Auftreten zum Beispiel depressiver Symptomatik, sie intensivieren depressive Episoden und erschweren das Ansprechen von depressiven Episoden auf psychopharmakologische oder psychotherapeutische Behandlungen.

3. Bei dieser stärksten Ausprägungsform pathogener Erinnerungen depressiver Patienten handelt es sich meist um hochbelastete Menschen, die häufig bereits in der Kindheit bzw. Jugend symptomatisch auffällig waren und in den meisten Fällen auch die Diagnose einer komplexen PTBS bzw. einer Persönlichkeitsstörung (z. B. Borderline-Persönlichkeitsstörung) bekommen haben.
   Viele dieser depressiven Patienten haben bereits unter früheren depressiven Episoden gelitten oder leiden unter einer chronischen Depression und/oder einer schweren dissoziativen Störung. In vielen dieser Fälle wird der traumatische Hintergrund der schweren depressiven Störung nicht erkannt. Das schlechte Ansprechen auf Behandlungen bzw. die häufigen Rückfälle oder die Chronifizierung der Depression in den Behandlungsverläufen zeigen jedoch häufig an, dass es sich bei diesen Patienten um komplexere Formen depressiver Störungen, häufig solche mit einer komorbiden Traumafolgestörung handelt.
   Bei der stärksten Ausprägungsform pathogener Erinnerungen (3) spielen zwei neue Diagnosen, die von der Weltgesundheitsorganisation in das neue Klassifizierungs-System von Krankheitsdiagnosen, die ICD-11, aufgenommen wurden, eine wichtige Rolle.
   Dieses ist zum ersten die komplexe posttraumatische Belastungsstörung kPTBS (6 B41). Die WHO schreibt zur Definition:

Die komplexe posttraumatische Belastungsstörung ist eine Störung, die nach der Exposition mit einem oder mehreren Ereignissen auftreten kann, die extrem bedrohlich oder entsetzlich waren, meistens länger dauernde oder wiederholende Ereignisse, bei denen Flucht schwierig oder unmöglich war (z. B. Folter, Sklaverei, Genozidversuche, länger dauernde häusliche Gewalt, wiederholter sexueller oder körperlicher Kindesmissbrauch).
Die Störung ist charakterisiert durch die Kernsymptome der PTBS; alle diagnostischen Bedingungen für eine PTBS waren im Verlauf der Störung erfüllt. Zusätzlich ist die kPTBS charakterisiert durch:

- schwere und tief greifende Probleme der Affektregulation;
- andauernde Ansichten über sich selber als vermindert, unterlegen oder wertlos, verbunden mit schweren und tief greifenden Gefühlen von Scham, Schuld oder Versagen in Verbindung mit dem traumatischen Ereignis; und
- andauernde Schwierigkeiten in tragenden Beziehungen oder im Gefühl der Nähe zu anderen.

Die Symptome müssen mindestens über mehrere Wochen auftreten und wesentliche Einbußen in verschiedenen Lebensbereichen beinhalten (persönlich, Familie, Soziales, Ausbildung, Arbeit oder andere).
Die Aufnahme der neuen Diagnose der komplexen posttraumatischen Belastungsstörung in die internationalen diagnostischen Manuale dauerte länger als 20 Jahre und erlaubt damit endlich einen störungsspezifischen Behandlungsansatz bei dieser schwierigen und meist chronischen Patientengruppe. Trotz aller Mühen der internationalen Arbeitsgruppe ist das Störungsbild jedoch mit dieser Definition noch immer nicht vollständig erfasst, wie neuere Untersuchungen zeigen (Knefel et al. 2015). So fehlen in der derzeitigen Beschreibung die häufig auftretenden körpernahen Symptome sowie die starke Überlappung mit den dissoziativen Störungen und den Persönlichkeitsstörungen.

Die anderen bei Depressionen häufig als Komorbidität auftretenden Ausdrucksformen pathogener Erinnerungen sind die schweren dissoziativen Störungen. Dies sind die dissoziative Identitätsstörung (6B64 nach ICD-11) sowie die partielle dissoziative Identitätsstörung (6B65). Die Störungen treten mit etwa 0,5 % in der Allgemeinbevölkerung und 5 % in psychiatrischen Populationen auf. Derzeit werden sie in viel zu geringem Maße diagnostiziert, was die Behandlungen erheblich erschwert (Gast et al. 2006).

Von den 60 % der depressiven Patienten, die unter einer Komorbidität leiden, sind die komplex traumatisierten sowie die schweren dissoziativen Störungen diejenigen, die am häufigsten therapeutische Fortschritte in der Behandlung der Depression erschweren bzw. vollständig blockieren. Dies geschieht insbesondere, wenn diese beiden komorbiden Traumafolgestörungen vor Beginn der Behandlung einer Depression nicht festgestellt werden.

Auch wenn die Kumulation pathogener Erinnerungen einen starken Risikofaktor in der Entstehung depressiver Störungen darstellt, sind es doch meist umschriebene belastende Erlebnisse, die letztendlich die depressive Episode auslösen.

Aus dem Zusammenwirken der zunehmend anwachsenden Summe pathogener Erinnerungen und dem Auftreten depressiver Episoden entsteht eine Reihe klinischer Verlaufsformen depressiver Episoden, die in einer EMDR-Therapie berücksichtigt werden müssen.

Wie sich diese klinischen Verläufe depressiver Episoden, mit oder ohne Komorbidität einer anderen Traumafolgestörung, im Verlauf depressiver Störungen zeigen und was dies für die Behandlungsstrategie mit EMDR-Therapie bedeutet, soll im Folgenden bei 6 verschiedenen Verlaufsformen unipolarer Depressionen idealtypisch gezeigt werden.

1. Die einzelne depressive Episode

In vielen Lehrbüchern wird eine einzelne depressive Episode idealtypisch so dargestellt:

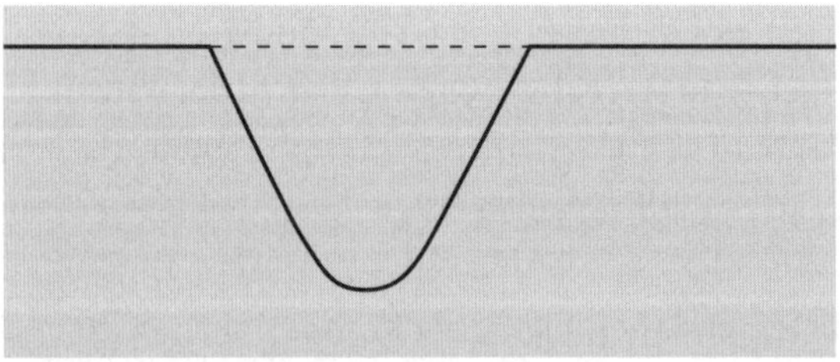

Abb. 5-1: Depressive Episode mit vollständiger Remission in der idealtypischen Darstellung vieler Lehrtexte

Diese Verlaufsform der unipolaren Depression tritt bei etwa 20–25 % der depressiven Patienten auf und spricht in den meisten Fällen gut auf klassische pharmakologische und psychotherapeutische Interventionen an.

Bei genauerer Befragung der Patienten zeigt sich jedoch, dass sich auch in den meisten dieser Fälle ein belastendes Erlebnis im zeitlichen Zusammenhang mit Beginn der depressiven Episode identifizieren lässt. Aus Sicht des AIP-Modells der EMDR-Therapie kann man die idealtypische Verlaufsform dieser Art von Depressionen in folgender Form darstellen:

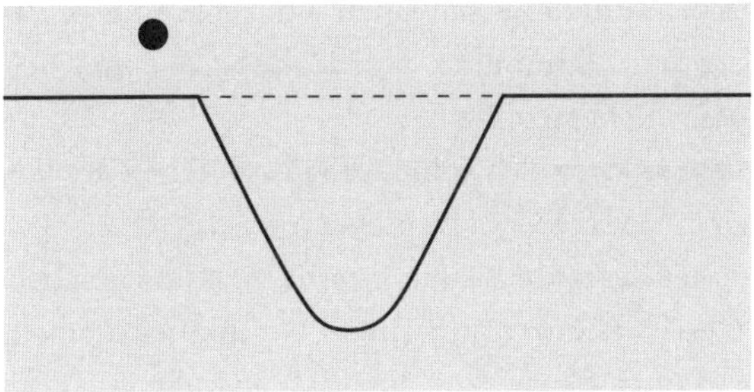

Abb. 5-2: Depressive Episode mit vollständiger Remission aus Sicht des AIP-Modells

In diesem Fall wären das die depressive Episode auslösende Erlebnis und die daraus entstandene pathogene Erinnerung mit dem Punkt dargestellt. Diese Darstellungsform passt auch gut zu der im letzten Kapitel beschriebenen Symptom-Belastungskarte, die wir in der Anamneseerhebung unseres DeprEnd-Manuals benutzen.

Natürlich können derartige einzelne depressive Episoden meist gut mit EMDR-Therapie behandelt werden. In diesem Fall würde man nach dem Auffinden des Episodenauslösers diesen mithilfe des EMDR-Standardprotokolls vollständig bearbeiten. In den meisten Fällen setzt bei diesen Patientinnen in der Folge eine zügige Entlastung von der depressiven Symptomatik ein. Dieser Verlauf nach einer EMDR-Therapie ist so typisch, dass zu vermuten ist, dass die pathogenen Erinnerungen die depressiven Episoden nicht nur auslösen, sondern auch unterhalten. Dass dies nicht nur unseren Erfahrungen aus Einzeltherapien entspricht, zeigt sich in der zweiten EDEN RCT-Studie, die 16 Stunden EMDR-Therapie mit 16 Stunden Verhaltenstherapie vergleicht (Ostacoli et al. 2018). In den Studienergebnissen zeigte sich ein signifikanter Unterschied beider Behandlungsgruppen am Ende der Behandlung. Es gibt jedoch einen weiteren stärker signifikanten Unterschied zwischen den beiden Behandlungsgruppen. Dieser hoch signifikante Unterschied findet sich in der EMDR-Therapiegruppe (gegenüber der verhaltenstherapeutischen Gruppe) ab dem Moment, in dem in der EMDR-Therapie begonnen wird, die mit der Depression verbundenen Erinnerungen mitzuprozessieren.

Der darauf folgende deutliche Abfall der depressiven Symptomatik in der EMDR-Gruppe ist hoch signifikant.

Ein Beispiel für eine EMDR-Therapie mit einem Episodenauslöser ist der folgende Fall:

> Eine Managerin Ende 50 kommt auf Anraten ihres Orthopäden, der keine somatische Ursache für ihre schweren Rückenschmerzen finden kann. Sie leidet an depressiver Stimmung, Antriebslosigkeit und Schlaflosigkeit. Sie meint: »Das passt nicht zu mir.«
> In der Anamnese ergeben sich keine Auffälligkeiten in der Vergangenheit. Die Diagnose einer mittelschweren Depression wird gestellt.
> Auf die Frage, was denn vor Beginn ihrer Depression geschehen sei, berichtet sie, dass sie Geschäftsführerin in einem Gesundheitskonzern sei. Der Konzern wurde vor etwa einem Jahr durch einen anderen Gesundheitskonzern »geschluckt«. Seither bestehe ein »neuer Ton« in der Mitarbeiterführung. Sie selbst sei ins Blickfeld geraten und solle nun durch »linientreue« Mitarbeiter ersetzt werden. Ein wichtiges Ereignis dabei sei gewesen, dass sie zu einem bedeutenden Treffen bezüglich der Zukunft des Unternehmens nicht eingeladen worden war. Dies habe sie in einem Telefonat realisiert und dies habe sie sehr gekränkt.
> In der EMDR-Therapie wird aus der Gruppe der Ereignisse (Cluster) rund um die Konzernübernahme das belastendste Erlebnis gewählt. Es ist das Telefonat, in dem sie realisiert, dass sie nicht zum Meeting eingeladen worden ist. Dies ist auch das Bild, mit dem sie beginnt. Der Belastungsgrad (SUD) ist 7–8, die Patientin berichtet über ein Schuldgefühl und den Gedanken »Ich bin ein Versager«. Das Erlebnis wird vollständig mit EMDR prozessiert. Ebenso zwei weitere Erlebnisse zur Konzernübernahme.
> Danach verbleibt noch eine Restsymptomatik beim Gedanken an das Gebäude der Konzern-Hauptverwaltung (Trigger) sowie eine Belastung, wenn sie sich das Richtfest des von ihr initiierten Neubaus vorstellt (Zukunftsprojektion). Beides wird im Sinne des EMDR-Standardprotokolls prozessiert und die Belastung löst sich vollständig auf.
> In der Folge findet die Patientin zu ihrer Lebensqualität und Stärke zurück. Die Depression ist ebenso wie die Rückenschmerzen vollständig verschwunden, sie kann wieder schlafen. Sie kann wieder arbeiten, entscheidet sich aber aus dem Management auszusteigen und etwas ganz Neues zu beginnen.

Neben der kompletten Remission einer depressiven Episode gibt es auch die (häufigere) Situation, dass der Patient nur eine Teilremission seiner depressiven Symptomatik erreicht. Im Bild der Grafik stellt sich dies folgendermaßen dar:

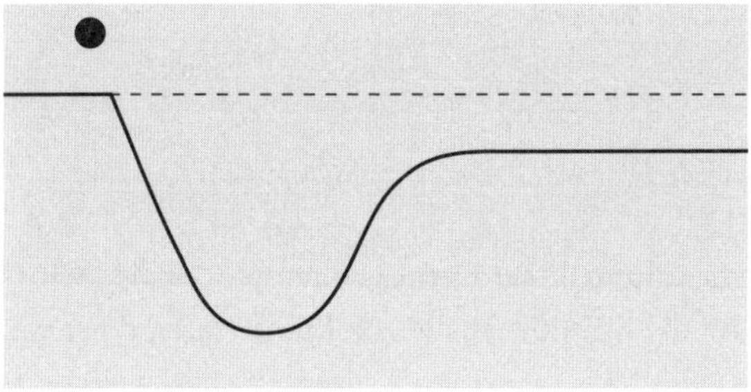

Abb. 5-3: Depressive Episode mit Teilremission

Aus der Sicht der EMDR-Therapie bleibt der Therapieansatz gleich. In der EMDR-Therapie nehmen wir an, dass es im Verlauf der Behandlung nicht gelungen ist, die durch die pathogenen Erinnerungen ausgelöste Symptomatik zu kompensieren bzw. aufzulösen.

Therapeutisch heißt dies, dass wir in der EMDR-Therapie primär auf den Episodenauslöser fokussieren und diesen mit EMDR verarbeiten müssen. Danach prüfen wir, ob die depressive Episode, einschließlich der verbliebenen Restsymptomatik (Dysthymie), verschwunden ist. Ist dies nicht der Fall, müssen gegenwärtig unterhaltende Faktoren der Depression bzw. früher entstandene und gegenwärtig wirksame Risikofaktoren (zum Beispiel Überzeugungssysteme) fokussiert und bearbeitet werden.

2. Rezidivierende depressive Episoden

Die häufigste Verlauf Form einer depressiven Störung ist die rezidivierende Depression. Aus der Sicht des AIP-Modells der EMDR-Therapie lassen sich rezidivierende depressive Episoden wie in Abb. 5-4 darstellen.

Die Rückfälle nach der ersten Episode können dabei sehr zahlreich sein. Meist sind die Episodenauslöser der ersten Episoden belastender und klarer zu erkennen, als dies die Auslöser späterer Episoden sind. Dennoch bleiben bei vielen der weiteren Episoden deutliche Stressoren identifizierbar und zeigen auch in der Anamneseerhebung und der Erstellung der Symptom-Belastungskarte eine deutliche psychovegetative Belastung (SUD).

Abb. 5-4: Rezidivierende depressive Episoden mit vollständiger Remission

In der EMDR-Behandlung dieser Depressionen wird dabei, wie bei der einzelnen Episode, zuerst auf die Episodenauslöser fokussiert und diese werden mit EMDR prozessiert. Dies genügt bei ca. 60–70 % dieser Patienten zur Auflösung der aktuellen depressiven Episode. In den anderen Fällen werden auch belastende Überzeugungssysteme bzw. mit der Depression verbundene States fokussiert, so wie dies in den folgenden Kapiteln im Detail dargestellt wird.

Die praktische Frage, die sich dabei häufig stellt, ist: Mit welchem Episodenauslöser soll begonnen werden? Ausgangspunkt für die Antwort darauf ist, wann die Patientin zuletzt eine volle Remission ihrer gesamten Symptomatik hatte. Dies ist deshalb wichtig, weil angenommen werden kann, dass das Gehirn der Patientin zum Zeitpunkt der Remission in der Lage war, die früher erlebten belastenden Erlebnisse zu kompensieren und ein symptomfreies Leben zu ermöglichen. Ein zweiter wichtiger Ansatzpunkt ist, dass Patienten, die sich mitten in einer depressiven Episode befinden, nicht zuletzt auch kognitiv eingeschränkt sind und es klinisch von daher gilt, die aktuelle, letzte depressive Episode baldmöglichst zu lindern, um den Patienten ein schnelleres Weiterkommen auch in ihrer Behandlung zu ermöglichen.

Beide Beobachtungen zusammengenommen führen zu dem Schluss, dass es für die meisten Patienten sinnvoll ist, zuerst die aktuelle Symptomatik zügig zu entlasten und baldmöglichst den Zustand der kompletten Remission wieder zu erreichen.

Dazu gilt es den Auslöser der aktuellen Episode zu finden und die Auslöser früherer Episoden, besonders wenn sie belastender sind als die derzeitige Episode, bis zur letzten vollen Remission zu identifizieren. Da wir annehmen, dass die pathogenen Erinnerungen der Episodenauslöser die depressiven Episoden nicht nur auslösen, sondern auch unterhalten, gilt es den letzten, in einigen Fällen auch den schwersten Episodenauslöser nach der letzten vollen Remission zu identifizieren und vorrangig zu prozessieren.

In einem nächsten Schritt können die weiteren Episodenauslöser bis zur letzten vollen Remission bearbeitet werden. In der Regel erfolgt danach eine deutliche Besserung bzw. Remission der aktuellen depressiven Episode. Mit dem deutlich entlasteten Patienten ist es in den folgenden Phasen der Therapie natürlich leichter, die weiteren symptomauslösenden Erinnerungen (Intrusionen, belastende Überzeugungssysteme etc.) zu bearbeiten.

Auch bei Patienten, die eine volle Remission erreicht haben, ist die Therapie zu diesem Zeitpunkt noch nicht beendet. Die Therapie steht dann zwar unter dem Zeichen einer Rückfallprophylaxe; da die Patienten aber schon Rückfälle ihrer depressiven Symptomatik erlitten haben, ist diese Phase der Therapie genauso notwendig, wie dies die erste Phase der Auflösung der aktuellen Episode ist.

3. Rezidivierende Episoden bei ACE/kPTBS

Bei dieser häufig nicht erkannten Verlaufsform rezidivierender depressiver Episoden kommen zu den Rezidiven der depressiven Symptomatik noch Symptome durch meist in der Kindheit entstandene schwere Belastungen bzw. Traumatisierungen hinzu. Unsere Erfahrungen und wissenschaftliche Studien zeigen, dass diese Verlaufsform einer depressiven Störung deutlich schlechter auf pharmakologische und psychotherapeutische Behandlungsmaßnahmen anspricht, als dies bei den beiden anderen Verlaufsformen der Fall ist. Auch in der EMDR-Therapie scheint diese Verlaufsform eine deutlich höhere Zahl von EMDR-Behandlungsstunden bis zu einer Besserung der Symptomatik zu benötigen. In einer klinischen Stichprobe war die Zahl der EMDR-Behandlungsstunden bei dieser Patientengruppe etwa doppelt so hoch, um die gleiche Entlastung der Symptomatik (im BDI-II) zu erreichen, wie bei den anderen Patienten mit einer rezidivierenden Depression (siehe Kapitel 3, S. 48 f.).

Da die meisten der für diese Verlaufsform ursächlichen belastenden Erinnerungen in der Kindheit stattgefunden haben, stellt sich diese Verlaufsform in idealtypischer Weise wie in Abb. 5-5 dar.

In der Behandlung werden bei diesen Patienten zuerst die Episodenauslöser und, wenn indiziert, auch belastende Überzeugungssysteme bzw. mit der Depression verbundene States mit EMDR-Therapie fokussiert und bearbeitet.

In einzelnen Fällen kann eine frühzeitige Behandlung eines Überzeugungssystems bzw. eines mit der Depression verbundenen States erforderlich sein, bevor eine (vollständige) Bearbeitung der Episodenauslöser möglich ist. In der Regel erkennt man diese Situation daran, dass das Überzeugungssystem bzw. der State

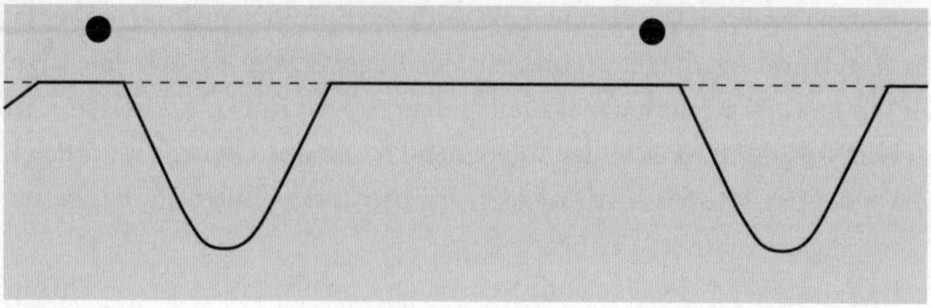

Abb. 5-5: Rezidivierende depressive Episoden bei Traumatisierungen in der Kindheit (ACE/kPTBS)

entweder sehr dominant im klinischen Vordergrund steht oder die Bearbeitung der fokussierten Episodenauslöser signifikant behindert.

Belastende Kindheitserlebnisse können im Kontext depressiver Episoden sehr unterschiedlich auffällig werden. Die Symptomatik reicht dabei auf einem Kontinuum von völliger Symptomfreiheit (mit oder ohne Amnesie) bis hin zum Vollbild einer komplexen PTBS oder einer schweren dissoziativen Störung. Derartige belastende Kindheitserlebnisse treten dabei in einem Spektrum von ACE-Erlebnissen bis hin zu schweren traumatischen Erlebnissen wie körperliche Gewalt oder sexuelle Übergriffe (mit einer PTBS als Folgestörung) auf. Sie sind dabei ein Risikofaktor für spätere depressive Episoden, können aber auch ein komplizierender Faktor in der Behandlung einer akuten depressiven Störung sein.

In der Behandlung einer akuten depressiven Episode haben die im zeitlichen Zusammenhang mit dem Beginn der derzeitigen Episode stehenden belastenden Erlebnisse (Episodenauslöser) Priorität vor belastenden Kindheitserlebnissen. Dies speziell, wenn es zwischen den Kindheitserlebnissen und der derzeitigen depressiven Episode eine Phase gab, in der das Gehirn des Patienten in der Lage war, den Einfluss der pathogenen Erinnerung zu kompensieren (komplette Remission). Ein weiterer Hinweis ist, ob die berichteten Kindheitserlebnisse derzeit eine aktive Symptomatik (Intrusionen, Vermeidung) haben. Ist dies nicht der Fall, so sind sie in der aktuellen Behandlung der depressiven Episode nachrangig. Sie sollten jedoch, wenn dies der Wunsch des Patienten ist, im Sinne der Rezidivprophylaxe in der weiteren Therapie ebenfalls behandelt werden. Dies kann auch, zum Beispiel im Falle einer komorbiden komplexen PTBS, die häufig aufgrund ihrer komplexen Symptomatik längere Behandlung benötigt, in einer zweiten psychotherapeutischen Behandlung geschehen.

Anders ist die Lage, wenn belastende Kindheitserlebnisse entweder durch viele

Intrusionen oder als ankernde Erlebnisse (Schlüsselerlebnisse) eines in der Gegenwart belastenden Überzeugungssystems aktiv sind. In diesen beiden Fällen werden die entsprechenden Kindheitserlebnisse gleichrangig mit gegenwartsnäheren Episodenauslösern zum Fokus der Behandlung. Hierbei ist es wichtig, im Rahmen der EMDR-Therapie die entsprechenden Protokolle (umgedrehtes Standardprotokoll, Ressourcenaktivierung) einzusetzen sowie die assoziativen Kanäle während des Prozessierens mit EMDR begrenzt zu halten.

Mit der zunehmenden Komplexität der Kindheitsbelastung treten auch zunehmend depressive States auf, die in den Fokus der Behandlung treten und bearbeitet werden müssen. Diesem Behandlungsschritt wird sich ein eigenes Kapitel dieses Buches widmen (Kap. 7, Bearbeitung von depressiven und suizidalen States, S. 137).

4. Double Depression mit oder ohne ACE/kPTBS

Eine Double Depression (doppelte Depression) ist eine depressive Episode, die bei einem Patienten zusätzlich zu einer chronischen Dysthymie auftritt. Ein idealtypischer Verlauf ist der folgende:

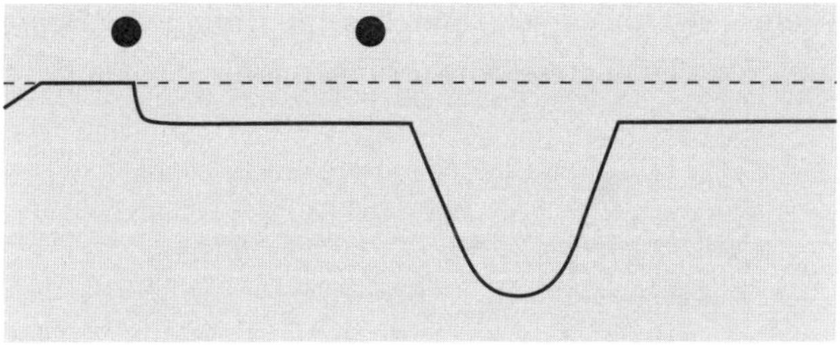

Abb. 5-6: Depressive Episode bei chronischer Dysthymie und Traumatisierungen in der Kindheit

Der Unterschied zur rezidivierenden Episode bei ACE/kPTBS besteht darin, dass ein Teil der Patienten nur zum Teil oder noch nie aus der Phase der seit der Kindheit bestehenden Depressivität herausgekommen ist (vollständige Remission der Depression). Zusätzlich treten majore depressive Episoden auf. Die Behandlungsstrategie zielt in diesem Fall darauf, dass die Erinnerungen bzw. die Erinnerungskomplexe, die hinter der meisten derzeitigen Symptomatik stehen, identifiziert werden müssen und dann primär im Fokus der Behandlung sind.

Eine zweite Möglichkeit besteht darin, dass die Patienten zwar aus der kindlichen Depression im Laufe ihrer Entwicklung in eine volle Remission ihrer Kindheitsdepression gekommen sind, seit einer späteren depressiven Episode jedoch diesen günstigen Zustand nicht mehr wieder erreicht haben und in einer Dysthymie mit rezidivierenden majoren depressiven Episoden verblieben sind.

In der Behandlung eines derartigen Falles kann versucht werden, durch eine Bearbeitung der Auslöser der ersten neuen depressiven Episode, die nach der Phase der kompletten Remission der Kindheitsdepression aufgetreten ist, eine Besserung bzw. Auflösung der gegenwärtigen Symptomatik zu erreichen. Wenn in der Bearbeitung dieser Erinnerungen die Kindheitserinnerungen nicht (z.B. durch das Unterbrechen von Affektbrücken) abzugrenzen sind, können die frühen Erinnerungen, je nach dem Schwerpunkt der klinischen Symptomatik, auch schon früh in der Behandlung fokussiert werden.

In beiden Fällen würde man versuchen, sofern die Kindheitserinnerungen nicht schon bei der Bearbeitung der gegenwärtigen depressiven Episode in den Fokus gekommen sind, diese im Sinne einer Rückfallprophylaxe im Laufe der weiteren Behandlung zu bearbeiten.

5. Chronische Depression mit oder ohne ACE/kPTBS

Eine chronische Depression ist dadurch gekennzeichnet, dass die majore depressive Episode bereits seit über zwei Jahren besteht. Chronische Depressionen treten bei etwa 15–20 % aller depressiven Störungen auf.

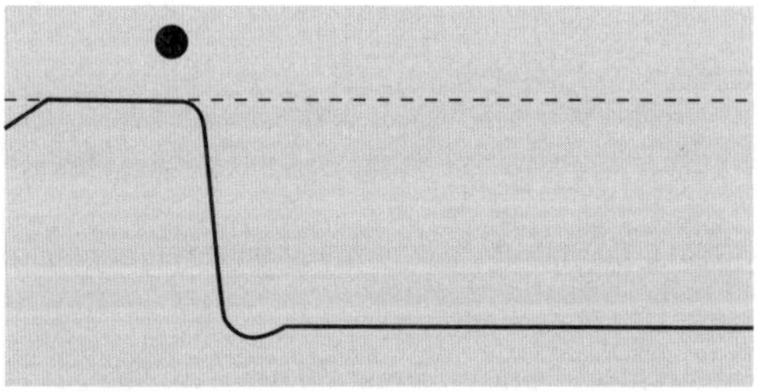

Abb. 5-7: Chronifizierte depressive Episode bei Traumatisierungen in der Kindheit

In dieser klinischen Situation müssen häufig die Bearbeitung von gegenwartsnahen belastenden Erinnerungen (die häufig Auslöser bzw. Verstärker der derzeitigen depressiven Episode und Anlass der jetzigen Behandlung sind) und die belastenden früheren bzw. Kindheitserinnerungen in ähnlichem Maße in einer Behandlungsplanung berücksichtigt werden. Die Sequenz der Fokussierung kann hier sehr unterschiedlich sein und richtet sich neben der Aktivität der jeweiligen pathogenen Erinnerung(en) auch nach den Bedürfnissen der Patientin sowie Fragen des Settings (ambulante oder stationäre Behandlung, ambulante Unterbrechungen der Behandlung durch Krisen, andere medizinische Behandlungen, Urlaube etc.).

Der 54-jährige Patient wird von seiner ambulanten Psychotherapeutin bei Symptomverschlechterung zur stationären traumaspezifischen Behandlung eingewiesen. Neben der Diagnose rezidivierende depressive Störung, derzeit mittelgradige-schwere depressive Episode, die seit 3 Jahren besteht, hat der Patient die Diagnosen emotional instabile Persönlichkeitsstörung und komplexe posttraumatische Belastungsstörung. Beim Vorgespräch sagt er: »Wenn mir diese Therapie jetzt auch nicht hilft, bring ich mich um.«
Zur Anamnese: Der Patient ist zweiter Sohn (Bruder +4) eines ehemaligen SS-Offiziers und seiner Ehefrau. In seiner Kindheit und Jugend, die er mit der Familie zu einem Großteil im außereuropäischen Ausland verbrachte, war er neben den grausamen Kriegsschilderungen seines Vaters auch den sadistischen Quälereien des verhaltensauffälligen Bruders sowie den demütigenden Entwertungen wegen seiner schwachen Gesundheit durch die ganze Familie ausgesetzt. In der frühen Pubertät begann er mit Missbrauch von Alkohol und Drogen, in der Adoleszenz mit Beschaffungskriminalität und Prostitution, und trotz sehr hoher Intelligenz erreichte er keinen hohen Schulabschluss. Nach Abschluss einer Handwerkslehre machte er sich in der IT-Branche selbständig und schaffte durch diesen Erfolg ermutigt nach einer Entgiftungstherapie mit 40 Jahren die Abstinenz von Alkohol und Drogen. Dennoch mehrfache stationäre psychiatrische Aufenthalte wegen starker emotionaler Instabilität. Die starke Depressivität seit 3 Jahren stand im Zusammenhang mit beruflichen Schwierigkeiten mit Auftraggebern, aktuell tauchten außerdem Erbstreitigkeiten nach dem Tod seiner Mutter auf. Der Patient hat trotz großer Sehnsucht danach noch nie eine Beziehung zu einer Frau geführt.
Bei dem klinischen Aufenthalt wird zunächst intensiv ressourcenfördernd und vertrauensbildend gearbeitet. Dann beginnt nach zwei Wochen die EMDR-Therapie (3-mal wöchentlich). Im Zentrum stehen zunächst die aktuellen Episodenauslöser, also die Schwierigkeiten im beruflichen Umfeld. Die Stimmung des Patienten zeigt schon nach wenigen Sitzungen eine deutliche positive Veränderung. Dann folgt die Arbeit an negativen Überzeugungssystemen (»Ich bin wertlos«, »Ich bin der letzte Dreck«, »Ich bin sowieso allen egal«), die mit pathogenen Erinnerungen seiner Kindheit in Verbindung stehen. Es

folgt die Verarbeitung von Gewalterlebnissen in Kindheit und Jugend. Nach zwei Monaten Therapie ist es inzwischen zu einer deutlichen Gesamtverbesserung des psychischen Zustandsbildes gekommen. Die letzte Phase ist der Bearbeitung der Erbstreitigkeiten und der Vorbereitung auf den beruflichen Wiedereinstieg gewidmet (Trigger, Zukunftsprojektionen). Der BDI-II sinkt insgesamt von 25 auf 6, in der 1-Jahres-Katamnese erzählt der Patient, dass er erstmalig und seit 5 Monaten eine Beziehung zu einer Frau führt und dass es ihm gut gehe, »wie noch nie in meinem Leben«.

KAPITEL 6

Überzeugungssysteme mit EMDR behandeln

Es gibt depressive Patienten, bei denen es nicht ausreicht, Episodenauslöser zu bearbeiten, um eine nachhaltige Besserung und Remission der Depression zu erreichen. Bei vielen dieser Patienten stehen negative, selbstbezogene Gedanken, die teils in intrusiver Form auftreten und sich im Alltag aufdrängen, im Mittelpunkt der Symptomatik. Wenn diese Symptomatik immer wieder auftritt und den Alltag beeinflusst, nennen wir sie im Rahmen der EMDR-Therapie ein Überzeugungssystem.

Frau Grund kommt auf Grund einer depressiven Episode mit somatischen Symptomen in die Therapie. Ich vermittele ihr, wie wir Depressionen mit EMDR behandeln, und da sie bereits eine andere Therapie probiert hat, die ihre Symptomatik nicht verändern konnte, möchte sie sich gerne darauf einlassen. So suchen wir zunächst nach Episodenauslösern und werden fündig. Begonnen hat die depressive Episode von Frau Grund, nachdem ihre Mutter vor einigen Jahren beim Baden im Meer ertrunken ist.
Also bearbeiten wir zunächst diesen Episodenauslöser. Frau Grund erlebt eine deutliche Entlastung und auch eine Besserung der depressiven Symptomatik. Aber ihre Reizbarkeit und eine starke Empfindlichkeit bleibt, verbunden mit negativen Gedanken über ihre Person wie »ich bin dumm« und »ich bin unwichtig«. Hier besteht der Verdacht auf ein weiterhin die depressive Symptomatik unterhaltendes Überzeugungssystem.

Negative Überzeugungen von der eigenen Person, den anderen und der Zukunft können einen entscheidenden Anteil am Entstehen und an der Aufrechterhaltung einer depressiven Symptomatik haben. Die renommiertesten Vertreter dieser Hypothese sind die Begründer der Kognitiven Verhaltenstherapie, Albert Ellis und Aaron Beck. Beck hat sich dabei besonders mit den Ursachen und der Behandlung von Depressionen auseinander gesetzt. Nach seiner Meinung haben Depressionen ihre Ursache in den Denkmustern, die die Betroffenen über sich, die Welt und die Zukunft entwickelt haben: einem negativen Selbstbild, negativen Interpretationen der Lebenserfahrungen und einer nihilistischen Sicht der Zukunft. Diesen negativen Denkmustern oder negativen Schemata, wie sie bei Beck genannt werden, liegen logische Fehler zugrunde, z. B. willkürliche Schlussfolgerungen oder eine selektive Abstraktion. Diese manifestieren sich in »automatischen Gedanken« und »dysfunktionalen Annahmen« (Beck 1967).

Eine solche Sicht der Depression und ihrer Ursachen, die heute breiten Eingang in Lehre und Praxis der Psychotherapie, besonders der Kognitiven Verhaltenstherapie gefunden hat, war zu dem Zeitpunkt ihrer ersten Publikation durchaus revolutionär, wenn man bedenkt, dass die damals gängigen Formen der Verhaltenstherapie in erster Linie am sichtbaren Verhalten orientiert waren. Denkvorgängen wurde bis dahin in der Verhaltenstherapie kaum Bedeutung beigemessen. In den 1970er-Jahren konnte sich die Kognitive Verhaltenstherapie dann zunehmend etablieren, mit Aaron Beck als ihrem prominentesten Vertreter.

Behandlungsansatz in der Kognitiven Verhaltenstherapie ist die kognitive Umstrukturierung: eine Veränderung der Denkmuster, die für die Ursache der depressiven Störung gehalten werden. Dabei kommt z. B. der sokratische Dialog zum Einsatz, mit dem eine Veränderung im Denken des Klienten erreicht werden soll. Es handelt sich damit um einen typischen »Top-down«-Ansatz, der beim heutigen Denkmuster ansetzt, dieses verändern will, um damit dann eine Veränderung der Gesamtstruktur zu erreichen.

Der Beck-Schüler Jeffrey Young hat diesen Ansatz mit seiner Schematherapie weiterentwickelt und verändert (Young et al. 2003, Young et al. 2005). Vor dem Hintergrund eigener klinischer Erfahrungen bemerkte er, dass vielen chronisch beeinträchtigten Patienten allein mit einem kognitiven Ansatz nicht dauerhaft geholfen werden konnte. Auch er beobachtete, dass seine Klienten in bestimmten Mustern dachten und fühlten, die er als Schemata bezeichnet und in seinem Buch »Sein Leben neu erfinden« als »Lebensfallen« beschreibt (Young & Klosko 1993; dt. 2006).

Diese Schemata *(Early Maladaptive Schema, EMS)* sind in der Regel früh im Leben erworben, in der Kindheit oder Adoleszenz, dadurch, dass Kernbedürfnisse wie Bindung, Schutz, Sicherheit oder auch Autonomie nicht ausreichend erfüllt wurden. Die Schemata beinhalten Erinnerungen, Kognitionen, Emotionen und Körperempfindungen und bedingen dysfunktionales Verhalten. Die Behandlung erfordert daher Interventionen auf unterschiedlichen Ebenen: Neben kognitiven

Interventionen, wie sie ähnlich in der Kognitiven Verhaltenstherapie angewandt werden, werden emotionsfokussierte Interventionen im Sinne von Imaginationsübungen, Dialoge mit Vorstellungsbildern und Stühle-Dialoge eingesetzt, die dem Klienten zu einem emotional korrigierenden Erlebnis verhelfen sollen, manchmal im Sinne eines *Rescripting*.

Die Schematherapie verabschiedet sich damit von einem reinen Top-down-Ansatz, indem sie über Affektbrücken alte Erinnerungen aufsucht und diese in Imaginationsübungen und Dialogen mit Vorstellungsbildern zu verändern sucht. Dadurch integriert sie neben einem Top-down-Ansatz einen Bottom-up-Ansatz, der helfen soll, heutige Symptome und Erlebensmuster durch die Arbeit an den alten Wurzeln zu korrigieren.

Die Schematherapie schafft mit diesem Konzept einen sehr viel breiteren, eklektischen Rahmen. Sie verbindet Elemente der Kognitiven Verhaltenstherapie mit solchen der Bindungstheorie, der Gestalttherapie, des Konstruktivismus.

Im Licht der EMDR-Therapie betrachtet, erscheint es interessant, dass maladaptive Schemata Erinnerungen beinhalten. Denn wenn ein maladaptives Schema – ein negatives Überzeugungssystem – Erinnerungen beinhaltet, vielleicht auf ihnen fußt, ließe es sich dann möglicherweise im AIP-Modell verstehen? Und entsprechend verändern?

Wie schon oben erläutert, nimmt das AIP-Modell, das zentrale Modell der Ätiologie und Behandlung psychischer Störungen der EMDR-Therapie, an, dass nicht ausreichend verarbeitete oder dysfunktional verarbeitete Erlebnisse Ursache psychischer Störungen sind. Sie werden von uns daher als pathogene Erinnerungen bezeichnet (Centonze et al. 2005, Hase et al. 2017). Diese sind implizit gespeichert, verursachen im Heute Intrusionen, sind triggerbar und sind die Ursache für eine verzerrte Zukunftsperspektive. Es stehen also hinter den Überzeugungssystemen einzelne, eventuell auch Gruppen von pathogenen Erinnerungen, die diese Überzeugungen aktivieren. Es sind aus der Sicht des AIP-Modells die pathogenen Erinnerungen, die negative Kognitionen verursachen.

Die Behandlung dieser Erinnerungen bzw. Erinnerungsnetzwerke besteht in der EMDR-Therapie darin, auf die Erinnerung zu fokussieren und dann bilateral zu stimulieren. Dabei entsteht ein spontaner, kreativer und eigendynamischer Verarbeitungsprozess, der die Belastung und die Bewertung der Erinnerung verändert, der aber gleichzeitig auch das Denken über die eigene Person und die Zukunftserwartung positiv beeinflusst. Damit propagiert das AIP-Modell einen radikalen Bottom-up-Ansatz. Ohne Verarbeitung der bis dahin dysfunktional verarbeiteten Erinnerungen gibt es keine adaptive Veränderung der (auch kognitiven) Symptomatik.

Die dysfunktional verarbeiteten Erlebnisse, die den negativen Überzeugungssystemen unserer depressiven Patienten zugrunde liegen, sind, wie erwähnt, meist als implizite Erinnerungen gespeichert. Sie werden häufig nicht spontan berichtet. Aber sie sind triggerbar und die Betroffenen leiden unter den Intrusionen, insbesondere unter kognitiven Intrusionen. Befragen wir unsere depressiven Patienten, so werden wir fündig. Anders allerdings als z. B. bei PTBS-Patienten handelt es sich bei den Intrusionen Depressiver eher um intrusive »Fetzen« unscheinbarer Begebenheiten mit einer starken negativen Selbstwertthematik. Dabei tauchen Sätze auf wie »Du kannst das sowieso nicht«, »Du bist ein Looser«, »Du bist nichts wert«.

Die Erlebnisse, die dem zugrunde liegen, werden selten spontan berichtet, tauchen kaum je in einer Auflistung traumatischer Erinnerungen bzw. einer EMDR-Traumalandkarte oder einer Landkarte belastender Lebensereignisse auf und haben eher selten traumatischen Charakter im Sinne des Kriteriums A der posttraumatischen Belastungsstörung.

Nichtsdestotrotz handelt es sich hier um entscheidende pathogene Entitäten: negative Überzeugungssysteme. Wir verstehen darunter dysfunktional verarbeitete, frühe Erinnerungen meist nichttraumatischen Charakters, die eine starke negative Selbstüberzeugung in der Gegenwart aufrechterhalten und entsprechend in die Zukunft projizieren und damit massiv zur Aufrechterhaltung der Depression beitragen.

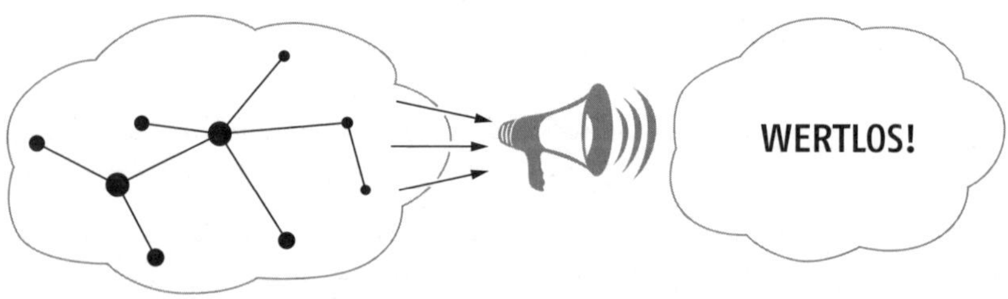

Abb. 6-1: Netzwerke pathogener Erinnerungen als Ursache negativer Überzeugungen

Behandeln wir diese Überzeugungssysteme mit EMDR, kann dies zu einer Besserung bzw. einer dauerhaften Remission der depressiven Symptomatik führen.

Es stellt sich natürlich die Frage, wie wir nun ein negatives Überzeugungssystem mit den zugehörigen Erinnerungen finden, wenn diese eher implizit sind und nicht spontan berichtet werden.

Zunächst gibt es Hinweise auf die Existenz und Bedeutung eines negativen Überzeugungssystems im EMDR-Prozess selbst. Wir arbeiten beispielsweise, wie oben beschrieben, an einem Episodenauslöser mit EMDR, aber der SUD erreicht nicht null. Francine Shapiro spricht dann von einer »blockierenden Überzeugung«, die wiederum mit einer Erinnerung verbunden ist, und fragt ihren Klienten: »Was verhindert, dass Ihr SUD-Wert eine Null wird?« Oder, falls sich der Klient in der Verankerungsphase befindet, und der VoC nicht sieben wird: »Was verhindert, dass Ihr VoC-Wert eine Sieben wird?« Shapiro geht davon aus, dass diese »blockierend wirkende Überzeugung« den weiteren Fortschritt im Prozess verhindert (Shapiro 1995).

Darüber hinaus gibt es andere Hinweise auf relevante Überzeugungssysteme, z. B. durch Symbole, die im EMDR-Prozess auftauchen.

Herr Müller, Banker, nach der Bankenkrise im Beruf gescheitert und heute schwer depressiv, kommt nach einem Klinikaufenthalt in die EMDR-Therapie. Wir arbeiten zunächst am Episodenauslöser, der Situation, in der ihm gekündigt wurde. Die negative Kognition ist: »Ich bin ein Versager«, das damit einhergehende Gefühl ist Ohnmacht, der SUD von 9 wird im Herzen gespürt.
Im Prozess taucht dann schon bald ein Stein auf: ein eckiger, roter Stein, und das Herz weiß nicht, wie es sich befreien kann. Dann wird deutlich, dass der Stein schon »immer« da war, und wir können ihn mit Mühe in einen Tresor packen. Hier wird klar, dass es sich bei dem »Stein« um eine Schlüsselerinnerung *(touchstone memory)* handelt, die dem Überzeugungssystem »Ich bin ein Versager« zu Grunde liegt. Im weiteren Behandlungsprozess werden wir daher nochmal zu diesem Stein zurückkehren, darauf fokussieren und schauen, welche Schlüsselerinnerung sich hier verbirgt.

Die Arbeit am Überzeugungssystem mit EMDR

In der nächsten Sitzung fokussieren wir auf den Stein. Der Stein ist mit Trauer verbunden, der SUD ist bei 8 und wird im Hals und im Oberkörper gefühlt. Herr Müller wird dann gebeten, mit diesem Gefühl und diesem Körpergefühl in die Vergangenheit zurückzudriften. Es tauchen zwei Situationen auf, die beide etwas mit Verlassenwerden zu tun haben; wir entscheiden uns, auf die zeitlich frühere zu fokussieren, eine Situation mit 5 Jahren, als er nach Norderney zur Kur verschickt wurde.

Das schlimmste Bild ist »Als ich in den Zug gesetzt wurde«, die negative Kognition ist »Ich bin verlassen«, die positive Kognition: »Ich gehöre dazu«, das Gefühl ist Trauer, der SUD ist bei 9 und wird im Herzen und im Kopf gefühlt.
Im Prozess erlebt der Patient nochmal den kindlichen Schmerz, die Hilflosigkeit und die ohnmächtige Wut. Als der Prozess droht steckenzubleiben, kann der Patient auf die Frage, wer oder was jetzt helfen könnte, den »großen Jens« mit dazunehmen. Der Erwachsene kann mit dem Kind sprechen, das Kind fühlt sich wohlig und warm. Im Verlauf des weiteren Prozesses schließen die beiden ein Abkommen miteinander. Danach kann die Belastung sich vollständig auflösen. Die positive Kognition ist jetzt »Ich bin sicher« und fühlt sich völlig richtig und stimmig an.
Nachdem wir auch noch die zweite Situation, die mit dem Stein verbunden war, bearbeitet haben, beginnt der Patient, aus seiner Depression herauszukommen. Er beginnt sich ehrenamtlich zu engagieren, bewirbt sich wieder im Beruf und sagt von sich: »Ich gehe wieder ins Leben rein«.

Manchmal tauchen Hinweise auf Überzeugungssysteme und die ihnen zu Grunde liegenden dysfunktional verarbeiteten Erinnerungen auch im Traum auf:

Herr Petersen leidet an Depression und Ängsten. Neben der Antriebslosigkeit erlebt er viel innere Unruhe, die sich dann auch in Angst und Panik manifestiert, oft der Angst zu sterben – ohne somatische Befunde. Nachdem wir mit Herrn Petersen den Episodenauslöser mit EMDR bearbeitet haben, den Suizid seiner Mutter, und er diese Arbeit als sehr positiv erlebt hat, taucht wenige Tage später in der Nacht ein Traum auf, in dem er eine bestimmte bedrohliche Situation mit seinem Vater erlebt. Er sagt, dass er eine gute Beziehung zu seinem Vater gehabt habe, es habe jedoch eine Situation gegeben, in der er als kleiner Junge den Eindruck gehabt habe, der Vater wolle ihn totschlagen. Und diese Todesangst begleite ihn irgendwie bis heute. In diesem Fall heißt das negative Überzeugungssystem: »Ich bin in Gefahr«. Hier begegnet uns ein Überzeugungssystem, das möglicherweise in einer kindlichen traumatischen Erfahrung verwurzelt ist. Wir bearbeiten daher die Situation, die im Traum aufgetaucht ist, mit EMDR.
Es ist eine Situation, in der er als Kind etwas angestellt hat. Das schlimmste Bild stellt den Moment dar, in dem er den Vater um sein Leben anbettelt. Die negative Kognition ist: »Ich sterbe jetzt«. Die positive Kognition ist: »Ich habe

es überlebt«, der VoC liegt bei 2 bis 3. Das Gefühl, das damit einhergeht, ist Todesangst, der SUD ist bei 8 bis 9.
Diese Situation, die ja im Traum aufgetaucht ist, kann sehr gut durchgearbeitet werden; der Patient gibt an, eine Entspannung im Gehirn zu erleben und im Körper ruhiger zu werden. Schließlich sieht er die Situation von außen und sagt, sie berühre ihn jetzt nicht mehr. Der SUD sinkt auf null, die positive Kognition, jetzt »Ich lebe«, fühlt sich stimmig an. Im im intensiv erlebten Nachprozess zu Hause stellt sich schließlich ein neues, verändertes Bild ein, das der Patient als sehr positiv erlebt. Die Symptomatik des Patienten löst sich mehr und mehr auf. Bei Therapieende ist sie vollständig remittiert.

Ein weiterer klarer Hinweis auf die Existenz eines negativen Überzeugungssystems ist das oben erwähnte Phänomen der kognitiven Intrusionen. Bestimmen diese in Art und Stärke und Häufigkeit massiv den Alltag des Klienten, können wir davon ausgehen, dass wir es mit einem behandlungsbedürftigen Überzeugungssystem zu tun haben.

Frau Clark leidet seit 22 Jahren an schweren, rezidivierenden depressiven Episoden. Die Episoden ereignen sich alle 1,5–2 Jahre und dauern im Schnitt 3–8 Monate. Alle depressiven Episoden werden begleitet von den Gedanken: »Ich bin falsch«, »Ich kann es nicht rechtmachen«. Dies, so sagt Frau Clark mir, geht zurück, solange sie denken kann. Sie verbindet es mit ihrer Mutter, die sie, so sagt sie, von Anfang an gehasst hat, sie nicht haben wollte, und ihr immer signalisierte: »Du bist falsch«.

Wenn wir einen solchen Hinweis auf ein relevantes Überzeugungssystem haben, haben wir im DeprEnd ein ganz bestimmtes Vorgehen, dieses aufzuspüren, es auszuloten und zu behandeln:

Zunächst schauen wir uns die Kernaussage an, die das negative Überzeugungssystem ausmacht, also z. B. die Aussage »Ich bin falsch«, »Ich bin nicht liebenswert« oder »Ich bin unwichtig«. Wir nehmen sozusagen den »Text« auf, den das Megafon ruft. Wir suchen dann das pathogene Netzwerk, das dahinter steht. Erinnerungen … tief im limbischen System verankert.

Unser erster Zugang zum Erinnerungsnetzwerk hinter dem Überzeugungssystem ist dann ein kognitiver Zugang (kognitiver Weg). Wir fragen die KlientIn nach den Erlebnissen in ihrem Leben, die beweisen, dass diese Aussage wahr ist, und fragen nach der Beweiskraft, die jedes dieser Ereignisse hat, auf einer Skala von 0 bis 10, wobei null keine Beweiskraft ist und zehn die maximale Beweiskraft darstellt. Hier gewinnen wir bereits einen guten Einblick in das Überzeugungssystem.

Bevor wir nun aber an diesen Ereignissen mit EMDR arbeiten, machen wir noch einen weiteren Schritt. Wir schaffen einen affektiven Zugang zum Überzeugungssystem (affektiver Weg). Dabei lassen wir zunächst auf eine Alltagssituation fokussieren, in der die Überzeugung aktiv ist.

Von hier aus lassen wir die KlientIn mit einer Affektbrücke in die Vergangenheit zurückdriften zu der Situation, die mit diesem Gefühl, diesem Körpergefühl und vielleicht auch diesen Worten verbunden ist.

Die Situation, die dann auftaucht, nennen wir Schlüsselerinnerung: Sie ist der Schlüssel zum negativen Überzeugungssystem. Bearbeiten wir diese, so schließen wir das System auf, um es dann einer adaptiven Veränderung zuzuführen.

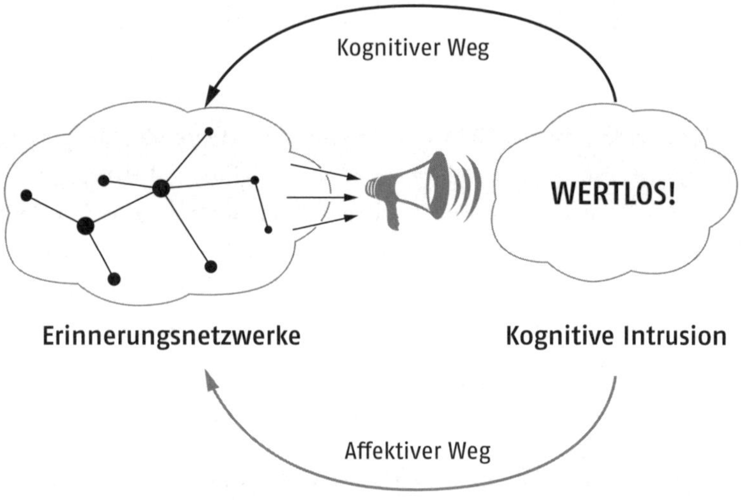

Abb. 6-2: Zwei Wege zum Auffinden der Erinnerungsnetzwerke hinter dem Überzeugungssystem

Folglich bearbeiten wir nun im Behandlungsprozess zunächst die Schlüsselerinnerung mit EMDR. Diese alte Erinnerung lässt sich trotz ihrer großen Bedeutung für das negative Überzeugungssystem meist erstaunlich gut bearbeiten. Und danach wird sichtbar, dass das negative Überzeugungssystem bereits ins Wanken gekommen ist. Dies können wir z. B. daran prüfen, dass die Beweiskraft der zuvor gesammelten Beweiserinnerungen möglicherweise bereits deutlich abgenommen hat. Einzelne Beweiserinnerungen, die immer noch eine hohe Beweiskraft haben, werden anschließend mit EMDR bearbeitet.

Frau Grund war mit einer depressiven Symptomatik in die Therapie gekommen. Wie oben berichtet, haben wir zunächst nach dem Beginn der depressiven Episode geschaut und in diesem Zusammenhang den plötzlichen Tod der Mutter durch Ertrinken im Meer bearbeitet. Dies hat Frau Grund bereits sehr geholfen, die depressiven Symptome sind weniger geworden, aber nicht verschwunden. Sie erlebt sich immer noch als empfindlich, reizbar, hat immer das Gefühl, dumm und unwichtig zu sein. Wir identifizieren dies als negatives Überzeugungssystem. Und beschließen, damit zu arbeiten.

Die Arbeit mit Beweiserinnerungen

Zunächst suchen wir nach Beweiserinnerungen. Dies geschieht, indem wir die Patientin fragen, welche Erinnerungen in ihrem Leben am meisten »beweisen«, dass sie dumm ist (bzw. die negative Überzeugung stimmt). Besonders zu der Überzeugung »Ich bin dumm« gibt es eindrückliche Beweiserinnerungen aus der Schulzeit, die sich so belastend und beschämend anfühlen und noch so präsent sind, dass wir beschließen, diese direkt zu bearbeiten.

Das schlimmste Bild ist, als sie vor der Klasse steht und beschämt wird, die negative Kognition ist »Ich bin dumm«, begleitet von massiver Scham: Der SUD liegt bei 10. Das Ereignis wird also heute noch als maximal belastend erlebt, wenn es abgefragt und damit angetriggert wird. In einem sehr emotionalen Prozess gelingt es, diese Erinnerung vollständig zu bearbeiten. Die Belastung verschwindet, der SUD sinkt auf null, die positive Kognition »Ich bin gut so, wie ich bin« fühlt sich danach völlig richtig und stimmig an.

Das Auffinden einer Schlüsselerinnerung über den affektiven Zugang zum Überzeugungssystem

Aber da ist immer noch die Überzeugung »Ich bin unwichtig«. Nachdem wir einige Beweiserinnerungen gesucht haben, suchen wir nun nach der Schlüsselerinnerung. Dies tun wir, indem wir zunächst eine Alltagssituation suchen, in der das Überzeugungssystem getriggert wird. Danach leiten wir, von dieser Situation ausgehend, eine Affektbrücke an, die eine alte Situation zutage bringt, in der die negative Überzeugung mit ihren entsprechenden Gefühlen und Körperempfindungen bereits erlebt wurde. Dabei versuchen wir möglichst die früheste erinnerbare Situation zu finden. Diese bezeichnen wir als »Schlüsselerinnerung«. Das beschriebene Vorgehen nennen wir auch unseren affektiven Zugang zur Schlüsselerinnerung (s. Abb. 6-2, S. 130).

Eine Alltagssituation, in der die Überzeugung »Ich bin unwichtig« bei Frau Grund aktiv ist, lässt sich leicht finden: eine alltägliche Interaktion mit ihrem Mann, in der sie sich ignoriert fühlt. Wir fokussieren nun zunächst auf diese Situation. Der begleitende negative Gedanke (die negative Kognition) ist: »Ich bin unwichtig«, die positive Kognition: »Ich bin wichtig«, der VoC ist bei 3, das Gefühl, das mit dem Alltagsbild und der negativen Kognition einhergeht, ist Wut, der SUD von 9 wird am meisten im Magen gespürt. Im Folgenden wird die Patientin dann aufgefordert, die Alltagssituation mit dem Mann auszublenden, aber bei dem Gefühl, dem Körpergefühl und den Worten »Ich bin unwichtig« zu bleiben und damit in die Vergangenheit zurückzudriften, um zu schauen, aus welcher alten Situation sie diese Worte, dieses Gefühl und dieses Körpergefühl kennt, welche Situation hierzu auftaucht.

Es taucht eine Situation auf, in der die Patientin 5 Jahre alt ist. Sie ist von zu Hause weggelaufen und hat sich hinter der Kirche versteckt. Die negative Kognition ist: »Ich bin allein und unwichtig«, die positive Kognition ist: »Ich bin wichtig«. Der SUD ist bei 10! D. h. es fühlt sich, so angetriggert, maximal belastend für die Patientin an. Und ist im Unterleib zu spüren.

Eine solche Erinnerung verstehen wir als eine Schlüsselerinnerung *(touchstone memory)*. Eine solche, meist frühe Erinnerung steht sicher stellvertretend für viele andere Ereignisse aus dieser Zeit, in der die Eltern ein Geschäft führten und die Einzigen, die wirklich Zeit hatten, die Großeltern waren. Häufig zeigt sie auch den Beginn einer Kette von belastenden Erinnerungen an, die zur späteren Symptomatik führen. Wir bearbeiten diese Schlüsselerinnerung nun mit bilateraler Stimulation. Die Belastung löst sich auf, die positive Kognition ist »fast 7«. Als wir danach nochmal zu der Alltagssituation mit dem Ehemann hinschauen, in der die Überzeugung »Ich bin unwichtig« aktiv war, ist die Belastung hier ebenfalls verschwunden und die positive Kognition »Ich bin wichtig« fühlt sich bei 7 an: völlig richtig und stimmig.

Nach dieser Arbeit remittiert die Depression vollständig. Die Patientin erlebt sich wieder als lebensfroh und insgesamt als selbstbewusster. Auch die somatischen Symptome, die mit der depressiven Episode verbunden waren, verschwinden.

Die Arbeit mit den Triggern des Überzeugungssystems

Wenn wir ein Überzeugungssystem mit EMDR bearbeiten, ist wie immer in der Arbeit mit EMDR die Frage wichtig, ob es noch Trigger gibt, Gegenwartssituationen, die das Überzeugungssystem im Hier und Jetzt aktivieren können. Auch diese Situationen müssen mit EMDR bearbeitet werden, um die Symptomatik vollständig aufzulösen.

Frau Wal, mit der wir bereits bedeutende Situationen der Vergangenheit bearbeitet haben und der es deutlich besser geht, kann immer noch im Hier und Jetzt getriggert werden in Bezug auf ihr Überzeugungssystem »Ich bin wertlos«. Und das bedeutet dann, dass auch wieder depressive Symptome auftreten.

Eine Gegenwartssituation, die sie triggert, ist, dass ihre Kinder, zu denen sie schon länger keinen Kontakt mehr hat, nicht auf ihre Briefe geantwortet haben.

Als wir auf diesen Trigger fokussieren, taucht als schlimmstes Bild »Katarinas Gesichtsausdruck« auf, ein imaginiertes Bild. Die Worte, die damit einhergehen, sind: »Ich bin wertlos und verachtet«, die PK ist: »Ich bin wertvoll und geachtet«, das damit einhergehende Gefühl ist Ohnmacht, der SUD ist 7–8 und wird im Magen gespürt.

Im Prozess kann die Patientin dann eine neue Perspektive gewinnen, »da geht es gar nicht mehr so sehr um mich als vielmehr um die Kinder«. Positive Erinnerungen an die Kinder kommen auf, die ablehnende Reaktion kann sie nun als Unreife erkennen und so eher akzeptieren. Die Belastung kann sich auflösen.

Die positive Kognition »Ich bin wertvoll und geachtet« fühlt sich dennoch nicht sofort stimmig an. Dies ist ein Phänomen, das wir öfter bei der Arbeit mit EMDR bei Depressionen beobachten. Gerade wenn es sich um Überzeugungssysteme handelt, die ja häufig schon ein ganzes Leben bestehen, werden positive Kognitionen nicht so schnell spürbar stimmig, wie wir es aus anderen Kontexten im EMDR kennen. Es bedarf daher auch noch etwas Arbeit an der positiven Kognition selbst.

Dies tun wir, indem wir zunächst auf den Aspekt der positiven Kognition fokussieren lassen, der sich schon wahr anfühlt, im Fall von Frau Wal »Ich bin geachtet«, und diesen Aspekt mit langsamer bilateraler Stimulation verankern. Anschließend schauen wir auch bei dem anderen Aspekt, der sich noch nicht wahr anfühlt, wo er dennoch als »ein bisschen stimmig« im Körper wahrgenommen wird. Durch Fokussieren auf diese leichte Körperrepräsentation des positiven Aspekts und die dann folgende langsame Stimulation wird auch hier eine Veränderung erreicht. Es lohnt sich dabei, langsam vorzugehen und der Patientin Zeit zu geben, so dass die positive Kognition sich in allen Aspekten entfalten kann. Frau Wal sagt am Ende dieses Prozesses: »Ich glaube, wir sind bei 7 (gemeint: VoC gleich 7), auch wenn ich so ungläubig gucke … denn ich kann jetzt sagen: Ich weiß, dass ich weiß, dass ich wertvoll und geachtet bin.« Schließlich fragen wir die Klientin, ob sie sich in der Zukunft eine Situation vorstellen kann, die das alte Überzeugungssystem nochmal aktivieren könnte, und bearbeiten diese imaginierte Situation im Sinne einer Zukunftsprojektion. Das Beispiel für eine solche zukunftsfokussierte Arbeit wird im nächsten Abschnitt dargestellt.

Es gibt allerdings Klienten, die uns nach der Bearbeitung der Erlebnisse, die dem Überzeugungssystem zugrunde lagen, klarmachen, dass dieses nicht mehr aktiviert werden kann. »Ich weiß, dass ich weiß, dass ich wertvoll bin.«

Wenn negative Überzeugungssysteme alleine im Mittelpunkt der Behandlung stehen

Für einige unserer depressiven Patienten lassen sich kaum Episodenauslöser ausmachen. Bei ihnen stehen häufig die negativen Überzeugungssysteme von vornherein im Fokus. Wie macht sich das bemerkbar? Manche depressive Patienten leiden am stärksten unter interaktionellen Problemen. Sie können zum Beispiel nicht nein sagen, werden dadurch immer ausgenutzt und gehen jeder Auseinandersetzung aus dem Weg. Das negative Überzeugungssystem heißt: »Ich kann mich nicht wehren«, »Ich bin hilflos ausgeliefert«.

So bei Frau Rod. Sie kommt mit einer deutlichen depressiven Symptomatik, einer Erschöpfungsdepression, in die Therapie. Es wird klar, dass viele ihrer Symptome darin verwurzelt sind, dass sie sich nicht auseinander setzen kann. Sie kann nicht »nein« sagen. Dies nutzen Partner und Arbeitgeber weidlich aus. Es wird schnell klar, dass es hier nicht nur um einen Mangel an sozialen Kompetenzen geht, sondern dass diesem Mangel ein negatives Überzeugungssystem zugrunde liegt: »Ich kann mich nicht wehren«, »Ich bin hilflos ausgeliefert«. Die Suche nach Beweiserinnerungen bringt eine lange Liste belastender Ereignisse aus allen Lebensphasen zutage. Auch hier suchen wir dann zunächst nach einer Schlüsselerinnerung, und auch hier arbeiten wir wieder mit der Affektbrücke, wie oben beschrieben.

Wir lassen Frau Rod auf eine typische Konfliktsituation fokussieren, so wie sie in ihrem Alltag häufig vorkommt, eine Situation mit dem Partner, in der sie nicht für sich einstehen kann. Dann lassen wir sie das Bild der gegenwärtigen Situation ausblenden und bitten sie, bei dem dazugehörigen Körpergefühl und den Worten »Ich kann mich nicht wehren« zu bleiben. Sie wird angeleitet, in die Vergangenheit zurückzudriften, um zu schauen, wo sie eine Situation findet, die mit diesem Körpergefühl, diesem Gefühl, diesen Worten verbunden ist. Wir werden schnell fündig. Es taucht eine Situation aus ihrer Kindheit auf, in der der Vater die Kinder mit dem Kochlöffel verhauen hat. Das schlimmste Bild ist sein Gesicht. Die negative Kognition ist: »Ich bin hilflos ausgeliefert«. Die positive Kognition ist: »Ich bin stark, ich kann mich wehren«. Der VoC ist bei 4, das Gefühl, das mit dem Bild und der negativen Kognition einhergeht, ist Angst. Der SUD liegt bei 8. Die Patientin spürt diese Belastung in ihrem Herzen. Im EMDR-Prozess, in dem die Patientin den Schmerz erinnert, Wut empfindet, dann aber auch Ruhe, taucht schließlich Stärke auf. Am Ende sinkt die Belastung auf null. Die positive Kognition »Ich bin stark und kann mich wehren« fühlt sich jetzt stimmig an.

Wir bearbeiten mit dieser Patientin noch zwei weitere ähnliche Situationen, die zu diesem Erinnerungscluster gehören. Nach dieser Arbeit beginnt es der Patientin deutlich besser zu gehen. Sie fühlt sich innerlich gestärkt und beginnt besser für sich selbst zu sorgen, darauf aufzupassen, dass sie selbst nicht zu kurz kommt.

Wie immer in der Arbeit mit EMDR schauen wir auch hier, ob das negative Überzeugungssystem noch zukünftig getriggert werden könnte. Und es zeigt sich hier, dass es wichtig ist, auch mit einer Zukunftsprojektion zu arbeiten. Hier geht es um die Angst, in der Zukunft nicht nein sagen zu können, dann wieder in Erschöpfung und Depression zu landen.

Die befürchtete Situation, mit der wir arbeiten, steht damit in Zusammenhang, dass die Patientin nach langer Zeit der Arbeitsunfähigkeit nun eine neue Stelle in Aussicht hat. Ihre größte Angst ist, dass ihr Chef sie wieder ausnutzen und überfordern wird und sie dann nicht für sich einstehen kann.

Auch hier ist die negative Kognition: »Ich kann mich nicht wehren«. Die positive Kognition ist jetzt: »Ich kann für mich sorgen«. Auch bei der Arbeit mit dieser Zukunftsprojektion tauchen nochmals Fragmente aus der Kindheit auf. Dann ist die Patientin wieder ganz im Heute. Im Prozess taucht Freude auf, dann sieht die Patientin eine Rose. Schließlich ist ihre positive Kognition: »Ich bin sicher«. Diese fühlt sich ganz stimmig an, und die Patientin erlebt ein inneres Lächeln, mit dem sie nach Hause geht.

In der Sitzung danach sagt die Patientin, sie habe Riesenfortschritte gemacht, sie könne sich jetzt durchsetzen, und das tue ihrer Partnerschaft wirklich gut.

Sie beginnt dann den neuen Job als Filialleiterin, und auch hier geht es ihr wirklich gut. So können wir die Therapie beenden, und die Patientin geht gestärkt daraus hervor, mit einem neuen Selbstwertgefühl, mit dem Bewusstsein »Ich bin stark, ich bin sicher, ich kann für mich sorgen«. Das alte negative Überzeugungssystem, das sie vier Jahrzehnte begleitet hat, hat ausgedient.

KAPITEL 7

Bearbeitung von depressiven oder suizidalen States

Klinische Erfahrung und Forschung zeigen, dass die Schwere der depressiven Episoden mit der Anzahl vorheriger Episoden zunimmt. Eine niederländische Arbeitsgruppe konnte zeigen, dass 283 Patienten, die mit der Diagnose einer rezidivierenden Depression in Behandlung gewesen waren, auch in der Remission bestimmte Auffälligkeiten zeigten. Die Anzahl vorheriger Episoden korrelierte mit gedrückter Stimmung und dies wiederum war prädiktiv für eine weitere Episode. Die Autoren bezeichnen dies als emotionale Narben (van Rijsbergen et al. 2015).

Auch wird gelegentlich von einer scheinbaren Behandlungsresistenz berichtet: Früher eingesetzte Antidepressiva scheinen ihre Wirkung zu verlieren. Wie können wir diese irritierenden Erkenntnisse verstehen? Das AIP-Modell der EMDR-Therapie könnte eine Hilfe sein. Denn im Sinne des AIP-Modells könnte auch das sehr beeindruckende Erleben eines Krankheitszustandes unverarbeitet bleiben und dann als maladaptiv, dysfunktionell gespeicherte Erinnerung symptomauslösend bleiben. Dies Phänomen ist von persistierenden Triggern bekannt. Diese sich auch nach der Durcharbeitung des zugrunde liegenden Materials weiter aktiv zeigenden Erinnerungen an gegenwartsnahe Triggerung haben dann ein sekundäres Netzwerk gebildet, das im Standardprotokoll der EMDR-Therapie im Bereich Gegenwart bearbeitet wird. Ähnliche Erfahrungen werden auch in der Arbeit mit Kopfschmerzpatienten berichtet. Längere Schmerzexposition scheint zur Bildung eines Schmerzgedächtnisses zu führen, das wie der eigentliche Kopfschmerz erlebt wird, aber nicht auf z.B. Triptane reagiert. Reprozessierung reduziert die Anzahl und Intensität von Kopfschmerzattacken (Konuk et al. 2011). Auch Nebenwirkungen einer Behandlung können in der Art und Weise symptomatisch werden und sich nach Reprozessierung verändern, wie es sich in der Behandlung von jugendlichen Rheumatikern zeigen ließ, die mit Methotrexat behandelt wurden (Höfel et al. 2018).

Erinnerungen an das »Depressiv«- oder »Suizidal«-Sein

Es könnte also sein, dass Erinnerungen an das »Depressiv«- oder »Suizidal«-Sein eigene, triggerbare Knoten geworden sind bzw. ein sekundäres Netzwerk bilden. Hiermit wird nun das Phänomen der »Behandlungsresistenz« verstehbar. Wenn die depressive Stimmung eine Erinnerung an früheres Depressiv-Gewesensein ist, dann wäre es ein anderer Pathomechanismus, nämlich der der pathogenen Erinnerung (Hase et al. 2017), und ein Pharmakon würde sich hier wenig auswirken. Insofern ist es bei chronisch rezidivierenden Depressionen mit langem Krankheitsverlauf zu erwarten, dass sich später Erinnerungen an das »Depressiv«- oder »Suizidal«-Gewesensein zeigen, selbst wenn die Erkrankung in ihrer eigentlichen Dynamik schon abgeklungen ist oder grundlegendes Material reprozessiert worden ist. Daraus ergibt sich auch, dass die Arbeit an depressiven oder suizidalen States in der zeitlichen Rhythmik des Protokolls später angesiedelt sein muss. State ist ein vorläufiger Arbeitsbegriff, der den vom Patienten erlebten Zustandscharakter aufgreift. Im AIP-Modell wäre dies, wie gesagt, als Netzwerk von Knoten zu verstehen, wobei nach längerer Zeit die Identifizierung von Einzelerinnerungen schwierig werden kann. Die Knoten scheinen ineinanderzufließen. Der hier verwendete Begriff State, in der wörtlichen Übersetzung »Zustand«, ist nicht mit dem in der Ego-State-Therapie benutzten State Begriff zu verwechseln. Die von Federn und anderen Autoren beschriebenen States tragen meist bewusstseinsnahe Anteile, wie sie bei den von uns hier beschriebenen States – außer im Falle einer schweren dissoziativen Störung – kaum zu finden sind (Federn 1952).

Klinische Hinweise auf depressive oder suizidale States können transiente, zeitlich umgrenzte Stimmungsverschlechterungen sein, die vom Patienten wie ein Rückfall in die Depression erlebt werden und oft mit großer Angst vor einer erneuten Episode verbunden sind. Es scheint, als könnte dies dann im Sinne eines *vicious circle* tatsächlich in eine erneute Episode münden, so dass sich die Indikation für das Reprozessieren der States ergibt. Auch intrusive Fragmente früherer Suizidalität können Hinweise auf einen State sein, wobei diese typischerweise ich-dyston erlebt werden und ebenfalls große Irritation auslösen können. Selbstverständlich wäre die Angabe von Suizidabsichten mit konkreter Planung bei fehlender Absprachefähigkeit ein Hinweis auf eine andere Dynamik und der unmittelbare Anlass, den Schutz des Patienten durch geeignete Maßnahmen zu garantieren.

Die Arbeit mit den depressiven oder suizidalen States findet sich im DeprEnd-Manual unter dem Punkt D:

Depressive und suizidale States

Wenn die Arbeit an dem Material unter 1.–3. zu einer Stabilisierung führt, können Erinnerungen an das Erleben der depressiven Symptomatik, das depressive »Sein« oder an die erlebte Suizidalität identifiziert und reprozessiert werden. Wir gehen davon aus, dass das Erleben der depressiven Symptomatik oder von Suizidalität aufgrund der hohen, damit verbundenen Belastung ebenfalls zu unverarbeiteter Erinnerung führen kann. Besonders über längere Zeit bestehende Symptomatik oder wiederholte Suizidalität kann zu pathogenem Erinnerungsmaterial führen. Wir haben hierfür die Bezeichnung State gewählt, da unsere klinischen Beobachtungen am ehesten den von Horowitz in seinem Buch »States of Mind« beschriebenen Zuständen entsprechen. Horowitz beschreibt einen State als ein wiederholtes Muster von Erleben und Verhalten, die verbal und nonverbal sind (Horowitz 1979). Die States, die wir in diesem Kapitel beschreiben, sind in den allermeisten Fällen nonverbal und werden von den Betroffenen intensiv körpernah, verhaltensbeeinflussend und häufig mit hohem Leidensdruck erlebt. Aus der Sicht des AIP-Modells heraus verstehen wir diese States als Erinnerungsnetzwerke, die einen früheren depressiven Zustand bzw. suizidalen Zustand selbst abbilden. Bei der klinischen Bearbeitung der States beginnen wir in der Regel mit dem depressiven State und gehen dann, falls notwendig, zum suizidalen State über. Wenn nicht nur eine, sondern mehrere Erinnerungen identifizierbar sind, sollte eine Clusterstrategie in Erwägung gezogen werden.

- Erinnerungen an die depressive Symptomatik per se
- Erinnerungen an Suizidalität per se

Die Bearbeitung des suizidalen States sollte nur bei Symptomentlastung durch die vorherige Arbeit, Sistieren von aktiver Suizidalität, tragfähiger therapeutischer Beziehung und Belastung durch die vordem erlebte Suizidalität, respektive Angst vor dem Wiederauftreten, vorgenommen werden.

Klinische Erfahrung und Fallbeispiele

Wie schon ausgeführt, ist es bei chronisch rezidivierenden Depressionen mit langem Krankheitsverlauf zu erwarten, dass sich spätere Erinnerungen an das »Depressiv«- oder »Suizidal«-Gewesensein zeigen, selbst wenn die Erkrankung in ihrer eigentlichen Dynamik schon abgeklungen ist oder grundlegendes Material reprozessiert worden ist. Es ist aber auch zu beobachten, dass eine Depression mit wenigen Episoden zu einem State führen kann, wenn das Erleben der Erkrankung beeindruckend genug war und zur Bildung pathogener Erinnerung führte. Auch das Erleben von Suizidalität kann für den Patienten hoch belastend sein und zur Knotenbildung führen. Dies betrifft vor allem die frühen Stadien der suizidalen Entwicklung, in denen noch mit dem Entschluss gerungen wird. Inwieweit die eigentümliche Gelöstheit und innere Ruhe bei nunmehr getroffener innerer Entscheidung zum Suizid kurz vor der Ausführung zur Knotenbildung beiträgt und zu einer Suizidsehnsucht führen könnte, ist bisher spekulativ und noch zu beobachten.

In der Reprozessierung des Materials bleibt der Prozess häufig in dem Netzwerk, d. h. die Erinnerung an das depressive oder suizidale Gewesensein wird prozessiert. Es können sich allerdings auch Affektbrücken in früheres Material entwickeln, das bisher nicht prozessiert worden war. Dies ist eher zu erwarten, wenn die Arbeit an zugrunde liegenden Netzwerken weniger umfassend gewesen ist. Wenn das auftauchende Material die Verarbeitungsfähigkeit des Patienten nicht überfordert, ist oftmals eine entlastende Einsicht in die Zusammenhänge am Ende der Reprozessierung möglich.

Die Montagsdepression

Der zum Zeitpunkt der Behandlung 53-jährige Patient erlebte seine zweite depressive Episode, die sich nach antidepressiver Pharmakotherapie deutlich besserte. Im Rahmen der EMDR-Therapie, die in einer stationären psychosomatischen Behandlung durchgeführt wurde, wurde der Auslöser dieser Episode, ein von ihm als beschämend erlebtes Gespräch mit seinem Chef, reprozessiert. Dies führte zu einer deutlichen Entlastung. Im Verlauf der Behandlung wurden Schlüsselerinnerungen bezüglich dysfunktionaler Überzeugungen identifiziert und prozessiert. Die Stimmung des Patienten stabilisierte sich weiter. Allerdings persistierte ein morgendliches Stimmungs- und Antriebstief, das am Montagmorgen noch ausgeprägter als an anderen Tagen der Woche war. Da dies zu der insgesamt guten Entwicklung im Kontrast stand und die Montagsakzentuierung Fragen aufwarf, wurde die Anamnese noch einmal unter dem AIP-Aspekt vertieft. Der Patient erinnerte sich, dass die erste Realisierung seiner jetzigen Depression an einem Montag, morgendlich nach dem Aufstehen, erfolgte. Die identifizierbare Zielerinnerung war dieser Montagmorgen, im Badezimmer. Das damit verbundene visuelle Fragment war der

Anblick seines traurigen Gesichts im Badezimmerspiegel. Die damit verbundene Kognition war: »Ich habe keine Kontrolle«. Diese Erinnerung war mit Gefühlen von Angst, Ärger sowie Frustration verbunden und trug einen SUD von acht. Die Erinnerung konnte auf einen SUD von null prozessiert werden. Nach der Durcharbeitung blieb das »Morgentief« aus.

Das Sofa

Der zum Zeitpunkt der Behandlung 43-jährige Patient befand sich wegen seiner dritten diagnostizierten Episode in stationärer Behandlung. Es steht zu vermuten, dass schon früher, beginnend in der Adoleszenz, depressive Episoden vorkamen, die jedoch nicht diagnostiziert oder behandelt wurden. Zur Biografie ist zu erwähnen, dass der Patient als einziges Kind in einem emotional kargen Elternhaus aufwuchs. Die Arbeit der eher schlichten Eltern zur Sicherung des Lebensunterhalts stand im Vordergrund und bestimmte das Leben der Familie vollständig. In der Bindungsarmut fand der Patient Anschluss über den Sportverein. Er fuhr als Amateursportler Rennrad. Dies bedeutete neben dem Training im Verein und den Rennen am Wochenende mehrfach die Woche nach der Schule mehrstündig zu trainieren, selbst wenn die Temperaturen nahe dem Nullpunkt waren. Der Patient erlangte das Abitur und verpflichtete sich danach bei der Bundeswehr, um in die Offizierslaufbahn einzutreten. Zum Behandlungszeitpunkt war er Offizier und Berufssoldat. Er suchte erst spät im Leben den Kontakt zum anderen Geschlecht, befand sich zum Behandlungszeitpunkt jedoch in einer festen Partnerschaft. Belastet war seine soziale Situation durch eine heimatferne Verwendung. Zu Beginn der depressiven Episode lebte er über die Woche in einer Pendlerwohnung. Der Patient hatte sich etwa im sechsten Monat der aktuellen depressiven Episode seiner Partnerin geöffnet, da Suizidgedanken übermächtig wurden und er sich gleichermaßen seiner Partnerin gegenüber verpflichtet fühlte. Diese vermittelte dann den Kontakt zum Behandlungssystem. In der Diagnostik wurde deutlich, dass der Patient mindestens zwei depressive Episoden durchlitten hatte, ohne sich Hilfe zu suchen. Aus der Kindheit persistierten Überzeugungen, die es ihm verunmöglichten, Schwäche zu zeigen oder mit seinem Leid nach außen zu gehen.

In der stationären psychosomatischen Behandlung konnten Erinnerungen an Episodenauslöser und Schlüsselerinnerungen bezüglich dysfunktionaler Überzeugungen identifiziert und reprozessiert werden. Der Patient besserte sich klinisch deutlich. Es blieb aber eine moros depressive Verstimmung und

ein Gefühl von Anergie, das mit dem Engagement des Patienten im Behandlungsalltag kontrastierte.
In Anbetracht des Behandlungsverlaufs erfolgte die Entscheidung, die Prozessierung eines depressiven States zu versuchen, da der Patient die sich über Monate hinziehende Entwicklung der Episode als sehr quälend erlebt hatte. Der Patient konnte eine Erinnerung, als schlimmste Erfahrung, benennen: das Sitzen auf dem Sofa nach dem Dienst, alle Vorsätze von Aktivität unmöglich umzusetzen, allein und isoliert von dem Leben, das er durch das Fenster unten auf der Straße sehen konnte. Diese Situation endete in der Regel in der Dunkelheit, da der Patient sich nicht aufraffen konnte das Licht anzumachen, bis er sich ins Bett zwang, was ihm zum Ende auch nicht mehr gelang. Begleitet war dies von einer starken Angst, dass seine Partnerin anrufen würde und sein Leiden entdecken könne.
Das Bild war der Blick aus dem Fenster und ein Teil des Sofas. Die negative Kognition war: »Ich bin ein Weichei«. Gefühle von Trauer, Angst und Enttäuschung begleiteten diese Erinnerung, die mit einer subjektiven Belastung (SUD) von neun erlebt wurde. Diese Erinnerung ließ sich bis zu einem SUD von null prozessieren. Der VoC bezogen auf die positive Kognition »Ich hab Antrieb« stieg bis auf sechs an. Nach der Sitzung besserte sich das Befinden deutlich.

Auf der Intensivstation

Ein etwa 45-jähriger Mann befindet sich in akut-psychiatrischer, stationärer Behandlung. Zur Aufnahme führte eine Trunkenheitsfahrt nach einer Auseinandersetzung mit der Partnerin. Es ist eine rezidivierende Depression mit komorbider Alkoholabhängigkeit bekannt. In der Kindheit erlebte der Patient physische Gewalt sowie Entwertung durch Vater und Mutter. Die erste depressive Episode begann nach dem Tod der Mutter. Es ist ein Suizidversuch nach Partnertrennung bekannt. Nach Stabilisierung und Reprozessierung von Episodentriggern bessert sich die Stimmung. Der Patient berichtet dann von einem ihn sehr ängstigenden Albtraum suizidalen Inhalts: Er steuere ein Auto gegen einen Baum. Der Patient ist absprachefähig und die Suizidalität ist ichdyston. Die Prüfung des Erinnerungsmaterials ergibt, dass eine Erinnerung bezüglich früheren Suizidversuchs durch Tablettenintoxikation leicht mobilisierbar, dann intrusiv und belastend ist. In der EMDR-Sitzung zeigt sich das Bild der Intensivstation. Die NK ist: »Ich bin schuld«, und die PK: »Ich werde daraus lernen«. Es folgt ein insgesamt guter adaptiver Prozess, in dem drei

Kanäle laufen. Am Ende der Phase 4 beträgt der SUD null und die VoC kann bis auf sieben verankert werden. In der nächsten Sitzung zeigt sich der Patient stabil ohne Suizidalität.

Der Sog auf die Schienen

Eine 55 Jahre alte Patientin mit rezidivierender Depression sucht gezielt die ambulante EMDR-Behandlung, da sie die Hoffnung hat, hier noch mehr für sich zu erreichen. Sie erlebte die erste Episode mit 13 Jahren und machte danach 13 Episoden meist im Frühling durch. Die Episoden sistierten mit Geburt des ersten Kindes und setzten nach Beginn der Menopause wieder ein. Die Patientin ist seit Jahren in Psychotherapie und auf Citalopram eingestellt. Sie ist derzeit unter Medikation recht stabil. Nach Diagnostik, Stabilisierung und Vorbereitung auf das Prozessieren werden drei Erinnerungen in Zusammenhang mit der aktuellen und früheren Episode erfolgreich prozessiert. Die Patientin wünscht dann eine Arbeit an ihren immer wieder auftretenden Suizidimpulsen. Diese treten auf, wenn sie in einer S-Bahnstation auf dem Bahnsteig steht. Sie erlebt dann einen Sog, der sie auf die Gleise vor den nahenden Zug zieht. Sie hat diesem Sog bisher immer widerstehen können. Eine Erinnerung daran wird fokussiert (Bild: »Bahngleise – Drang sich umzubringen« mit einer Atmosphäre von Verzweiflung und Hoffnungslosigkeit und einem SUD von 8) und prozessiert. Beim Reprozessieren taucht eine Erinnerung (5./6. Lj.) auf: die Großmutter erzählt dem kleinen Kind vom Krieg und den Verlusten, die die Familie erlitt. Die Patientin spürt die gleiche Atmosphäre von Verzweiflung und Hoffnungslosigkeit jetzt in Bezug auf diese Erinnerung. Die Erinnerung kann bis auf einen SUD null reprozessiert werden. Am Ende der Sitzung taucht spontan ein gutes Bild auf, das für die Patientin Sicherheit symbolisiert. Die EMDR-Kurzzeittherapie kann nach zehn Sitzungen, davon vier Reprozessierungssitzungen, beendet werden. Die Patientin ist zu diesem Zeitpunkt in voller Remission. In der Katamnese nach fünf Jahren ist die Patientin weiterhin in Vollremission. In Situationen von Belastung, die früher Suizidalität ausgelöst hatten, taucht nun das Bild von Sicherheit auf, das am Ende der Reprozessierungssitzung entstand.

KAPITEL 8

Rückfallprophylaxe

Drehtürpatienten nennt man sie in der Psychiatrie. Sie werden oft als »hoffnungsloser Fall« betrachtet. Patienten, die immer wieder schwere depressive Episoden erleiden, eine kleine Zeit der Besserung erfahren, dann wieder depressiv werden – so schwer, dass sie stationär behandelt werden müssen.

Die Rückfallprophylaxe ist daher ein sehr entscheidender Teil der Depressionsbehandlung. In der klassischen Therapieliteratur werden Rückfälle im Behandlungskontext und als integraler Teil der Behandlungsplanung eher selten erwähnt und wenig berücksichtigt. Was mag der Grund dafür sein? Möglicherweise sind Patient und Therapeut so froh, ein einigermaßen gutes Ergebnis in der Therapie erzielt zu haben, dass sie gar nicht an einen Rückfall denken »dürfen«: So wird der Rückfall in der Depressionstherapie gerne zum Tabuthema. DeprEnd als neuer Behandlungsansatz für die Behandlung von depressiven Störungen möchte dies verbessern, möchte die Behandlung nachhaltiger machen, und daher ist Rückfallprophylaxe im DeprEnd ein sehr wichtiger Bestandteil.

Tatsächlich sind Rückfälle bei depressiven Störungen in der Forschungsliteratur sehr bekannt. Rückfälle passieren häufig nach depressiven Episoden, insbesondere dann, wenn es nur zu einer teilweisen Besserung kommt, eine Episode nur teilremittiert ist, wie es in ca. 60 Prozent der klassisch behandelten Depressionen der Fall ist. So liegt die Rückfallquote nach einer depressiven Episode statistisch nach zwei Jahren etwa bei 50 %. Mit anderen Worten: Depressive Episoden sind in der Mehrzahl sich wiederholende Ereignisse. Erschwerend kommt dazu, dass in den meisten Fällen jede weitere Episode, also jeder Rückfall durch ein kleineres Ereignis ausgelöst wird. Das heißt: Die Schwelle zur Auslösung einer neuen depressiven Episode sinkt. Weiterhin ist die depressive Episode, die auf eine frühere folgt, in der Regel schwerer als die vorherige. Daher stellen Rückfälle in der Behandlung depressiver Störungen ein ernst zu nehmendes Problem dar, das in die Behandlungsplanung einbezogen werden muss.

Rückfallprophylaxe im Licht des AIP-Modells

Rückfallprophylaxe beginnt immer schon während der Behandlung der Depression selbst. Entscheidend ist, dass die depressive Episode möglichst komplett remittiert. Aus der Forschung wissen wir, dass unvollständig remittierte depressive Episoden schneller zu einer erneuten depressiven Episode führen. Bei einer kompletten Remission der depressiven Episode gehen wir davon aus, dass es dem Gehirn gelungen ist, alle wichtigen depressiogenen Faktoren erfolgreich zu integrieren. Es lohnt sich daher, intensiv daran zu arbeiten und darauf zu achten, dass die derzeitige depressive Episode vollständig remittiert.

Wie bereits in den vorangehenden Kapiteln berichtet, haben unsere Forschungen zum Einsatz von EMDR bei Depressionen gezeigt, dass gerade hier ein entscheidender Vorteil der EMDR-Therapie DeprEnd gegenüber anderen Verfahren liegt: In allen bisherigen Studien (Hofmann 2014, Hase et al. 2015, Ostacoli et al. 2018) war die Zahl der kompletten Remissionen signifikant höher als bei Einsatz der bisher bewährten psychotherapeutischen Behandlungen (Treatment as usual – in der Regel Verhaltenstherapie oder Psychodynamische Therapie). Dieses stringente Ergebnismuster legt nahe, dass EMDR vermutlich besonders auf diesem Gebiet eine besondere Stärke ausspielt: EMDR hilft dem Gehirn und dem inneren System des Menschen, die entscheidenden Faktoren, die zur Depression beitragen, adaptiv zu verarbeiten, zu integrieren und damit eine vollständige Remission einer depressiven Episode einzuleiten. Damit wäre die Behandlung von Depressionen mit EMDR schon per se Rückfallprophylaxe.

Dies legen auch die Ergebnisse unserer allerersten retrospektiven Studie zum Einsatz von EMDR bei Depressionen nahe: Von den zehn PatientInnen war nur eine einzige kurz rückfällig geworden, als ihr Partner an Krebs erkrankte. Alle anderen PatientInnen waren, teils über sehr lange Katamnesezeiträume (bis zu 6 Jahren) stabil geblieben, teilweise trotz großer Belastungen.

So scheint die Behandlung mit EMDR DeprEnd schon per se eine gute Rückfallprophylaxe zu beinhalten. Dennoch wird auch bei der EMDR-Therapie explizit eine Rückfallprophylaxe in die Behandlung integriert, um auf diese Weise die Behandlung nachhaltiger zu machen und die Lebensqualität der PatientInnen dauerhaft zu verbessern.

DeprEnd ist ein Behandlungsansatz, der systematisch im AIP-Modell denkt (Kap. 2). Das macht eine Rückfallprophylaxe ebenfalls leichter. Im DeprEnd arbeiten wir nämlich nicht wie andere Therapieverfahren zunächst oder vielleicht sogar ausschließlich an der positiven Bewältigung der Gegenwart, wir gehen vielmehr davon aus, dass Episodenauslöser bzw. dysfunktionale Erinnerungsnetzwerke Rückfälle erzeugen. Solange diese aktiv sind, ist die Behandlung einer Depression daher unvollständig.

EMDR arbeitet immer an den zugrunde liegenden Netzwerken, die ein Störungsbild verursachen. Im DeprEnd arbeiten wir daher zuerst wie beschrieben mit den Auslösern von depressiven Episoden. Ebenso arbeiten wir mit den Überzeugungssystemen und – sofern vorhanden – mit den depressiven bzw. suizidalen States, wie wir in den vorangehenden Kapiteln gesehen haben. Und so wie wir im EMDR bei der Arbeit an Traumanetzwerken im Allgemeinen erst die vergangenen Ereignisse bearbeiten, dann die Trigger der Gegenwart und schließlich maladaptive Zukunftsprojektionen, so arbeiten wir auch im DeprEnd zuerst an dem, was ihr zugrunde liegt, was in der Vergangenheit die depressive Episode ausgelöst hat, dann an gegenwärtigen Triggern und schließlich an dem, was in der Zukunft möglicherweise eine neue depressive Episode auslösen könnte.

Rückfallprophylaxe, Schritt 1: Die Arbeit mit Triggern

In der Konzeption der EMDR-Therapie, wie Francine Shapiro sie konzipiert hat, spielt die Bearbeitung von Triggern, also gegenwärtiger Auslöser, sowie die Bearbeitung der Zukunft im Sinne eines *future template* immer eine gesonderte Rolle. Shapiro sprach dabei von einem dreiteiligen Protokoll *(3-pronged protocol)*, das nicht nur die Bearbeitung der Vergangenheit, sondern auch gegenwärtiger Trigger und der Zukunft beinhaltet. Die Arbeit mit DeprEnd bedeutet daher nicht nur, dass die Episodenauslöser und negativen Überzeugungssysteme vollständig bearbeitet werden. Die Bearbeitung von Triggern ist ein sehr entscheidender Teil im DeprEnd und sie ist ein entscheidender Teil in der Rückfallprophylaxe, denn Trigger machen sich manchmal unabhängig vom Erleben der alten Erinnerung. So kann eine alte Erinnerung bearbeitet sein, und dennoch können Trigger zu einer neuen Aktivierung alten Erlebens führen. Unter Triggern verstehen wir hierbei alle gegenwärtigen Auslösereize und auslösenden Situationen, die zu einer erneuten depressiven Dekompensation führen könnten. Trotz guter Bearbeitung z. B. eines Episodenauslösers es kann es sein, dass solche Trigger weiterhin existieren. Patienten können diese häufig benennen. Und manchmal tauchen sie einfach im Alltag auf, und die Patienten kommen mit diesen Situationen und wundern sich, dass sie wieder einen Anflug depressiver Symptome haben.

Frau Wal ist schwer depressiv in die Behandlung gekommen. Ihr fehlte jeglicher Antrieb, sie konnte kaum noch das Haus verlassen, war zusätzlich von vielen Ängsten geplagt. In der gemeinsamen Arbeit haben wir den Episodenauslöser identifiziert und bearbeitet sowie negative Überzeugungssysteme bearbeitet. Insbesondere haben wir ein massives Überzeugungssystem von Wertlosigkeit mir DeprEnd gut bearbeitet. Es geht ihr inzwischen sehr viel besser. Eigentlich ist die Depression remittiert. Sie hat wieder Lebensfreude, sie geht aus dem Haus, sie hat eine neue Beschäftigung gefunden. Eine Beschäftigung, die ihr Sinn im Leben gibt. Nun ist es wichtig zu schauen: Gibt es gegenwärtige Trigger, die dieses Überzeugungssystem im Heute doch wieder triggern könnten? Kürzlich ist eine Situation eingetreten, eine schwierige Situation mit ihren Kindern, die keinen Kontakt mehr zu ihr haben. Auf Grund einer schweren Erkrankung hat sie ihnen einen Brief geschrieben. Sie hätte gerne wieder Kontakt zu ihnen, das Leben kann so kurz sein. Aber ihre Kinder haben nicht geantwortet. Dieses Erleben, die starke Zurückweisung durch ihre erwachsenen Kinder hat erneut ihr negatives Überzeugungssystem »Ich bin wertlos« getriggert. Im Folgenden arbeiten wir daher an diesem Trigger.

Die Arbeit mit Triggern im DeprEnd – praktisch

Wie machen wir das ganz praktisch? Wir fokussieren im EMDR-Sinne auf diese gegenwärtige Situation. D.h. wir fordern die Patientin auf, sich das schlimmste Bild dieser gegenwärtigen Situation vors innere Auge zu nehmen.

Hier ist es das (imaginierte) Gesicht der Tochter und der verachtende Gesichtsausdruck. Als ich ihr sage, dass sie diesen ja gar nicht gesehen hat, sagt sie: »Ja, aber den habe ich sehr oft gesehen, den kenne ich.« Die dazugehörige negative Kognition ist »Ich bin wertlos«. Die positive Kognition ist »Ich bin wertvoll«, und der VoC ist bei zwei. Im Kontakt mit dem Bild und der NK erlebt die Patientin ein Gefühl von Ohnmacht. Der SUD ist 8, die Patientin spürt es im Bauch. In der dann folgenden Arbeit mit bilateraler Stimulation erlebt die Patientin, dass es ihr möglich wird, eine Distanz zu diesem Erleben zu gewinnen. Sie entwickelt eine neue Perspektive und kann sehen, dass es schade für ihre Kinder ist, dass diese ihre Mutter nicht haben, dass sie selbst aber gut leben kann, auch ohne ihre erwachsenen Kinder. Sie kann dann sehen, dass die positiven Erinnerungen, die sie im Zusammenhang mit den Kindern hat, ihren Wert behalten. Ihr wird bewusst, dass es die Entscheidung ihrer Kinder ist, keinen Kontakt zu ihr zu haben, sich nicht zu melden, aber dass es nichts aussagt über ihren eigenen Wert. All diese Einsichten entwickeln sich spontan im EMDR-Prozess, ohne dass dies inhaltlich weiter besprochen worden ist. Zu Ende der EMDR-Sitzung kann die Patientin über sich sagen, dass sie ein wertvoller Mensch ist. Dass sie weiß, dass sie wertvoll und geachtet ist.

Rückfallprophylaxe, Schritt 2: Die Arbeit mit Zukunftsprojektionen

Rückfallprophylaxe im DeprEnd bedeutet nicht nur Arbeit an Triggern, wie sie hier beispielhaft gezeigt wurde. Denken wir stringent im AIP-Modell, so gehört hierzu genauso die Arbeit an der Zukunft, die Arbeit mit *future templates*. Denn depressiogene Netzwerke projizieren genau wie Traumanetzwerke in die Zukunft, beeinflussen die Zukunftserwartung in negativer Weise und stellen damit implizite Risikofaktoren für einen Rückfall in die Depression dar.

Ein wichtiger Schritt in der Rückfallprophylaxe ist daher die Arbeit mit Zukunftsprojektionen. Zukunftsprojektionen im EMDR werden als die zweite Seite der dysfunktional verarbeiteten Erinnerungen verstanden. Negative Zukunftsprojektionen entstehen durch dysfunktional verarbeitete Erinnerungen und beeinträchtigen die Gegenwart und die Zukunft.

In der Depression spielt die Zukunftsprojektion eine große Rolle. Die Angst vor einer neuen depressiven Episode steckt tief. Möglicherweise steckt die Angst vor einer neuen depressiven Episode auch beim Therapeuten tief, ein Grund vielleicht, dass das Thema negative Zukunftsprojektion, die Angst vor dem Rückfall in die Depression, oft tabuisiert wird. Aber es ist ein wichtiger Bestandteil des DeprEnd, denn Zukunftsprojektionen sind ein wichtiger Bestandteil des AIP-Modells. Vielleicht möchten wir uns als Therapeuten diesen Befürchtungen nicht immer stellen. Wir denken vielleicht, sie könnten so etwas wie eine selbsterfüllende Prophezeiung, eine *self-fulfilling prophecy* werden. Die Wahrheit ist jedoch eine ganz andere: Durch das Reprozessieren negativer Zukunftsfantasien in Bezug auf depressive Rückfälle werden genau diese verhindert. Das Reprozessieren der angstbesetzten Zukunftsfantasien hilft dem Inneren System des Klienten, seine Selbstwirksamkeit zu sehen und diese im Körper zu spüren. Das negative Material in Bezug auf die Zukunft macht positivem Material Platz, das Denken des Patienten in Bezug auf die Zukunft verändert sich. Und nicht nur das Denken. Denn da eine Ressource immer in einem positiven Körperstate repräsentiert ist, ist das, was wir durch einen EMDR-Prozess erreichen, viel mehr als ein kognitives Umstrukturieren. Das neue Erleben bildet sich auch in einem veränderten, positiveren Körpererleben ab, und dies bildet die Grundlage eines positiven Erlebens in der Zukunft.

Die Arbeit mit der Zukunftsprojektion ist dann indiziert, wenn die Angst vor einer neuen depressiven Episode vom Patienten wahrgenommen wird. Für viele Patienten spielt diese Angst eine entscheidende Rolle. Wenn das Patient-Therapeut-Verhältnis gut ist, wagt die Patientin es, dies zu äußern, z. B. in der Form: »Es geht mir jetzt wirklich gut und meine Familie sagt auch, ich habe mich sehr verändert, aber innen drin habe ich große Angst, ich könnte wieder so depressiv werden.« Dann fokussieren wir auf die Vorstellung, die die PatientIn vor ihrem inneren Auge hat, die Vorstellung, wenn sie wieder depressiv würde.

Zukunftsprojektion im DeprEnd – praktisch

Herr G ist Soldat und kam aufgrund einer sehr schweren depressiven Episode, in der er suizidal war und einen Psychiatrieaufenthalt hatte. Inzwischen haben wir an den Episodenauslösern gearbeitet, wir haben an den negativsten Überzeugungssystemen gearbeitet, unter denen er sehr litt, und es geht ihm viel besser. Aber Herr G hat große Angst, er könnte wieder depressiv werden. Also fokussieren wir auf diese Angst.

Sein schlimmstes Bild dabei ist das vorgestellte Bild: Er sitzt depressiv auf dem Badewannenrand und hat den Gedanken »Ich will nicht mehr leben«. Seine positive Kognition dazu ist: »Ich will leben«. Beim Fokussieren auf das Zukunftsbild und die negative Kognition spürt er Verzweiflung. Die Belastung ist sehr hoch, der SUD ist bei 9. Das damit einhergehende negative Körpergefühl spürt er im Bauch.

Beim Reprozessieren dieser Zukunftsvorstellung mit bilateraler Stimulation kommt es während dieses Prozesses zu einem starken emotionalen Erleben. Alte Erinnerungen, insbesondere an die letzte depressive Episode tauchen noch mal auf. Sie können sich dann aber auflösen, und zum Abschluss der Sitzung kann Herr G sagen: »Ich will leben«. Dieses Erleben und diese Arbeit ist so nachhaltig, dass Herr G wenige Sitzungen später sagt, dass es ihm nun wirklich gut gehe. Die Angst vor einer neuen depressiven Episode sei verschwunden. Wenige Sitzungen später sagt er, dass es ihm nun so gut gehe, dass er keine weitere Behandlung mehr brauche. Wir können darauf nach wenigen Sitzungen die Therapie erfolgreich beenden. Auch eine Katamnese nach einem Jahr zeigt, dass die Behandlung bei einer schweren depressiven Episode erfolgreich war und Herr G keinen weiteren Rückfall hatte.

Dies ist nur eines von vielen Beispielen, das zeigt, dass die Arbeit mit negativen Zukunftsprojektionen gerade in der Behandlung von depressiven Störungen, wenn es um die Rückfallprophylaxe geht, ausgesprochen erfolgreich sein kann.

Eine andere Form der Zukunftsprojektion ist das von Francine Shapiro entworfene *future template*. Hierbei handelt es sich um eine positive Zukunftsprojektion. Die Patientin stellt sich eine herausfordernde Situation in der Zukunft vor und imaginiert dann, wie sie positiv und selbstbewusst in dieser Situation reagieren kann. Wenn während dieser Imagination ein belastender Moment auftaucht, wird mit bilateraler Stimulation prozessiert. Schließlich soll die Patientin die herausfordernde Situation von Anfang bis Ende ohne Stress imaginieren können. Sie soll sich damit als selbstwirksam erleben können. Und dass Selbstwirksamkeit einen antidepressiven Effekt hat, ist seit langem bekannt.

Rückfallprophylaxe im EMDR bedeutet damit zum einen die Bearbeitung von Triggern der Gegenwart, die wieder zu einem negativen Erleben führen und vielleicht Auslöser einer neuen depressiven Episode werden oder nochmals ein negatives Überzeugungssystem aktivieren könnten. Rückfallprophylaxe bedeutet weiterhin, Ressourcen aufzubauen für spezifische Situationen, insbesondere auch für mögliche Rückfallsituationen. Weiter bedeutet Rückfallprophylaxe auch die Arbeit an negativen Zukunftsprojektionen, die Arbeit an der Angst vor einer neuen depressiven Episode. Ist diese Angst besiegt, so kann der Patient positiv in die Zukunft blicken.

Rückfallprophylaxe, Schritt 3: Der Aufbau spezifischer Ressourcen

Rückfallprophylaxe im DeprEnd findet weiter durch Ressourcenaufbau statt. Die Wirksamkeit positiver Ressourcen und besonders die bewusste Verfügbarkeit positiver Ressourcen ist in der Depressionstherapie lange bekannt.

Im DeprEnd gehen wir aber noch über diesen Ansatz hinaus. Wir erarbeiten mit dem Patienten nicht nur allgemeine Ressourcen, sondern wir arbeiten besonders am Aufbau spezifischer Ressourcen für schwierige Situationen, die möglicherweise in Zukunft eine depressive Episode auslösen könnten. Und wir verstehen dabei eine Ressource primär als einen positiven Körperstate, den es zu verankern und damit leichter zugänglich zu machen gilt. Hierzu benutzen wir vornehmlich die Absorptionstechnik des EMDR (Hofmann 2015, nach Korn & Leeds 2002).

Das Bewältigen schwieriger Situationen ist für viele Patienten mit depressiven Störungen ein sehr entscheidender Aspekt. Bewältigen sie schwierige Alltagssituationen, so haben sie ein neues Selbstwirksamkeitserleben. Auch um dieses zu stärken, setzen wir im EMDR die Absorptionstechnik ein. Für eine spezifische schwierige, herausfordernde Situation werden spezifische Ressourcen verankert. Dieser Anker hilft dem Patienten, sich in Zukunft in dieser Situation erfolgreich zu erleben, was wiederum eine enorme subjektive positive Verstärkung darstellt. Gerade bei Patienten mit rezidivierenden depressiven Störungen sind es oft kleine Alltagssituationen, in denen sie sich als Versager erleben und die dann wiederum zu einer erneuten depressiven Episode führen. Um eine solche Situation gut zu bewältigen, brauchen sie den Zugriff auf ganz spezifische Ressourcen, Fähigkeiten, die das Bewältigen dieser Situation erleichtern. In der Absorptionstechnik im EMDR fragen wir ganz bewusst danach, welche drei Fähigkeiten die PatientIn bräuchte, um mit dieser Situation besser umgehen zu können. Diese aktivieren und verankern wir dann mit EMDR.

Ressourcenaufbau im DeprEnd – praktisch

Frau Gise kam aufgrund einer schweren rezidivierenden depressiven Störung, so schwer, dass sie wochenlang nicht aus dem Bett kommen konnte, nicht mehr nach draußen gehen konnte, es schwer hatte, sich überhaupt in der Öffentlichkeit zu bewegen. Nachdem wir Episodenauslöser und traumatische Erinnerungen gut bearbeitet haben, stellt sich nun die Frage, welche Fähigkeiten sie bräuchte, um auch Alltagssituationen im Heute positiv zu bewältigen, z. B. eine Alltagssituation wie in einem Geschäft einkaufen gehen zu können. Ich frage Frau Gise, wie belastend sich diese Alltagssituation anfühlt, und sie sagt, sie fühle sich bei einem SUD von 9 an. Welche Fähigkeiten bräuchte sie, um mit dieser Situation besser umgehen zu können? Sie sagt, sie bräuchte dazu Mut und Gelassenheit und innere Ruhe. Im Folgenden verankern wir nun diese drei Fähigkeiten.

Wir beginnen mit dem Mut. Ich frage danach, ob sie sich an eine Situation erinnert, in der sie sich schon einmal mutig gefühlt hat, und sie sagt ja, das sei eine Situation im Zug gewesen. Also verankern wir diese Fähigkeit mit langsamer bilateraler Stimulation. Dabei wird vor allem auch darauf geachtet, dass mit der Erinnerung auch der dazugehörige positive Körperstate aktiviert wird. In einem zweiten Schritt schauen wir nach der Gelassenheit, der zweiten Fähigkeit, die Frau Gise genannt hat. Als ich sie frage, ob sie sich schon einmal gelassen erlebt hat, sagt sie, daran könne sie sich nicht erinnern. Daher frage ich, ob sie vielleicht eine Person kennt, die sie gelassen erlebt. Diese fällt ihr sofort ein. Es ist die Frau des Gastwirts, bei dem sie immer gearbeitet hat.

Jemin ist wirklich gelassen. Ich lasse Frau Gise das Bild von Jemin vors innere Auge nehmen und ich frage sie, wo im Körper sie diese Gelassenheit jetzt spürt, wenn sie an Jemin denkt. Ich erkläre dabei nicht, dass das über ihre Spiegelneuronen funktioniert, aber so können wir auch eine Fähigkeit verankern, die die Patientin oberflächlich betrachtet nicht zu kennen scheint. Schließlich verankern wir in analoger Weise auch die innere Ruhe. Danach sinkt die Belastung beim Gedanken an das Einkaufen deutlich ab. Mit diesen drei Fähigkeiten an ihrer Seite kann Frau Gise nun einkaufen gehen. Dies erfolgreich zu tun bedeutet für sie einen großen Schritt nach vorn, der wiederum im Sinne eines Verstärkers wirkt.

Ressourcenaufbau spielt natürlich auch eine große Rolle speziell für Situationen, die bis dato wirklich auch depressionsauslösend waren oder zumindest für den Patienten das Potential dafür beinhalteten. Vielleicht die schwierige Situation auf der Arbeit, wo die Patientin sich schnell missverstanden oder gemobbt fühlt. Auch hier können wir entsprechend Ressourcen mit EMDR verankern. Ressourcen enthalten immer positive Körperstates, die der Patient im Körper wahrnehmen kann. Die Verankerung von positiven Körperstates als Vorbereitung für entsprechende kritische Situationen kann den entscheidenden Unterschied in der Rückfallprophylaxe in der Behandlung von Depressionen machen. So ist das, was wir durch einen EMDR-Prozess erreichen, mehr als ein kognitives Umstrukturieren: Das neue Erleben bildet sich auch in einem veränderten, positiveren Körperstate ab, und dies bildet die Grundlage für ein positives Erleben in der Zukunft.

Rückfallprophylaxe, Schritt 4: Die Arbeit mit der Erinnerung an depressive States

Zur Rückfallprophylaxe gehört natürlich auch ein aktiver Lebensstil, der Bewegung und andere wichtige Faktoren beinhaltet. Auch wenn nichts dagegen spricht, dass der Therapeut dieses anregt, so beobachten wir doch sehr häufig, dass Patienten, die ihre depressive Episode unter Einsatz von DeprEnd überwinden, von alleine einen aktiveren Lebensstil entwickeln. Manchmal gehört zur Rückfallprophylaxe dabei auch, noch einmal die Erinnerungen an einen depressiven State zu bearbeiten. Wie zuvor beschrieben, beinhalten depressive States vor allem Körperzustände und Erinnerungen an Körperzustände. Die Erinnerung an einen schlimmen depressiven State bedeutet also auch, den depressiven Körperstate in den Fokus zu nehmen.

Beispiel für die Rückfallprophylaxe mit der Arbeit an einem depressiven Körper-State

Mit Frau Miller, die mit einer sehr schweren depressiven Episode in die Therapie kam, wurde intensiv im DeprEnd gearbeitet. Und sehr erfolgreich. Inzwischen arbeitet Frau Miller wieder, hat viele Aktivitäten wieder aufgenommen, treibt Sport, es geht ihr recht gut. Dennoch belasten zu manchen Zeiten die Erinnerungen an die sehr schwere Zeit, vor allem die Zeit in der Psychiatrie. Um auch diese Erinnerung gut und vollständig zu bearbeiten, im Sinne einer guten Rückfallprophylaxe, fokussieren wir auf die Erinnerung an diesen aversiven Körperstate. Das schlimmste Bild stellt hier »das Schwarze-Loch-Gefühl« dar. Die negative Kognition ist: »Ich bin ausgeliefert«. Die positive: »Ich hab's in der Hand«. Das Gefühl, das Frau Miller dabei spürt, ist eine starke Ohnmacht, der SUD liegt bei 8. Im Körper spürt sie das Gefühl in der Brust.

Hier lasse ich Frau Miller fokussieren und beginne dann mit bilateraler Stimulation.

Im Prozess taucht der Wunsch auf, damit abzuschließen, der Wunsch nach Unbeschwertheit. In einem weiteren Kanal taucht dann tatsächlich der Abschied auf, mit der Erkenntnis: »Es ist Vergangenheit«. Da ist jetzt Platz für Neues. Tatsächlich taucht bei diesem Abschied sogar so etwas wie Wehmut auf. Schließlich kann die Situation übers Meer hinweg verschwinden.

In der nächsten Sitzung sagt die Patientin, dass diese vorangegangene Sitzung gut war und auch sehr anstrengend. Das Bild aber, es übers Wasser wegzuschicken, habe sie noch lange begleitet. Danach und seitdem könne sie auf einmal wieder gut schlafen. Das Schönste sei das damit einhergehende Gefühl: ein unbeschwertes Gefühl. Der Druck sei vollkommen weg, genau wie die innere Unruhe. Und dieses unbeschwerte Gefühl sei so etwas Besonderes! Daher habe sie sich ein kleines Tattoo machen lassen – einen Schmetterling: Der stehe für die Unbeschwertheit.

Das adaptive Selbstheilungssystem des Menschen, das im EMDR so zentral ist, sehen wir auch in dieser Weise aktiv.

KAPITEL 9

Komorbidität mit komplexen Traumafolgestörungen

Seit einer Reihe von Jahren ist in der Forschung bekannt, dass Depressionen eine häufige Folgestörung nach Gewalt- und Missbrauchserfahrungen in der Kindheit darstellen (Heim et al. 2004). Auch ist durch Studien belegt, dass die Depression eine der häufigsten Folgestörungen nach sexuellem Missbrauch in der Kindheit darstellt (Chen et al. 2010). Diese Zusammenhänge zwischen sexuellem Missbrauch, Depressionen und posttraumatischen Belastungsstörungen (sowie anderen Störungen) sind auch in einer Reihe anderer Studien aufgezeigt worden (Jumper 1995, Gilbert et al. 2009).

Von Seiten der depressiven Patienten stellt sich dies häufig so dar, dass Patienten mit einer schweren Depression in 50–60 % der Fälle gleichzeitig unter einer oder mehreren Komorbiditäten leiden. Unter den häufigsten und behandlungstechnisch wichtigsten Komorbiditäten sind die Stress- und Traumafolgestörungen und speziell die posttraumatische Belastungsstörung. Posttraumatische Belastungsstörungen und komplexe posttraumatische Belastungsstörungen sind in der Allgemeinbevölkerung häufig. In einer repräsentativen Untersuchung in den USA wurde bei 7,2 % Bevölkerung eine der beiden Traumafolgestörungen festgestellt (bei 3,4 % eine PTBS, bei 3,8 % eine komplexe PTBS; Cloitre et al. 2019). Dies ist insofern wichtig, als viele der Patienten mit einer komorbiden Traumafolgestörung häufig eine schwerere Symptomatik haben und auf Behandlungsversuche schlechter ansprechen. Außerdem haben sie auch bei Rückgang der depressiven Symptomatik ein erhöhtes Rückfallrisiko.

Diese Komorbidität wird nicht selten bei ersten Behandlungen einer depressiven Episode nicht erkannt und entsprechend nicht behandelt.

Eine der Ursachen ist, dass die Zusammenhänge in den Anamnesen häufig nicht gleich erkennbar sind, da Missbrauchserlebnisse der Erinnerung der Patienten nicht immer zugänglich sind oder aus Schamgründen verschwiegen werden. Dass traumatische Erlebnisse bei depressiven Patienten vorliegen, wird oft erst im

Verlauf einer ambulanten oder stationären Behandlung deutlich und nicht selten werden Patienten mit einer Depressionsdiagnose lange Zeit behandelt, ohne dass eine Traumafolgestörung erkannt und spezifisch behandelt wird. Entsprechend chronifizieren viele dieser Patienten und werden erst spät, zum Beispiel während eines Klinikaufenthaltes, erkannt.

Meist handelt es sich bei diesen Patienten, wie im Kapitel zu den Episodenauslösern beschrieben, um rezidivierende oder chronische depressive Verläufe bzw. in einigen Fällen auch um dissoziative Depressionen.

Patienten mit Depressionen und komplexen posttraumatischen Belastungsstörungen sprechen schlechter auf Behandlungen an

Auch wenn nach wie vor viele Fragen aus diesem Themenbereich offen sind, möchten wir doch einige unserer klinischen Erfahrungen, vor allem aus dem stationären Bereich, weitergeben. Grundlage sind hierbei Erfahrungen aus einer psychosomatischen Fachklinik, die einen Schwerpunkt in der Behandlung psychisch traumatisierter und depressiver Patienten hat, sowie Erfahrungen aus einer psychiatrischen Universitätsklinik.

Zahlreiche depressive Patienten aus beiden Kliniken berichten über belastende Kindheitserfahrungen im Sinne von ACE-Erlebnissen. Den Eindruck aus vielen Studien, dass eine Häufung solcher belastender Kindheitserfahrungen sich in einer erhöhten Symptomatik im Sinne einer Dosis-Wirkungs-Beziehung ausdrückt, können wir durch unseren klinischen Eindruck bestätigen. Es gibt aber auch eine zunehmende Anzahl von Studien zu dem Thema. So konnten Witt et al. in einer deutschen repräsentativen Bevölkerungsstudie zeigen, dass mit der Anzahl von belastenden Kindheitsereignissen das Risiko einer späteren psychischen Störung signifikant zunahm. In der Hochrisikogruppe, die vier oder mehr ACE berichteten, war so, neben erhöhten Risiken für andere Störungen, das Risiko für eine Depression 7,8-fach erhöht (Witt et al. 2019a, Witt et al. 2019b). In einer anderen Studie konnten Priebe et al. an einer Gruppe von traumatisierten Patienten zeigen, dass eine Vielzahl traumatischer Ereignisse zu einer signifikant höheren PTSD-Symptomatik führte, als dies bei einzelnen belastenden Erlebnissen der Fall war. Gleichzeitig waren die Behandlungserfolge in der vermehrt traumatisierten Gruppe bei gleicher Therapiedosis deutlich geringer (Priebe et al. 2019). Neben der Dosis-Wirkungs-Beziehung, in der vermehrte Traumatisierung zu einer vermehrten Symptomatik führt, zeigt sich auch eine Dosis-Wirkungs-

Beziehung bezüglich der verringerten Wirksamkeit der therapeutischen Interventionen. Dies führt in der Summe zu einem geringeren Behandlungseffekt bei den höher Belasteten. In der Praxis benötigt man daher zur Verbesserung der Behandlungseffekte meist eine deutlich höhere Behandlungsdosis. Diese verminderte Wirksamkeit ansonsten effektiver Behandlung bei depressiven Patienten mit einer zusätzlichen komplexen posttraumatischen Belastungsstörung konnten wir auch für EMDR-Behandlungen bestätigen. In einer Fallserie von über 130 Patienten, die mit einer depressiven Störung zur Aufnahme kamen, benötigte die Gruppe mit einer komorbiden komplexen posttraumatischen Belastungsstörung eine deutlich höhere Dosis von traumabearbeitenden EMDR-Sitzungen zum Erreichen einer Remission der Depression, als dies bei den Patienten ohne eine komorbide komplexe posttraumatische Belastungsstörung der Fall war. Es scheint so, als ob die »Traumadosis«, der diese Patienten ausgesetzt waren, den komplizierteren Verlauf und den insgesamt höheren Therapiebedarf verursacht.

Wie nachhaltig erfolgreich EMDR-Therapie dennoch bei chronifizierten depressiven Störungen ohne komplexe posttraumatische Belastungsstörung (eine Reihe der Patienten hatte als Komorbidität eine klassische PTBS-Diagnose) sein kann, zeigt eine erste Katamnesestudie von Patienten die mit einer Depressionsdiagnose, die in unserer psychosomatischen Schwerpunktklinik für Traumafolgestörungen und EMDR (S. A., A. H.) aufgenommen wurden. Von den 39 Patienten, die nachbefragt wurden, war zum Zeitpunkt der Entlassung bei 21 (53 %) eine vollständige Remission der depressiven Symptomatik (BDI-II unter 12) erreicht worden. In einer Nachbefragung nach durchschnittlich 16 Monaten gaben 23 (58,9 %) der Patienten an, dass sie nicht mehr unter Depressionssymptomen litten. Drei dieser 23 Patienten erwähnten in der Nachbefragung jedoch spontan, dass sie erheblichen Stress durch die Corona-Pandemie hätten, ohne dass ein depressiver Rückfall ausgelöst worden war.

Diese Ergebnisse sind trotz der kleinen Studie ermutigend, zumal sie mit den Ergebnissen unserer ersten kleinen retrospektiven Studie mit zehn Patienten (siehe Kapitel 1) zusammenpassen. Auch hier hatten drei der nachgefragten Patienten von erheblichen Belastungen berichtet, ohne erneut depressiv geworden zu sein. Die Widerstandskraft gegen depressive Rückfälle scheint bei diesen Patienten durch die EMDR-Behandlungen verstärkt worden zu sein.

Auch wenn es sicher unbedingt weiterer Studien bedarf, um diese Befunde zu bestätigen, ist dies ähnlich wie bei unseren anderen Studien ein möglicher Hinweis, dass die Behandlung depressiver Patienten durch EMDR-Therapie weiter verbessert werden kann.

Zwar liegen für den Bereich der Patienten mit einer komorbiden komplexen posttraumatischen Belastungsstörung, auch bedingt durch die hohe notwendige Therapiedosis und die eingeschränkten stationären Behandlungszeiten, noch keine systematischen Studiendaten vor, aber es gibt doch eine Reihe von ermutigenden Erfahrungen, die wir im Folgenden weitergeben können.

Da die klinischen Verläufe und Behandlungsplanungen dieser Patientengruppe sehr unterschiedlich sind, hier einige Beispiele:

Die 54-jährige, seit 3 Jahren wegen rezidivierender Depressionen und einer rheumatischen Erkrankung frühberentete Lehrerin kommt in stationäre psychotraumatologische Behandlung, weil sie seit einigen Wochen von häufigen Flashbacks von Misshandlungen in ihrem eigenen Elternhaus geplagt wird, die in der ambulanten Therapie nicht beeinflussbar sind. Auslöser ist vermutlich die bevorstehende Geburt des ersten Enkelkindes, da die Schwangerschaft, die Geburt und die nachgeburtliche Phase mit der Tochter, die jetzt Mutter wird, wegen einer schweren Erkrankung dieser von extremer Belastung und Angst geprägt waren.

Die erste depressive Phase trat im Alter von 44 Jahren im Zusammenhang mit einer beruflichen Überforderungssituation auf, es folgten mehrere ambulante und stationäre Behandlungsphasen, bis vor 3 Jahren endlich auch die Diagnose KPTBS gestellt und eine traumaspezifische EMDR-Behandlung eingeleitet wurde, die hilfreich war.

Wegen der starken Belastung durch die Flashbacks von den Misshandlungssituationen der Kindheit, und da die Patientin mit EMDR gut vertraut war, begannen wir nach kurzer Eingewöhnungszeit mit CIPOS die Belastung durch die Bilder zu senken. Parallel nutzten wir ressourcenstärkende EMDR-Techniken (z. B. Absorptionstechnik) und führten dann zu den pathogenen Erinnerungen, zu denen die Flashbacks gehörten, eine EMDR-Standardbearbeitung durch. Hierunter kam es nach etwa 2 Wochen zu einer deutlichen Entlastung der Patientin und wir verabredeten mit ihr, als Nächstes die traumatische Schwangerschafts- und Geburts- sowie Behandlungszeit nach Geburt der Tochter in die Bearbeitung zu nehmen. Diese Phase war sehr intensiv und kräftezehrend für die Patientin und dauerte fast 4 Wochen, bis sich auch in diesem Zusammenhang eine deutliche Entlastung einstellte. In der Bearbeitung hatte es immer wieder Affektbrücken zu belastenden Kindheitserfahrungen gegeben, so zum Beispiel mit einer eigenen Darmerkrankung, die mit Todesängsten verbunden war. In der letzten Phase stand die Analyse der weiter bestehen-

den Trigger (Auslöser) und Zukunftsängste in Bezug auf die bevorstehende Geburt im Mittelpunkt. Insgesamt verschwand die PTSD-Symptomatik komplett, bei Entlassung bestand nur noch eine leichte depressive Symptomatik.
In einer katamnestischen Befragung ein halbes Jahr nach der Entlassung zeigte die Patientin keinerlei depressive Symptome mehr. Sie fühle sich sehr stabil und in der Lage, mit Triggersituationen, wenn sie auftreten, gut umgehen zu können. Sie habe das Gefühl, dass von allen Behandlungen, die sie in ihrem Leben kennen gelernt habe, die stationäre EMDR-Therapie sie am stärksten und nachhaltigsten stabilisiert habe.

In diesem wie auch im folgenden Fall zeigt sich die häufige Problematik, dass eine bestehende komorbide Stress- und Traumafolgestörung häufig nicht früh erkannt wurde, was zu einer komplizierteren Behandlung und im folgenden Fall ebenfalls zu einer Frühberentung führte.

Die 57-jährige Sonderschullehrerin kennt depressive Phasen schon seit ihrer Pubertät, mit 34 Jahren sei die Diagnose Depression erstmalig gestellt worden. Seither mehrere ambulante, stationäre und medikamentöse Behandlungsversuche, die vorübergehend zur Besserung führen. Mit 40 Jahren Frühberentung, in diesem Zusammenhang auch erstmals die Diagnose PTSD. Traumaspezifische Behandlung erst 10 Jahre später durch eine ambulante Psychotherapeutin, die die Patientin nach wenigen Monaten in die Klinik schickt.
Die Patientin berichtet bei Aufnahme, sie habe schon lange das Gefühl, nicht richtig zu sein, häufig auch nicht richtig in ihrem Körper zu sein. Sie leide unter schlimmen Minderwertigkeitsgefühlen bis hin zum Selbsthass und habe enorme Selbstwertprobleme. Diese Gefühle erlebe sie oft als überwältigend und vor allem in Kontakt mit nahen Menschen. Sie gerate häufig in eher kindliche Gefühlszustände, die ihr Angst machten. Sie verspüre enorme Schuldgefühle, dass sie sei, wie sie sei, und insgesamt stehe sie sehr schnell unter Stress und fühle sich überfordert. Hinzu kämen häufige Suizidgedanken.
Anamnestisch beschreibt sie in einem kinderreichen Haushalt großgeworden zu sein, in dem der Vater ein sehr strenges und gewalttätiges Regime führte. Sie habe unter ständiger Angst gelebt und viele Albträume gehabt. Mit 10 Jahren habe sie eine Essstörung (Anorexie) entwickelt und sei mehrere Monate in einem Krankenhaus behandelt worden. Dieser Aufenthalt sei mit vielen Isolierungs- und Zwangsmaßnahmen verbunden gewesen, wochenlang habe eine Kontaktsperre zu der Familie geherrscht.

Die Patientin lebt seit 20 Jahren in einer Partnerschaft mit einem 5 Jahre älteren Mann. Als Anlass für die jetzige Krise nennt sie zunehmende interaktionelle Schwierigkeiten mit ihrem Partner, mit dem sie seit ein paar Monaten erstmalig zusammen in einer Wohnung lebe.
Nach einer ersten Stabilisierung und Ressourcenstärkung wurde mit der Patientin mit der Erarbeitung einer Symptom-Belastungskarte begonnen. Es folgte die EMDR-basierte Verarbeitung der pathogenen Erinnerungen aus ihrer Kindheit, vor allem solcher, die Überzeugungssysteme gebildet und zu vielen negativen Glaubenssätzen mit einer massiven inneren selbstkritischen Haltung beigetragen hatten. Dies führte zu einer deutlichen Entlastung und zur Entstehung neuer positiver Einstellungen. Außerdem wurde eine als übergriffig erlebte Situation mit ihrem Partner bearbeitet, wodurch die Patientin erkannte, dass sie eine Berechtigung zur Wahrung ihrer Grenzen und zur Beachtung eigener Bedürfnisse hat. Bei Entlassung fühlte sich die Patientin deutlich selbstsicherer auch bezüglich der körperlichen Nähe zu ihrem Partner.
Ein halbes Jahr nach der Entlassung befragten wir die Patientin telefonisch nach dem weiteren Verlauf. Sie gab an, sich immer noch deutlich stabiler als vor der Behandlung zu fühlen. Obgleich ihre Partnerschaft weiterhin sehr konfliktreich sei und äußere Belastungen wie die Sterbebegleitung ihres Schwiegervaters dazugekommen seien, halte sie diesen Belastungen stand und sei in der Lage, auf ihre Grenzen zu achten. Sie habe das Gefühl, im letzten halben Jahr richtig etwas geschafft zu haben.

Depressionen bei schweren dissoziativen Störungen

Bei dieser Form der Depression, die von Vedat Şar erstmals als dissoziative Depression beschrieben wurde, besteht neben einer rezidivierenden bzw. chronischen Depression das Vollbild einer schweren dissoziativen Störung als Traumafolge (Şar 2015). In der Behandlung dissoziativer Depressionen müssen sowohl die Verlaufsform der Depression (chronisch, rezidivierend) als auch – sofern identifizierbar – deren Auslöser, wie auch die dissoziative Störung und ihre fast immer vorhandenen schweren depressiven States berücksichtigt werden. In der Behandlung dieser Patienten ist meist die Behandlung der dissoziativen Störung vordringlich, so dass die Behandlung der Depression häufig, besonders zu Beginn, in den Hintergrund tritt. Ein Beispiel für die Behandlung einer dissoziativen Depression ist der folgende Fall:

Eine 29-jährige Studentin kommt mit den Diagnosen rezidivierende depressive Störung, gegenwärtig mittelgradige Episode, komplexe Traumafolgestörung, schwere dissoziative Störung, Zwangsgedanken und Zwangshandlungen und Anorexia nervosa in die stationäre Behandlung. Es ist ihr sechster Klinikaufenthalt seit zehn Jahren, seit dieser Zeit ist sie auch in begleitender ambulanter Psychotherapie. Sie leidet unter massiven Körperintrusionen mit somatoformen Beschwerden, dissoziativen Episoden mit Depersonalisation und Derealisation bei Zustand nach mehreren Jahren des anhaltenden sexuellen Missbrauchs ab dem Grundschulalter durch den Stiefvater. Anlass für den jetzigen Aufenthalt ist der Tod der Großmutter als wichtigste Bezugsperson. Bei gegebenem hochkomplexen multimorbiden Symptombild auf dem Hintergrund frühkindlich beginnender chronischer und schwerer Gewalt im familiären Kontext musste der erwartungsgemäß in den ersten Monaten wiederholt krisendurchsetzte Therapieprozess durchwegs äußerst kleinschrittig ausgerichtet sein. Entscheidend war dabei die schrittweise zunehmende Einbeziehung des inneren Systems der Anteile. Störungsspezifische Psychoedukation, Kontaktaufnahme nach innen, internes Kennenlernen der Anteile und Erstellung einer inneren »Landkarte«, Aufbau und Verbesserung interner Kommunikation und auf dieser Basis das Herauskristallisieren und die Einübung spezifischer und auf Dissoziation zugeschnittener Stabilisierungsmöglichkeiten waren Kernelemente des therapeutischen Prozesses. Auch klar umgrenzte und auf die aktuelle Stabilisierung ausgerichtete Traumaverarbeitungsschritte wurden durchgeführt, allerdings erst in der zweiten Hälfte des insgesamt sechsmonatigen Therapieaufenthaltes. Dies führte auch zu einer Besserung der depressiven und dissoziativen Symptomatik der Patientin. EMDR konnte bei diesem ersten Aufenthalt zur Verarbeitung belastender Erinnerungen noch nicht genutzt werden, da die Dissoziation noch wenig kontrollierbar war und keine Stimulationstoleranz bestand.

Entscheidend war im Fall dieser Patientin die Feststellung der Diagnose einer dissoziativen Identitätsstörung, da eine weitere Behandlungsplanung in einer traumabearbeitenden Psychotherapie erst auf dieser Grundlage begonnen werden konnte. Nach unseren Erfahrungen benötigen derartige Patienten in der Regel mehrere Klinikaufenthalte bzw. Richtlinienpsychotherapien, bevor die Rückfalltendenz in eine schwere, auch depressive, Symptomatik aufgelöst werden kann.

Nicht immer handelt es sich bei einer komorbiden dissoziativen Störung um eine schwere strukturelle dissoziative Störung (dissoziative Identitätsstörung oder ein Teilbild einer dissoziativen Identitätsstörung). Es gibt auch Fälle, in denen eine dissoziative Amnesie, ohne tiefer gehende strukturelle Störung, Ursache für Komplikationen in der Behandlung einer schweren depressiven Episode sein kann. Ein Beispiel ist der folgende Fall:

Eine junge Mutter um die 30 wird mit einer schweren depressiven Episode und akuter Suizidalität in einer psychiatrischen Abteilung aufgenommen. Es ist die dritte und schwerste depressive Episode innerhalb von drei Jahren. Therapieversuche über mehrere Wochen bleiben erfolglos. Problematisch ist vor allem die hohe Suizidalität, die auch durch Vereinbarungen kaum kontrolliert werden kann. So sprechen die Ärztinnen während der Visite mit der Patientin und treffen eine Anti-Suizid-Vereinbarung. Noch vor Ende der Visite sehen sie, wie die Patientin, etwas benommen, aus ihrem Zimmer geht und mit einer klaren Suizidintention die Station verlassen will. In ihrer Ratlosigkeit wenden sich die Kollegen der Station an einen EMDR-Therapeuten im Hause mit der Frage, ob er nicht vielleicht helfen könne.
In der Anamnese zeigen sich keine traumatischen Erinnerungen, es finden sich keine Hinweise auf eine dissoziative Störung. Etwas ratlos suchen der Therapeut und die Patientin andere belastende Erinnerungen, die ein Fokus für EMDR sein könnten. Es finden sich Hinweise auf mäßig belastende Erinnerungen an eine orthopädische Intervention im Jugendalter. Da sich kein anderer Ansatzpunkt findet, wird die Erinnerung fokussiert und ein Versuch begonnen, die Erinnerung mit EMDR zu bearbeiten. Die Belastung zu Beginn hat einen SUD von 5–6. Nach zwei Sets Augenbewegungen taucht unerwartet eine bislang nicht erinnerte Erinnerung aus der Kindheit auf. Die Patientin erinnert darin erstmals (wieder) einen ersten sexuellen Übergriff im Alter von fünf Lebensjahren durch ihren Vater. Die Belastung steigt deutlich an, der EMDR-Prozess kann aber gut weitergeführt und erfolgreich beendet werden. Die Belastung ist am Ende der Sitzung jedoch nicht vollständig verschwunden. In weiteren Sitzungen zeigt sich diese Erinnerung als Teil eines größeren Netzwerkes von Erinnerungen an einen jahrelangen sexuellen Missbrauch, den die Patientin bis zu diesem Zeitpunkt nicht mehr erinnert hatte. Trotz der Belastung durch die Bearbeitung der Erinnerung erlebt die Patientin schon nach der ersten Sitzung eine deutliche Entlastung. Im Verlaufe von 15 weiteren EMDR-Therapiesitzungen gehen Suizidalität und Depressivität deutlich zurück und verschwinden bis zur Entlassung vollständig. Wegen ihrer verbleibenden Traumasymptome erhält sie in den folgenden Jahren eine ambulante

traumazentrierte Psychotherapie auch mit EMDR. Wegen einer deutlich schwächeren depressiven Episode kommt sie in dieser Zeit noch einmal zur stationären EMDR-Therapie, in der noch weitere Kindheitstraumatisierungen und sexuelle Übergriffe mit EMDR verarbeitet werden.

Bei einem Gespräch, über zwanzig Jahre nach Beendigung ihrer ersten EMDR-Therapie, berichtet die Patientin, dass es ihr sehr viel besser geht, sie seit zehn Jahren in Vollzeit wieder arbeitsfähig ist und seither keine depressiven Episoden mehr erlebt habe. Sie meint zu ihrer Therapie: »Es ist ein langer Weg, aber er ist zu bewältigen.«

Wichtig insgesamt ist bei Depressionen, insbesondere bei solchen, die nicht auf Behandlungen ansprechen, an Traumafolgestörungen und dissoziative Störungen zu denken und eine entsprechende Diagnostik durchzuführen. Je früher bei diesen Patienten eine derartige Diagnostik durchgeführt wird, desto effektiver kann die folgende Behandlung sein. Beim letzten beschriebenen Fall, der sicher eine Ausnahme darstellt, wäre jedoch auch eine frühe traumaspezifische Diagnostik wenig erfolgreich gewesen, da die Patientin zu diesem Zeitpunkt noch eine komplette Amnesie an die frühkindliche Gewalt hatte.

Es wäre zu hoffen, dass gerade zur Diagnostik derartiger Fälle irgendwann einmal ein biologischer Test zur Erfassung der Traumabelastung entwickelt werden könnte.

In der Mehrzahl der Fälle vor allem von rezidivierenden und chronischen Depressionen ist eine einfache Diagnostik ausreichend, um Komorbidität von Stress und Traumafolgestörungen festzustellen und entsprechende therapeutische Konsequenzen zu ziehen.

Angesichts der Tatsache, dass diese Patienten durch lange Klinikaufenthalte und jahrelange Behandlungen nicht nur sehr leiden, sondern auch für das Gesundheitssystem erhebliche Probleme verursachen und sehr teuer sind, finden sich ja vielleicht mittelfristig Institutionen wie z.B. Kostenträger, die diese Patientengruppe und die für sie notwendigen traumaspezifischen Interventionen weiter erforschen und die Ergebnisse in die Versorgungssysteme einbringen.

TEIL 3
Zukunftsperspektiven

KAPITEL 10

Forschungsstand und praktische Erfahrung zur Behandlung der Bipolaren Störung mit EMDR

BENEDIKT L. AMANN

»Das ist das erste Mal, dass sich ein Psychiater dafür interessiert, was mir in meinem Leben alles so passiert ist.«

(Joan, 45 Jahre, Bipolare Störung Typ I)

Was ist die bipolare Störung?

Stimmungsschwankungen sind häufig im Leben und treten insbesondere im Kontext von stressigen Situationen auf. Der Übergang von normalen Stimmungsschwankungen zu krankhaften Affektstörungen ist fließend. An Letzteres muss dann gedacht werden, wenn Stimmungsschwankungen überdauernd und stärker ausgeprägt sind und zugleich die Lebensqualität negativ beeinflussen. Auch innerhalb der affektiven Störungen gilt ein bedeutender Variantenreichtum. Um die Stimmungsschwankungen besser definieren zu können, hat sich der Begriff des affektiven Spektrums etabliert, der von unipolarer Depression über die Zyklothymie bis hin zur Bipolar-II- und Bipolar-I-Störung reicht (Phillips & Kupfer 2013).

Die bekannteste ist dabei die Bipolar-I-Störung, die durch stark ausgeprägte euphorische Manien (mit stationärem Aufenthalt in einer psychiatrischen Klinik) und Depressionen im Wechsel gekennzeichnet ist. Die Lebenszeitprävalenz der Bipolar-I-Störung ist ca. 1 %. Etwa mit der gleichen Häufigkeit tritt jedoch auch die Bipolar-II-Störung auf, gekennzeichnet durch Depressionen und Hypomanien im Wechsel. Hypomanien sind euphorische Episoden, jedoch weniger stark ausgeprägt und ohne die Notwendigkeit eines psychiatrischen stationären Aufenthaltes. Die Bipolar-II-Störung ist oftmals schwierig zu diagnostizieren, da hypomane Episoden bei Patienten mit unipolarer Depression nicht richtig identifiziert werden. Rezidivierende monopolare Hypomanien bzw. Manien spielen hingegen aus klinischer Sicht eine untergeordnete Rolle. Bei der Zyklothymie, die per se ebenfalls nicht selten ist und durch regelmäßige leichtere Hypomanien und leichtere depressive Phasen – ohne die Kriterien einer typischen Hypomanie oder Depression zu erfüllen – während zumindest 2 Jahren gekennzeichnet ist, beginnt schon der Übergang zu den normalen Affektschwankungen. Gerade bei der Zyklothymie ist es daher eine sehr individuelle Entscheidung, inwieweit z. B. eine medikamentöse Behandlungsbedürftigkeit vorliegt.

Betrachtet man das oben dargestellte Gesamtspektrum bipolarer Störungen, so kann man davon ausgehen, dass ca. 4 Millionen Menschen in Deutschland mindestens einmal in ihrem Leben von einer bipolaren Störung betroffen sind. Beschränkt man sich allein auf die typische Bipolar-I-Erkrankung, so sind es immerhin noch etwa 800 000 Betroffene. Dennoch muss man davon ausgehen, dass nur etwa 200 000, also nur ein Viertel der Erkrankten im engsten Sinne der Definition, diagnostiziert sind, und nur etwa 80 000 als adäquat behandelt angesehen werden können (Deutsche Gesellschaft für Bipolare Störungen 2003). Dies ist wichtig, wenn man im Auge behält, dass bipolare Patienten eine erhöhte Mortalität wegen einer etwa 30-fach erhöhten Suizidmortalität und kardiologischer Komorbiditäten im Vergleich zur gesunden Bevölkerung haben (Angst et al. 2002). Während manischer Phasen erleben Patienten ein intensives Hochgefühl, gesteigerte Leistungsfähigkeit und Kreativität, deutlich vermindertes Schlafbedürfnis, schnelles Umschlagen der Hochstimmung in Gereiztheit, Distanzlosigkeit und Rededrang im Umgang mit anderen Menschen etc., was weniger stark – wie oben bereits beschrieben – in hypomanen Phasen ausgeprägt ist. Patienten in depressiven Phasen zeigen unter anderem ein gesteigertes Gefühl der Traurigkeit, Antriebslosigkeit, Interesselosigkeit an Dingen, Verlust sexuellen Interesses, Neigung zum ständigen Grübeln und pessimistische Zukunftsperspektiven, Durchschlafstörungen, frühmorgendliches Erwachen oder gesteigertes Schlafbedürfnis, Appetitverlust oder gesteigerte Nahrungsaufnahme, Konzentrations- und Aufmerksamkeitsstörungen. Bei der gemischten Episode können manische und depressive Phasen entweder im kurzen Wechsel oder sogar gleichzeitig auftreten. Die Betroffenen sind in gleichem Maße erregt oder getrieben, fühlen sich mutlos und deprimiert, oftmals gereizt. Gerade wegen der Kombination von gesteigerter Aktivität und Depression ist bei dieser Form das Suizidrisiko besonders hoch.

Weitere wichtige Begriffe im Bereich der bipolaren Störungen sind das Polaritätskonzept, *rapid cycling*, subsyndromale Symptome und Funktionsbeeinträchtigung. Das Polaritätskonzept beschreibt hierbei, dass Patienten oftmals im Rahmen ihrer bipolaren Erkrankung eher (hypo)manische Episoden oder eher depressive Episoden entwickeln (Colom et al. 2006). Die prädominante Polarität beeinflusst entsprechend die Wahl von Stimmungsstabilisierern, die eher gegen depressive oder (hypo)manische Episoden effektiv sind. *Rapid cycling* ist ein temporärer, oft schwierig zu behandelnder Zustand bei bipolaren Patienten, der über vier oder mehr affektive Episoden im Jahr definiert wird (Carvalho et al. 2014). Zusätzlich zu Stimmungsschwankungen leiden ca. 40–60 % der bipolaren Patienten an kognitiven Defiziten und funktionellen Einbußen mit deutlich reduzierter Lebensqualität (Bonnin et al. 2019).

In den letzten Jahren wurden hierbei spezifische Interventionen entwickelt, um das Funktionsniveau bei bipolaren Patienten zu verbessern (Torrent et al. 2013). Auch wurden weitere psychosoziale Interventionen entwickelt, wie Psychoedukation, familiäre Interventionen, interpersonelle und soziale Rhythmus-Therapie, Schemafokussierte Therapie oder Mindfulness (Übersichtsarbeit: Salcedo et al. 2016), die das Risiko weiterer Episoden um ca. 15 % reduzieren. Wichtig hierbei erscheint, dass dies vor allem auf psychoedukativen Interventionen beruht, jedoch psychosoziale Interventionen generell nur unzureichend in die tagtägliche Versorgung der bipolaren Patienten integriert sind. Wohl auch deswegen ist insgesamt das Risiko bipolarer Patienten, eine erneute affektive Episode zu erleiden, hoch: 70 % der Bipolar-I- und fast 80 % der Bipolar-II-Patienten erleiden zumindest eine erneute affektive Episode innerhalb der nächsten 5 Jahre nach einer akuten depressiven oder (hypo)manischen Phase (Radua et al. 2017). Zudem wird eher selten eine klinische Remission von affektiven Symptomen erreicht, sondern Patienten zeigen häufig oben beschriebene subsyndromale Symptome, die wiederum einen klaren Risikofaktor für weitere affektive Episoden darstellen (Radua et al. 2017).

Weiterhin spielen hierbei auch fehlende Krankheitseinsicht oder unzureichende Medikamentencompliance eine große Rolle. Häufigste psychiatrische Komorbiditäten sind Angststörungen (42 %), Substanzmissbrauch (33 %) und Borderline-Persönlichkeitsstörung (22 %), welche ebenfalls potentiell den Verlauf der bipolaren Störung verschlechtern können (Vieta et al. 2018). Im Kontext dieses Buches erscheint es wichtig zu erwähnen, dass auch die posttraumatische Belastungsstörung (PTBS) eine häufige komorbide Erkrankung mit ca. 20 % Lebenszeitprävalenz bei bipolaren Patienten darstellt (Hernandez et al. 2013).

Aufgrund der Komplexität der bipolaren Erkrankung kam es in den 1990er-Jahren in Deutschland zu der Integration von oben benannten störungsspezifischen Psychotherapieverfahren mit direktivem und symptomfokussiertem Ansatz. In der 2014 modifizierten Psychotherapierichtlinie wird Psychotherapie dementsprechend für bipolare Patienten empfohlen (Bundesausschuss 2018) und auch von den gesetzlichen Krankenkassen in Deutschland erstattet.

Ätiologie der bipolaren Störung

Die Entstehung bipolarer Störungen ist im Sinne eines multifaktoriellen Prozesses zu verstehen. Eine im vergangenen Jahr publizierte, groß angelegte Genomweite Assoziationsstudie hat 30 Genloci für die bipolare Störung identifiziert (Stahl et al. 2019). Dies bedeutet, dass die bipolare Störung eine unspezifische polygenetische Erkrankung ist, die genetisch mit anderen psychiatrischen Erkrankungen wie Schizophrenie oder Depression überlappt. Diese genetische Prädisposition bewirkt Veränderungen bei Neurotransmittern wie Serotonin, Dopamin oder Noradrenalin, zelluläre Signale, molekulare Transporter oder neurotrophe Faktoren wie den *Brain Derived Neurotrophic Factor (BDNF)*. Letztere, die neurotrophen Faktoren, die für das Zellwachstum verantwortlich sind, wurden in der bipolaren Störung und im Traumakontext untersucht und es wurde gefunden, dass der BDNF bei bipolarer Störung niedriger ist als in der Allgemeinbevölkerung, jedoch noch mehr reduziert ist im Falle eines vorherigen psychologischen Traumas (Kauer-Sant'Anna et al. 2007).

Dies hat in einer 2012 publizierten Studie in *Molecular Psychiatry* zu einer spannenden Hypothese geführt (Rakofsky et al. 2012): Basierend auf der Beobachtung, dass bipolare Patienten oftmals an einem PTBS-Bipolar-Symptomkomplex leiden, beschreiben die Autoren, dass bei Patienten mit Kindheitstrauma der BDNF in der Kindheit reduziert wird und deswegen mehr Prädisposition für eine erste depressive Episode im Jugendalter besteht. Nach erneuter Traumatisierung wird der BDNF erneut reduziert, Patienten oftmals mit Antidepressivum behandelt, was dann in dieser Kombination zu einer ersten manischen Phase führen kann und zu einem klinisch gemischten Bild aus affektiven und traumatypischen Symptomen. Bereits 1995 wurde in einer der berühmten US-epidemiologischen Studien (Kessler et al. 1995) beschrieben, dass PTBS-Patienten einem ca. 5-mal erhöhten Risiko ausgesetzt sind, später im Verlauf eine depressive Störung zu entwickeln. Interessanterweise ist das Risiko (und hierbei vor allem für Männer), dass diese im Verlauf eine manische Episode, sprich eine Bipolar-I-Störung, erleiden, noch bis zu 10-mal höher als für die Normalbevölkerung. Ein Ergebnis, welches darauf hindeutet, dass die Kindheitstraumatisierung bei bipolaren Störungen im späteren Erwachsenenalter ätiologisch eine Rolle spielt. Dies wird jedoch bis heute klinisch großzügig ignoriert und wurde erst durch eine 2016 veröffentliche Metaanalyse über die Rolle des Kindheitstraumas in der späteren Entwicklung einer bipolaren Störung erneut aufgefrischt (Palmier-Claus et al. 2016). Ein Jahr später wurde eine *umbrella review and meta-analysis* (Regenschirm-Übersichtsarbeit und Metaanalyse) über ätiologische Risikofaktoren der bipolaren Störung publiziert, mit erstaunlichen Ergebnissen (Bortolato et al. 2017). Die Autoren analysierten die statistische Robustheit von in vorherigen Metaanalysen identifizierten Risikofaktoren einer bipolaren Störung: Asthma, Kindheitstrauma, Geburtskomplikationen, Schädel-Hirn-Trauma, Reizdarmsyndrom, Adipositas oder Toxoplasmodi-gondii-Infektion. Die beiden statistisch robustesten Risikofaktoren waren Reizdarmsyndrom und Kindheitstrauma. Interessanterweise gibt es eine Korrelation zwischen konversiven Syndromen wie Reizdarmsyndrom oder Fibromyalgia etc. und psychologischem Trauma (Afari et al. 2014), weswegen beide Risikofaktoren letztlich daraufhin hinweisen, dass eine frühe Traumatisierung einen robusten Risikofaktor darstellt, später an einer bipolaren Störung zu leiden. In diesem Kontext ist daraufhin zu verweisen, dass die wissenschaftliche Evidenz wächst, dass Kindheitstraumata insgesamt einen Risikofaktor darstellen, jedwede psychiatrische Erkrankung im Jugend- oder Erwachsenenalter zu entwickeln, und dringend therapeutische Optionen etabliert werden sollten, um traumatypische Symptome im Psychiatriekontext behandeln zu können (Rafiq et al. 2018). Auch existiert ausreichend wissenschaftliche Evidenz, die zeigt, dass Kindheitstraumata neuroanatomische Spuren hinterlassen, die dann die Basis späterer psychiatrischer Symptome darstellen. Teicher und Kollegen (Teicher et al. 2016) haben hierbei in einer Übersichtsarbeit in *Nature Review Neuroscience* dargestellt, welche Volumenreduktion, verminderte Konnektivität und Funktionsveränderung im Gehirn bei welchem psychologischem Kindheitstrauma verursacht wird.

Behandlung der bipolaren Störung

Stimmungsstabilisierer bilden die Basis der Behandlung von bipolaren Patienten. Klinisches Ziel im Sinne des Patienten hierbei ist, Stimmungsschwankungen zu verbessern, ohne größere Nebenwirkungen zu verursachen. Bipolaren Patienten werden hierbei verschiedene Medikamentenklassen verschrieben wie z. B. Lithiumsalze, Antikonvulsiva wie Valproat, Lamotrigin, Carbamazepin, atypische Neuroleptika wie Olanzapin, Quetiapin oder Asenapin etc. Je nach individuellem Profil eines jeden Patienten mit entsprechender Polarität, Nebenwirkungsrisiko, vorheriger Erfahrung etc. werden Stimmungsstabilisierer, oft auch in Kombination, empfohlen. Wichtig erscheint mir in diesem Kontext, den Wunsch des Patienten immer miteinzubeziehen, da dies die Compliance automatisch verbessert. Es geht über den Inhalt dieses Kapitels hinaus, jedes Medikament bezüglich Wirkung und Nebenwirkung in der Behandlung der bipolaren Störung zu diskutieren. Lithium, ein Salz, sollte doch hier kurz erwähnt werden, da es seit mehr als 60 Jahren in der Behandlung der bipolaren Störung angewandt wird und immer noch das am besten wirksame Medikament in der Bipolar-I-Störung darstellt (Simhandl et al. 2014). Zudem hat es als einziges Medikament eine nachgewiesene antisuizidale Wirkung.

In regulären Abständen werden internationale Behandlungsempfehlungen für bipolare Patienten veröffentlicht, die auf wissenschaftlicher Evidenz beruhen. Wer hier detailliert mehr Information wünscht, kann sich sowohl über verschiedene Medikamente, deren spezifische Nebenwirkungsprofile als auch über psychotherapeutische Interventionen in den letzten veröffentlichten Behandlungsrichtlinien informieren (Yatham et al. 2018). Wie oben beschrieben, existiert eine Reihe von psychosozialen/psychotherapeutischen Interventionen in der bipolaren Störung, die seit den 1990er-Jahren untersucht wurden und sich seitdem auch mehr oder weniger etabliert haben. Psychoedukation sticht hierbei heraus und scheint innerhalb der psychosozialen Interventionen am meisten zur Rückfallprophylaxe beizutragen. Problematisch ist, dass psychosoziale Therapien noch unzureichend im klinischen Alltag in allgemeinpsychiatrischen Abteilungen eingesetzt werden. Dies mag mit unzureichender Personaldichte und mangelndem Ausbildungsangebot in Zusammenhang stehen.

Im Kontext dieses Buches ist es ebenfalls wichtig darauf hinzuweisen, dass therapeutische Lücken bestehen. Es existiert ein großer Kontrast zwischen wissenschaftlicher Evidenz der negativen Rolle des psychologischen Traumas und Lebensereignissen in der bipolaren Störung und kaum untersuchten Therapieoptionen (Übersichtsarbeit: Aldinger & Schulze 2017). Bis dato gibt es keine etablierte psychotherapeutische Intervention, welche traumarelevante Aspekte im therapeutischen Gesamtkonzept bei bipolaren Patienten miteinbezieht (Landin-Romero et al. 2019).

Wissenschaftliche Evidenz und praktische Erfahrung von EMDR in der Behandlung der bipolaren Störung

Neben einer Zusammenfassung des wissenschaftlichen Status von EMDR in der Behandlung der bipolaren Störung werde ich im Folgenden auch kurz Stabilisierungstechniken und insgesamt unsere Erfahrung von EMDR in der bipolaren Störung kurz wiedergeben. Zu Beginn meiner Karriere war mein wissenschaftlicher Fokus in München auf klinische, meist pharmakologische Studien in der bipolaren Störung gerichtet. Danach, in Barcelona, begab ich mich auf ein eher neurobiologisches Terrain, indem ich strukturelle und funktionelle Gehirnveränderungen bei psychiatrischen Erkrankungen, in dem Fall vor allem bei bipolarer und schizoaffektiver Störung, erforschte. In dieser Zeit habe ich auch meine EMDR-Ausbildung in Barcelona begonnen, was nicht nur die Behandlung von Traumata meiner oftmals schwer traumatisierten psychiatrischen Patienten plötzlich ermöglichte, sondern auch zu einer mehr biografieorientierten und nicht nur auf psychiatrische Pathologie fixierten Exploration und Behandlung führte. Ebenso empfand ich es als sehr hilfreich, dass es nun die Möglichkeit gab, positive Ressourcen meiner oft chronifizierten Patienten mit bilateraler Stimulation zu verstärken. Die Patienten haben durchgehend positiv darauf reagiert (siehe das repräsentative Zitat am Anfang dieses Kapitels) und viele haben sich durch die EMDR-Arbeit stabilisieren können.

Während meiner EMDR-Level-1- und -2-Trainings in Barcelona hat mich die bilaterale Stimulation mittels Augenbewegungen zuerst eher ungläubig überrascht, dann aber rasch fasziniert. Es kam mir gleich am Anfang der Gedanke, dass dies einen eleganten Zugang zum Gehirn darstellen und bei bipolaren Patienten eventuell zur Stimmungsstabilisierung beitragen könnte. So entstand sozusagen eine »bipolare Größenidee« meinerseits, dass EMDR ein psychotherapeutischer Stimmungsstabilisierer sein könnte. Eine Hypothese – um das vorwegzunehmen –, die noch nicht ihre Bestätigung in einer großen randomisierten und kontrollierten Studie gefunden hat, da diese zum jetzigen Zeitpunkt noch nicht abgeschlossen ist (Studienprotokoll siehe Moreno-Alcázar et al. 2017).

Die wissenschaftliche Evidenz von EMDR in der bipolaren Störung steckt, wie auch die anderer traumaorientierter Verfahren wie kognitive Restrukturierung (z. B. Mueser et al. 2015), noch in den Kinderschuhen. Bis dato wurden eine südkoreanische Fallstudie (Oh & Kim 2014) und eine randomisierte, kontrollierte Pilotstudie (Novo et al. 2014) von EMDR in der bipolaren Störung veröffentlicht. In der Fallstudie beschreiben die Autoren zwei Fälle von bipolaren Patienten mit komorbider PTBS. Diese wurden mit 9- bzw. 10-wöchentlichen EMDR-Sitzungen behandelt. Nach Behandlungsende haben beide Patienten sowohl eine Remission von traumatypischen Symptomen als auch eine Stimmungsstabilisierung erlebt, welches nach einem Jahr Follow-up beibehalten wurde.

In der randomisierten, kontrollierten Studie meiner Arbeitsgruppe wurden 20 Bipolar-I- und Bipolar-II-Patienten mit subsyndromalen affektiven Symptomen mit einer positiven Traumaanamnese eingeschlossen und entweder zu individueller EMDR-Therapie (12–16 Sitzungen) oder *Treatment as usual* (TAU) randomisiert (Novo et al. 2014). Alle Patienten wurden zu Beginn, nach Therapieende (12 Wochen) und in einem Follow-up (24 Wochen) evaluiert. Die Ergebnisse zeigten eine statistisch signifikante Reduzierung in affektiven Symptomen (vor allem in hypomanen Symptomen) in der EMDR-Gruppe nach Behandlungsende. Affektive Symptome wurden hierbei mittels der »Hamilton Depression Rating Scale« und der »Young Mania Rating Scale« von unabhängigen Ratern gemessen. Die Ergebnisse beim 24-Wochen-Follow-up verloren jedoch ihre statistische Signifikanz. Bezüglich Traumasymptomen wurden die »Clinician Administered PTSD Scale« und die »Impact Event Scale« angewandt, und die Ergebnisse zeigten hier auch statistisch signifikante Reduzierung in der EMDR-Gruppe nach Behandlungsende.

Im Follow-up konnte eine statistisch signifikante Reduzierung in der »Impact Event Scale« beibehalten werden. Abgesehen von einem positiven Effekt von EMDR in subsyndromalen bipolaren Patienten mit Traumata in der Vorgeschichte, wurden in dieser Studie keine Nebenwirkungen und keine affektive Destabilisierung beobachtet. Der Verlust der statistischen Signifikanz, vor allem im Follow-up, in einigen Skalen muss wahrscheinlich im Rahmen der kleinen Stichprobe einer Pilotstudie eingeordnet werden.

Eine der Patientinnen wurde vor und nach EMDR-Therapie bei stabiler Medikation einer funktionellen Magnetresonanztomografie (MRT) unterzogen. Es wurde hierbei der n-back Test verwendet, der das Arbeitsgedächtnis und auch das sogenannte *default mode network* (DMN) (= Ruhezustandsnetzwerk) messen kann. Im Vergleich zu 30 Kontrollpersonen wurde hier eine positive Modulation des DMN via EMDR gefunden (Landin et al. 2013). Das DMN repräsentiert verbundene Gehirnbereiche, wie z. B. medialer präfrontaler Kortex, posteriorer Gyrus cinguli, Precuneus, mediale temporale Regionen oder die inferioren parietalen Lobuli, die aktiv sind während Nichtstuns oder Tagträumens und deaktiviert werden bei einer kognitiven Aufgabe. Eine positive Modulation des DMN ist dabei von Bedeutung, da Aufgaben des DMN introspektives Denken, das Erinnern persönlicher Ereignisse oder Erfahrungen, soziales oder emotionales Urteilsvermögen, Vorstellen der Zukunft und Theory of mind-Aufgaben beinhalten. Es wird in Zukunft sicher groß angelegte MRT-Studien von PTBS-Patienten geben, die gehirnspezifische Netzwerke wie das DMN genauer untersuchen, obwohl wir nach der *Nature*-Veröffentlichung von Baek et al. (2019) mittlerweile mittels Tierversuch ziemlich genau wissen, wie EMDR neuroanatomisch funktioniert.

Nach unserer kontrollierten Studie haben wir ein EMDR-Bipolar-Manual entwickelt, welches eine Essenz der Erfahrung unserer ersten Studie darstellt (Amann et al. 2015). Dieses Manual wurde 2015 in einem der von Marilyn Luber veröffentlichten EMDR-Protokoll-Bücher beschrieben und besteht aus einer detaillierten Evaluation von möglichen traumatischen Ereignissen, 5 Subprotokollen in Phase 2 (Stimmungsstabilisierung, Verbesserung Einsicht und Compliance, Verinnerlichung prodromaler Symptome und Deidealisation von manischen Symptomen) und dem Shapiro-Standardprotokoll (Shapiro 2001a), um identifizierte Traumata zu verarbeiten. Wie oben beschrieben, wird dieses Protokoll momentan in einer großen randomisierten Studie versus unterstützende Psychotherapie an 82 bipolaren Patienten mit Traumata in der Vorgeschichte untersucht (Moreno-Alcázar et al. 2017). Patienten in beiden Gruppen erhalten 20 Einzelsitzungen von je 60 Minuten während 6 Monaten mit dem Ziel, dass EMDR mehr als unterstützende Psychotherapie affektive Rückfälle nach 12 und 24 Monaten verhindert. Auch sollen psychiatrische Symptome gebessert und eine Verbesserung von Kognition generell, bessere soziale Kognition und ein höheres Funktionsniveau in der EMDR-Gruppe erreicht werden.

Momentan führt eine holländische Gruppe eine weiter randomisierte, kontrollierte Studie von 36 bipolaren Patienten mit subsyndromalen Symptomen und Traumata in der Vorgeschichte durch, um zu testen, ob das EMDR-Standardprotokoll traumaassoziierte und affektive Symptome verbessert (persönliche Kommunikation Ad de Jongh 2019).

Zusammenfassend lässt sich sagen, dass erste wissenschaftliche Evidenz existiert, dass EMDR-Therapie hilfreich sein kann bei bipolaren Patienten mit Traumata in der Vorgeschichte. Zudem gibt es erste Hinweise darauf, dass die Stimmung eher besser wird bei bipolaren Patienten, ohne dass affektive Rückfälle während der Traumaarbeit ausgelöst wurden. Wichtig erscheint hierbei, dass weitere größere randomisierte, kontrollierte Studien nötig sind (2 Studien sind momentan im Gange), um diese ersten Ergebnisse zu bestätigen.

Praktische Erfahrung und Stabilisierungstechniken

Aus mehr klinischer, praktischer Sicht erscheint es notwendig, in der Arbeit mit bipolaren Patienten deren Traumaanamnese detailliert zu explorieren. Diese beinhaltet – neben möglichen Kindheitstraumata, Bullying oder negativen oder positiven Lebensereignissen vor affektiven Episoden – auch psychiatrische Aufenthalte, mechanische Fixierung oder Medikation gegen den Willen der Patienten. Die Idee hierbei ist, dass Patienten dann eher der Medikamenteneinnahme und der regelmäßigen psychiatrischen Betreuung zustimmen, wenn iatrogene Traumata mittels EMDR verarbeitet werden. Viele bipolare Patienten sind diesen Ereignissen oder auch anderen negativen, aber auch positiven Lebensereignissen ausgesetzt, die diese Patienten affektiv destabilisieren können. Deswegen empfehlen wir auch das umgekehrte EMDR-Protokoll von Hofmann (2009), welches es ermöglicht traumatische Ereignisse in der Gegenwart zu verarbeiten und dann dies in den Kontext vergangener Erlebnisse zu stellen.

Aus unserer Erfahrung heraus sind bipolare Patienten oftmals komplex traumatisiert und brauchen viel Stabilisierungsarbeit. Um in das Toleranzfenster zu gelangen, haben sich neben dem Protokoll für den sicheren Ort vor allem das Stimmungsstabilisierer-Protokoll unseres EMDR-Bipolar-Manuals (Amann et al. 2015) und die 4 Elemente von Elain Shapiro (2012) bewährt.

Das EMDR-Stimmungsstabilisierer-Protokoll ist ein kurzes, pragmatisches Protokoll mit dem Ziel, eine Situation einer stabilen Stimmung mit dem Gefühl, sein/ihr Leben zu kontrollieren, mit langsamer bilateraler Stimulation (BLS) zu installieren. Dies wird dann mit einer positiven Kognition und somatischen Körpersensationen ebenfalls via BLS verstärkt. Ich empfehle hierbei dieses Protokoll zu Beginn jeder Sitzung anzuwenden mit der Idee einer psychotherapeutischen Stimmungsstabilisierung.

Auch ist oft die Arbeit mit verschiedenen Anteilen der Person nötig wegen dissoziativer Symptome, die die Verarbeitung der erlebten Traumata behindern können.

Wenn man den Patienten einen therapeutisch schützenden Rahmen bietet, kann EMDR sicher bei bipolaren Patienten benutzt werden, um psychologische Traumata zu verarbeiten. Hierbei eignen sich das EMDR-Standardprotokoll (Shapiro 2001a) und das *EMDR Recent Traumatic Episode Protocol (R-TEP)* von Elain Shapiro (2014) im Fall einer kürzlich zurückliegenden traumatischen Episode.

Fallbeispiel

Es handelt sich in dem Beispiel um eine 27-jährige Patientin, die von einem anderen psychiatrischen Krankenhaus zu uns verwiesen wurde mit der Frage, ob es sich um eine bipolare Störung handelt. Diagnosen bei Einweisung auf unserer subakuten Station (bis 3 Monate Aufenthalt möglich) waren Borderline-Persönlichkeitsstörung und Polytoxikomanie, derzeit abstinent. Medikamente bei Aufnahme waren Oxcarbazepin als Stimmungsstabilisierer, Topiramat wegen Impulsivität und Rivotril gegen Angstsymptome. Während der ersten beiden Wochen präsentierte sich die Patientin sehr labil im Affekt, wechselte im Sinne eines *Ultra rapid cycling* von 2- bis 3-tägigen depressiven zu klar hypomanischen Episoden. Dies war begleitet von moderaten ängstlichen und gereizten Symptomen. Auch gab sie an, an akustischen Halluzinationen zu leiden, die jedoch am ehesten im Sinne eines dissoziativen Erlebens zu interpretieren waren. Die Patientin, die auch rassistisches Gedankengut präsentierte, war von Anfang an ambivalent bezüglich des freiwilligen stationären Aufenthaltes, weswegen rasch ein therapeutischer Plan entwickelt werden musste. Wichtig hierbei war die Anamnese, in der die Patientin berichtete, dass sie bis zum 6. Lebensjahr ein fröhliches Kind gewesen sei. Dann habe ihr Vater mit einem bis zum 13. Lebensjahr andauernden systematischen psychologischen und sexuellen Missbrauch begonnen, der von der Mutter fremdanamnestisch bestätigt wurde.

In diesem Kontext habe sie mit 10 Jahren mit selbstverletzendem Verhalten in Verbindung mit zahlreichen negativen Kognitionen und 3 Jahre später mit einem regelmäßigen Kokain- und Cannabiskonsum begonnen. Mit 16 Jahren habe sie starke Stimmungsschwankungen, Gereiztheit, Impulsivität, akustische Halluzinationen und Essstörungen im Sinne einer Anorexie und später Bulimie entwickelt. Sie habe sich im 13. Lebensjahr in ein eher asoziales Umfeld mit ersten Freunden aus dem Drogenmilieu begeben. Trotzdem habe sie durchgehend gute Schulleistungen gezeigt, das Abitur machen können und Simultanübersetzung studiert. Mit 23 Jahren hörte sie selbstmotiviert auf Drogen zu konsumieren. Nach einem schweren Autounfall mit 26 Jahren habe sie eine erste schwere Depression entwickelt. Dies habe zur Folge gehabt, dass sie sich in zuerst stationäre, dann ambulante psychiatrische Behandlung begeben habe. Im ambulanten Setting habe sie erstmals einer Psychologin von ihrer traumatischen Kindheit berichtet, die dann 3 erste EMDR-Sitzungen (Phase 1 und 2) mit der Patientin abgehalten habe. Einige Monate später wurde die Patientin wegen ihrer starken Stimmungsschwankungen zu uns verlegt.

Im Rahmen der Stabilisierungsphase – zirka eine Woche – habe ich zum einen von Oxcarbazepin auf Valproat, ein anderer Stimmungsstabilisierer, und von Rivotril wegen anhaltender Schlafstörung auf eine Niedrigdosis von Quetiapin umgestellt. Topiramat wurde beibehalten. Zum anderen habe ich mit der Patientin einen sicheren Ort installiert und unser EMDR-Stimmungsstabilisierer-Protokoll angewandt. Dann konnte in 3 Sitzungen mit Shapiros Standardprotokoll der psychologische und sexuelle Missbrauch des Vaters verarbeitet werden. Dies hat eine weitere Woche in Anspruch genommen. Nach 2 Wochen war die Patientin euthym, ohne Impulsivität, akustische Halluzinationen oder Ängste. Interessanterweise empfand sie sich auch nicht mehr als Rassistin. Im Rahmen des »Selfcare«-Prozesses hat sie ihre bis dahin anhaltende toxische Partnerbeziehung beenden können. Nach Übernachtungen zu Hause und einer fulminanten positiven Veränderung laut Mutter konnte die Patientin nach insgesamt 4 Wochen stationären Aufenthalts in die ambulante psychiatrische und EMDR-Weiterbehandlung entlassen werden. Ihr stabiler Zustand hat nach 2 Jahren »Follow-up« nach Entlassung angehalten.

KAPITEL 11

Chronische, wiederkehrende und therapieresistente Formen der majoren Depression

ALESSANDRA MINELLI UND ELISABETTA MAFFIOLETTI

Die majore Depression (MD, auch als »schwere depressive Störung« bezeichnet) ist ein lähmender psychiatrischer Zustand, der zu anhaltender Traurigkeit und Interesselosigkeit führt und weltweit zu den fünf häufigsten Ursachen von Krankheitsbelastung und Leistungsminderung zählt (Gabilondo et al. 2010, Hasin et al. 2018).

Der Verlauf der majoren Depression ist sehr unterschiedlich: Manche Patienten erreichen nur selten oder nie eine (symptomatische) Remission – eine Periode von mindestens zwei Monaten, in denen keinerlei oder nur ein bis zwei Symptome von milder Ausprägung vorhanden sind –, während andere über viele Jahre hinweg nur wenige oder überhaupt keine Symptome zwischen zwei Episoden erleben. Die Chronizität der Krankheit reduziert die Aussichten auf ein vollständiges Verschwinden der Symptomatik drastisch. Die Wahrscheinlichkeit chronischer depressiver Symptome ist wesentlich höher, wenn eine Kombination aus Persönlichkeits-, Angst- und Suchtstörungen vorliegt.

Zudem kommt es zwar immer wieder vor, dass ein Mensch nur einmal in seinem Leben eine majore Depression erleidet; üblicherweise folgen aber mehrere depressive Episoden aufeinander: In diesen Fällen sprechen wir von einer wiederkehrenden Depression beziehungsweise einer rezidivierenden depressiven Störung. Was die Definition der Wiederkehr angeht, so muss zwischen zwei Episoden ein Intervall von mindestens zwei aufeinander folgenden Monaten gegeben sein, in dem die Kriterien einer MD nicht erfüllt sind. Mindestens drei Viertel aller Personen, die eine erste depressive Episode erleiden, werden im Verlauf ihres Lebens eine weitere solche Episode erleben.

Der häufigste therapeutische Ansatz im Fall einer majoren Depression ist die medikamentöse Behandlung: Sie wirkt stimmungsaufhellend, vermindert das Grübeln und lindert die akuten Symptome. Es gibt Medikamente unterschiedlichen pharmakologischen Typs, und es ist Aufgabe des Psychiaters, seinem Patienten die jeweils bestgeeignete Behandlung vorzuschlagen. Das wird in erster Linie eine antidepressive Therapie sein. Die häufigsten verordneten Medikamente sind die Serotonin-Wiederaufnahmehemmer (SSRI) und die Serotonin-Noradrenalin-Wiederaufnahmehemmer (SNRI) wegen ihrer vielfach demonstrierten Wirksamkeit und guten Verträglichkeit. Daneben werden auch trizyklische Antidepressiva (TZA) und andere Antidepressiva wie Trazodon, Mirtazapin und Vortioxetin verordnet. In schweren Fällen und/oder dann, wenn ein Patient nicht ausreichend auf die alleinige Behandlung mit Antidepressiva anspricht, kommen weitere Mittel – etwa Antipsychotika (insbesondere der zweiten Generation), Stimmungsstabilisierer und Benzodiazepine – in Kombination zur Anwendung.

Ungeachtet all dieser zur Behandlung einer MD vorhandenen Medikamente ist die pharmakologische Behandlung allein häufig unwirksam. Die wichtigsten pharmakologischen Studien, die mit MD-Patienten durchgeführt wurden, kamen zu dem Ergebnis, dass nur etwa ein Drittel der Probanden auf die Erstbehandlung mit Antidepressiva anspricht (Trivedi et al. 2006). Die meisten MD-Patienten brauchen noch andere pharmakologische Maßnahmen, oftmals in Kombination, um eine Remission ihrer Symptome zu erreichen, und sehr vielen (etwa 30–40 %) von ihnen wird attestiert, dass sie an einer therapieresistenten Depression (TRD) leiden (Berlim & Turecki 2007, Thomas et al. 2013). Von einer therapieresistenten Depression wird üblicherweise dann gesprochen, wenn der Patient nach zwei oder mehr Behandlungsversuchen von adäquater Dauer und Stärke der Dosierung nicht auf die Therapie anspricht beziehungsweise keine Remission seiner Symptome erkennen lässt; allerdings besteht bezüglich dieser Definition kein wirklicher Konsens. Dass es an einer standardisierten Methode zur Klassifizierung der therapieresistenten Depression fehlt, erschwert jedenfalls eine Aussage bezüglich ihrer Prävalenz.

Es sind mehrere klinische Merkmale – häufig als negative Prädiktoren bezeichnet –, die miteinander zum chronischen Verlauf einer majoren Depression führen und damit ein negatives Behandlungsergebnis vergleichsweise wahrscheinlicher machen. Dazu zählen ein höherer Schweregrad der Symptome, die längere Dauer einer Episode, die Anzahl der Episoden, die Komorbiditäten, ein vergleichsweise frühes Einsetzen, ein vergleichsweise höherer Neurotizismus, stressige Lebensereignisse und widrige Kindheitserfahrungen (Hasin et al. 2018, Kautzky et al. 2019, Penninx et al. 2011).

Welche Rolle spielen frühe Traumata und belastende Lebensereignisse in Bezug auf die Chronizität der Depression?

Es ist vielfach belegt, dass ein Trauma, zumal wenn es in den Jahren der Kindheit und der Adoleszenz erlebt wird, das Risiko des betroffenen Menschen erhöht, eine Depression zu entwickeln (Nelson et al. 2017, Poole et al. 2017). Bei widrigen Kindheitserfahrungen kann es sich um sexuellen Missbrauch, um körperliche und emotionale Misshandlung, um Vernachlässigung, Trennung von Mutter oder Vater oder um die psychische Krankheit einer der Elternpersonen handeln. Kindheitstraumata können sich zerstörerisch auf die Entwicklung der betroffenen Kinder und Heranwachsenden auswirken und langfristige Folgen haben, die häufig bis ins Erwachsenenalter fortbestehen (Mandelli et al. 2015).

Zudem gibt es Anzeichen dafür, dass traumatische Erfahrungen in direktem oder indirektem Zusammenhang mit einem therapieresistenten und chronischen Endophänotyp der Depression stehen können (Negele et al. 2015, Williams et al. 2016). In der Tat verweisen mehrere Studien auf einen Zusammenhang zwischen erlittener körperlicher oder emotionaler Misshandlung und den oben erwähnten negativen Prädiktoren wie dem relativ frühen Krankheitsbeginn, dem besonderen Schweregrad der Symptome, dem Vorhandensein psychotischer Anzeichen, dem suizidalen Verhalten und den Komorbiditäten (Dias de Mattos Souza et al. 2016, Gaudiano & Zimmerman 2010, Nelson et al. 2017, Tunnard et al. 2014).

Jahrzehntelang hat die Forschung sich im Wesentlichen auf körperliche Misshandlung und sexuellen Missbrauch als Risikofaktoren für eine majore Depression konzentriert, während den Wirkungen anderer Formen von Misshandlung und Vernachlässigung nicht im gleichen Umfang nachgegangen wurde. Dabei haben zwei unlängst durchgeführte Metaanalysen klar gezeigt, dass Vernachlässigung und emotionale Misshandlung, häufig als interpersonelles Trauma oder auch als Bindungsschmerz bezeichnet, am stärksten zur Entstehung einer Depression im Erwachsenenalter beitragen (Infurna et al. 2016, Mandelli et al. 2015). Die mittels dieser Studien gewonnenen Daten decken sich mit jüngsten Resultaten, über die in der Literatur berichtet wird. So haben sich mehrere Autoren dahingehend geäußert, dass in der Kindheit erlebte emotionale Misshandlung und Vernachlässigung – in der Regel also Zurückweisung, Abwertung, Terrorisierung, Isolation, Hänseln –, in einem engeren Zusammenhang mit internalisierenden Symptomen und der Entstehung einer Depression stehen könnten als physische Misshandlung oder sexueller Missbrauch. Darüber hinaus zeigen die Resultate, dass früh erlebte emotionale Vernachlässigung und psychische Misshandlung auf einen chronischen Verlauf und Komorbiditäten der Depression erwachsener Patienten vorausdeuten können. Derartige Formen von Misshandlung sind schwieriger zu erkennen, weil ihre Spuren sich – anders als die Spuren körperlicher Misshandlung – nicht an der äußeren Erscheinung zeigen, sondern im Innenleben fortbestehen. Dennoch muss ihnen bei der Erfassung der traumatischen Erfahrungen, die ein Mensch in seinem Leben gemacht hat, die gebührende Aufmerksamkeit zuteilwerden, denn alle neuen Erkenntnisse werfen ein helles Licht auf den potentiell starken Einfluss der »stilleren« Formen früher Misshandlung auf die Entstehung von Depressionen.

Zum Zusammenhang zwischen traumatischen Erfahrungen, molekularen Mechanismen und der majoren Depression

Die biologischen Grundlagen des Zusammenhangs zwischen widrigen Lebensereignissen und der Entstehung schwerer Formen der majoren Depression im späteren Leben sind noch immer weitgehend ungeklärt. Die ersten Studien, die auf diesem Gebiet unternommen wurden, deuten vor allem darauf hin, dass Veränderungen im Prozess der DNA-Aktivierung im Spiel sind. Die Regulierung der Expression der Gene, die ihrerseits die Anweisung zur Proteinherstellung enthalten und auf dem DNA-Strang lokalisiert sind, ist fundamental für alle biologischen Prozesse. Wenn wir die verschiedenen Zelltypen in einem multizellularen Organismus betrachten, können wir beobachten, dass sie sich in ihrer Struktur wie auch in ihrer Funktion dramatisch unterscheiden. So sind die Unterschiede zwischen einem Säugerneuron und einem Lymphozyten so extrem, dass es schwer vorstellbar ist, dass die beiden Zellen das gleiche Genom in sich tragen. Aus diesem Grund und wegen der häufig irreversiblen Zelldifferenzierung vermuteten die Biologen anfangs, dass Gene im Zuge der Zelldifferenzierung selektiv verloren gehen. Heute wissen wir, dass die Zelldifferenzierung von Veränderungen der Genexpression abhängig ist, also von der Aktivierung beziehungsweise Deaktivierung der Gene und nicht von Veränderungen der DNA-Sequenz. Die Genaktivierung geschieht durch Transkription, also dadurch, dass DNA auf die Boten-RNA übertragen wird; in der Folge wird die Information vom RNA-Molekül »abgelesen« und in Proteine übersetzt. Entsprechend ihrer Bedeutung für das Überleben und die Funktion der Zellen sind die Regulierungsmechanismen der Genexpression ausgesprochen kompliziert (Alberts et al. 2002).

Studien zur Erkundung krankheitsbedingter Veränderungen in der Genexpression folgen zwei Hauptansätzen, denen zufolge sie als Kandidatengen-Studien oder als transkriptomische Studien klassifiziert sind. Wie der Name sagt, fokussieren Kandidatengen-Studien auf einen oder wenige »Kandidaten«, die gemäß einer A-priori-Hypothese ausgewählt werden, zum Beispiel wegen ihrer Mitwirkung an Mechanismen, die mit der untersuchten Pathologie zusammenhängen. In transkriptomischen Studien werden dagegen alle transkribierten Gene getestet. Derartige Studien verfolgen also einen hypothesenfreien Ansatz.

Wie bei vielen anderen Krankheiten sind auch bei der majoren Depression veränderte Muster der Genexpression sowohl im betroffenen Organ (hier also im zentralen Nervensystem, ZNS) als auch in peripheren Geweben wie im Blut identifiziert worden. Wichtig ist in diesem Zusammenhang, dass Gehirn- und Blutzellen etwa 80 % der transkribierten Gene gemeinsam haben und dass – auch wenn noch nicht ganz klar ist, in welchem Umfang periphere Modifikationen in der Genexpression die mit Erkrankungen des zentralen Nervensystems einhergehenden Veränderungen im Gehirn unmittelbar spiegeln – die Laboranalyse von peripherem Blut es den Forschern ermöglicht, gewisse Aspekte der Funktionsweise des Gehirns ohne den Rückgriff auf menschliches Nervengewebe zu studieren. Damit fallen die mit Post-mortem-Studien einhergehenden Begrenzungen weg, und zugleich lassen sich systemische oder rein periphere Veränderungen erkunden, die mit der untersuchten Pathologie in Verbindung stehen.

Im Zusammenhang mit der majoren Depression sind Veränderungen in der Expression verschiedener Gene sowohl im Gehirn als auch im Blut beschrieben worden. Insgesamt sind die im Gehirn fehlregulierten Gene hauptsächlich an der GABAergischen, glutamatergischen und serotonergischen Neurotransmission beteiligt. Die Expression GABAergischer und glutamatergischer Gene wird vor allem in Bereichen des präfrontalen Cortex modifiziert, von denen wir wissen, dass sie an Stimmungsregulierung und Depression beteiligt sind. Eine weitere Gruppe konsistent replizierter Gene sind diejenigen aus der serotonergischen Familie, die als dysreguliert vor allem im dorsolateralen präfrontalen Cortex und im Hippocampus beobachtet worden sind (Ciobanu et al. 2016). Im Blut standen die identifizierten Gene in erster Linie in einem Zusammenhang mit Entzündung und Immunität, begleitet von einer Anreicherung der Signalwege des Interleukin-6 und der natürlichen Killerzellen. Das deckt sich mit der Hypothese, dass eine bidirektionale verstärkende Kommunikation zwischen Gehirn und Immunsystem Teil der Ätiologie ist (Jansen et al. 2016).

Darüber hinaus sind auch Modifikationen in der Expression nicht kodierender RNAs, bekannt als MikroRNAs (oder »miRNAs«), mit der majoren Depression in Verbindung gebracht worden. Seit ihrer Entdeckung in den frühen 1990er-Jahren haben die MikroRNAs unser Verständnis der Genregulation revolutioniert: Durch ihr Binden an Ziel-RNAs agieren sie als posttranskriptionale Regulatoren der Genexpression, wobei sie ihre Stabilität verändern und/oder den nachfolgenden Prozess der Translation – der Proteinsynthese – behindern. Diese kleinen, aber einflussreichen Moleküle spielen erwiesenermaßen eine Schlüsselrolle in den basalen neuronalen Funktionen und bei verschiedenen neurologischen und psychiatrischen Störungen. Neben ihrer Produktion in den Zellen werden MikroRNAs in diversen Körperflüssigkeiten ausgeschüttet, so im peripheren Blut, und sie können die Blut-Hirn-Schranke passieren. Depressionsbedingte Veränderungen des Zirkulationsniveaus dieser Moleküle sind in mehreren Studien beschrieben worden, was darauf deutet, dass MikroRNAs an funktionellen Pfaden beteiligt sein könnten, die bereits mit der majoren Depression in Verbindung gebracht worden sind, so etwa an unterschiedlichen Signalwegen vor allem im Zusammenhang mit neurotrophen Mechanismen und Prozessen der Hirnentwicklung (Ferrúa et al. 2019).

Auch traumatische Ereignisse, zumal wenn sie zu einem frühen Zeitpunkt im Leben eintreten, setzen erwiesenermaßen kritische Veränderungen in der Genexpression in Gang. Die frühen Lebensstadien sind von größter Bedeutung für die Entwicklung des Gehirns, das sich in dieser Zeit durch eine große Plastizität und damit auch durch eine ausgesprochene Anfälligkeit für Umweltreize auszeichnet. Widrige Geschehnisse können die Entwicklung des Gehirns also im Wege der Regulierung der Genexpression »umprogrammieren« und damit eine negative Prägung bewirken, die unter Umständen bis ins Erwachsenenalter fortdauert. Manche Autoren interpretieren widrige Erfahrungen als »verborgene Wunden«, deren Wirkung zumindest teilweise der Wirkung eines physischen Traumas vergleichbar sei, da viele der durch seelische Belastungen und Traumata induzierten physiologischen Reaktionen, etwa die inflammatorische Aktivierung, den durch körperliche Angriffe verursachten Reaktionen gleichen (Danese & van Harmelen 2017).

In den zurückliegenden Jahren hat die biomedizinische Forschung sich zunehmend auf das Studium der molekularen Prozesse konzentriert, die den negativen Effekt eines Traumas auf das psychische Befinden vermitteln. Neben der Beschäftigung mit der Genexpression galt das Interesse dabei vor allem den epigenetischen Mechanismen. Diese Prozesse können die Genexpression durch chemische Modifikationen der DNA regulieren, vor allem durch Acetylierung und Methylierung der DNA oder der Histone (jener Proteine, um die sich der DNA-Strang windet). Etliche Studien haben gezeigt, dass traumatische und stressige Ereignisse epigenetische Modifikationen nach sich ziehen und damit die Genexpression affizieren können. Besonders interessant ist in diesem Zusammenhang, dass ein Trauma, das zukünftige Eltern vor der Zeugung ihres Kindes erleiden beziehungsweise das die werdende Mutter während der Schwangerschaft erleidet, im Gesundheitszustand und im Verhalten des Kindes und unter Umständen auch noch darauf folgender Generationen nachhallen kann. Zumindest in Bezug auf bestimmte Arten von Traumata scheinen epigenetische Veränderungen der Mediator zwischen dem traumatischen Ereignis und dem Phänotyp der Nachkommen zu sein, denn sie werden sowohl bei den Eltern als auch bei den Kindern beobachtet. Da sie Veränderungen der DNA bewirken, könnten epigenetische Modifikationen die Wirkungen widriger Erfahrungen der Eltern unmittelbar auf die Nachkommen übertragen.

Eine alternative Erklärung wäre, dass epigenetische Veränderungen in jeder Generation *de novo* etabliert werden könnten, und zwar als Konsequenz der Verhaltensmuster der von dem Trauma betroffenen Person(en), zum Beispiel als Folgewirkung des Zusammenlebens mit Eltern, die nach einem Trauma einen pathologischen Zustand entwickeln; insoweit sprechen wir von vermittelter oder sekundärer Traumatisierung. Viele Studien, die sich mit den Wirkungen von Traumata auf die Genexpression und mit epigenetischen Modifikationen befassen, arbeiten mit der Vorstellung eines Kandidatengens und fokussieren auf die Schlüsselelemente in der Aktivität der Hypothalamus-Hypophysen-Nebennieren-(HPA)-Achse. Das Interesse an diesem System rührt daher, dass es der Hauptmodulator der Stressanpassung ist. Wenn ein stressiger Reiz auftritt, bildet der Hypothalamus den Botenstoff CRF, der seinerseits den Ausstoß des adrenokortikotropen Hormons (ACTH) aus der Hypophyse bewirkt, und dies wiederum regt die Nebennierenrinde zur Produktion von Glukokortikoiden (insbesondere Cortisol) und das Nebennierenmark zur Produktion von Adrenalin an.

Diese Kette von Vorgängen hilft dem Körper, sich gefährlichen Situationen mittels der Kampf-oder-Flucht-Reaktion zu stellen. Wenn das auslösende Geschehen endet, kommt die Aktivität der HPA-Achse durch ein negatives Feedback-Signal des Cortisols zum Stillstand. Die Dysregulation der HPA-Achse findet sich bei psychiatrischen Zuständen wie Angststörungen und schweren

Depressionen (McGowan & Matthews 2018). Kandidatengen-Studien betrafen unter anderem das Mitglied 1 der Gruppe C der Nuklearrezeptor-Unterfamilie 3 (NR3C1), das für den Glukokortikoid-Rezeptor kodiert. Im Gehirn erwachsener Suizidanten, die als Kinder misshandelt worden waren, wurden eine stärkere Methylierung des NR3C1-Promoters und eine verringerte Expression dieses Gens beobachtet (McGowan & Szyf 2010). Das deutet darauf hin, dass frühe Traumatisierungen zu Veränderungen im Stress-Reaktions-System führen können, die unter Umständen bis ins Erwachsenenalter fortdauern. Eine Zunahme der Methylierung des NR3C1-Promoters, begleitet von verringerter Genexpression, wurde auch bei erwachsenen MD-Patienten mit traumatischer Vorgeschichte beobachtet (Watkeys et al. 2018). Zusätzlich zu den Studien, die sich mit den Genen der HPA-Achse befassen, nutzten andere Studien einen genomweiten Ansatz, um den Wirkungen von Traumata und belastenden Ereignissen auf alle methylierten Regionen des Genoms (Methylom) nachzugehen. Durch die Untersuchung des Methyloms von Menschen, die ein Kindheitstrauma erlitten hatten, wurden unterschiedlich methylierte Regionen in den Promotern verschiedener Gene entdeckt, die an zellulären Prozessen im Zusammenhang mit der Hirnentwicklung (Suderman et al. 2014) und der neuronalen Plastizität (Labonté et al. 2012) beteiligt sind.

Traumatische Erfahrungen bewirken auch Veränderungen in der Expression von MikroRNAs (miRNAs), wie kürzlich in zwei Studien gezeigt wurde, die von einer geringeren Expression von miR-125b-1-3p und einer stärkeren Expression von miR-15a im Blut erwachsener Personen berichten, die ein Kindheitstrauma erlitten hatten. Diese miRNAs sind an der Steuerung von Prozessen der neurologischen Entwicklung (Cattane et al. 2019) beziehungsweise an der Steuerung von Stressreaktionen (Volk et al. 2016) beteiligt. Ungeachtet der verschiedenen Studien zur Gen- und miRNA-Expression im Rahmen der majoren Depression und der ersten Hinweise auf die Beteiligung einer gestörten Genregulation an Trauma und Stress sind die charakteristischen Folgewirkungen widriger Erfahrungen bei MD-Patienten bisher nur sehr oberflächlich untersucht worden.

Als biologischer Mechanismus, der den Zusammenhang zwischen frühen widrigen Erfahrungen und dem späteren Auftauchen einer MD vermittelt, hat sich mittlerweile auch die durch miRNAs bewirkte Regulation der Genexpression erwiesen. Eine Studie aus jüngster Zeit kreuzte die Daten zur Expression aller Gene (Transkriptome) und miRNAs (MiRNome) bei erwachsenen Ratten, die pränatalem Stress ausgesetzt gewesen waren, mit den transkriptomischen Profilen gesunder Subjekte, die Stress in ihrer frühen Lebensphase erlitten hatten;

dabei wurden drei Gene (TGFB1, TFGB1 und der Glukokortikoid-Rezeptor) als dysreguliert identifiziert, die an biologischen Signalwegen im Zusammenhang mit Entzündungen, Immun- und Stressreaktionen beteiligt sind. Deutlich wurde auch, dass genetische Varianten in diesen Genen in einem signifikanten Zusammenspiel mit früh erlittenem emotionalem Stress auf depressive Symptome im Erwachsenenalter vorauswiesen (Cattaneo et al. 2018). Etliche Studien gingen der peripheren Expression einiger weniger Kandidatengene nach, die an der Aktivität der HPA-Achse, an Entzündungen, an der Hirnentwicklung und an der Neurotransmission beteiligt sind, und konnten damit auf eine Mitwirkung der Gesamtexpression weniger Gene am Zustandekommen des Zusammenhangs zwischen früher Misshandlung und MD verweisen (Bustamante et al. 2016, Spindola et al. 2017).

Die einzigen verfügbaren genomweiten Befunde ergeben sich aus einer Studie mit einem großen RNA-seq-Datensatz, die auf eine Fehlregulation des Entzündungssystems von schwer depressiven Patienten verwies, die als Kinder emotional vernachlässigt beziehungsweise missbraucht worden waren. In der gleichen Studie wurde bei diesen früh traumatisierten Probanden auch eine Veränderung in der Expression der Gene MED22 und ZNF 554 beobachtet, die an der Regulierung der Transkription beteiligt sind (Minelli et al. 2018). Insgesamt demonstrieren diese Resultate, dass frühe widrige Erfahrungen die für die Ausbildung einer majoren Depression relevanten molekularen Signalwege affizieren können; zugleich deuten sie darauf hin, dass interpersonelle Traumatisierungen – die Erfahrung emotionaler Misshandlung und emotionalen Missbrauchs – die späteren Depressionsopfer am stärksten treffen. Das wiederum stimmt mit klinischen Daten überein, die auf einen besonders deutlichen Zusammenhang zwischen Depressionen und dieser Form der Traumatisierung verweisen (Infurna et al. 2016, Mandelli et al. 2015).

Und schließlich gibt es erste Anzeichen dafür, dass sowohl pharmakologische als auch nichtpharmakologische Therapien die Genregulierung beeinflussen können (Belzeaux et al. 2018, Kéri et al. 2014, Kolshus et al. 2017). Bisher haben diese Studien sich allerdings auf generelle Ansätze zur Behandlung der majoren Depression konzentriert und sich nicht im Einzelnen mit Therapien befasst, die speziell die Folgewirkungen einer traumatischen Vorgeschichte von Depressionspatienten in den Blick nehmen wie etwa die traumafokussierte kognitiv-behaviorale Therapie (TF-CBT) und die EMDR-Therapie. Beide Therapien haben ihre Wirksamkeit – die Besserung der depressiven Symptomatik therapieresistenter Depressionspatienten mit traumatischer Vorgeschichte – unter Beweis gestellt

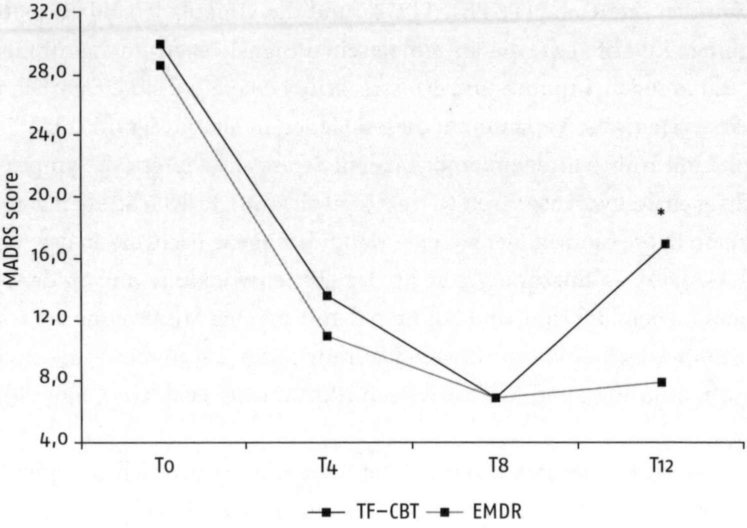

Abb. 11-1: Verlauf depressiver Symptomatik (Fremdbeurteilung) in der Behandlung und Nachbeobachtung bei 22 Patienten, die mit EMDR vs. traumafokussierte Verhaltenstherapie behandelt wurden

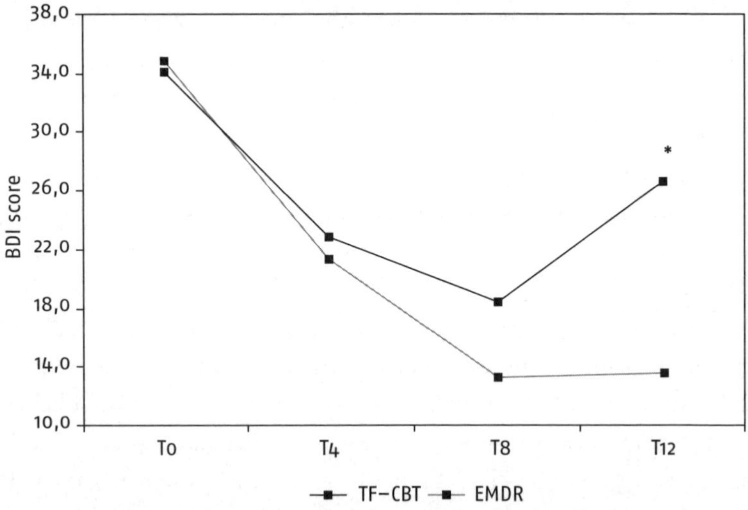

Abb. 11-2: Verlauf depressiver Symptomatik (Selbstbeurteilung) in der Behandlung und Nachbeobachtung bei 22 Patienten, die mit EMDR vs. traumafokussierter Verhaltenstherapie behandelt wurden

(Minelli et al. 2019). Insbesondere verzeichnete diese letztgenannte Studie bei 22 TRD-Patienten, von denen zehn eine traumafokussierte kognitiv-behaviorale Therapie und zwölf eine EMDR-Therapie absolviert hatten, einen Rückgang der depressiven Symptomatik, wobei die EMDR-Therapie die größere Wirksamkeit erzielte. Das signifikanteste Ergebnis war, dass EMDR in der Reduzierung der Symptomatik während der Dauer des stationären Aufenthalts der Patienten ebenso wirksam war wie TF-CBT, dass die Besserung sich beim Nachsorgetermin aber allein bei den EMDR-Patienten erhalten hatte. Gemessen wurden diese Befunde jeweils mit der Montgomery-Asberg Depression Rating Scale (MADRS) (Abb. 11-1) und mit dem Beck Depression Inventory II (BDI-II) (Abb. 11-2), was zeigt, dass Ärzte und Patienten in ihrer Sicht der Dinge durchweg übereinstimmten.

Das gleiche Muster zeigte sich bei der jeweils separaten Erfassung der Stimmung sowie der kognitiven und neurovegetativen Symptome; interessanterweise wurde aber in Bezug auf die neurovegetativen Symptome ein Behandlungseffekt zugunsten der EMDR-Therapie beobachtet, was sich mit der gut dokumentierten Wirksamkeit dieser therapeutischen Methode in Fällen übererregter und therapieresistenter Patienten deckt. Zum Teil blieb diese Besserung noch lange bestehen; mehrere Patienten waren auch 24 Wochen später noch in Remission. Vier Monate nach Beendigung der Behandlung waren in der TF-CBT-Gruppe mehr Rückfälle (50 %) zu verzeichnen als in der EMDR-Gruppe (25 %), wobei dieser Unterschied statistisch nicht signifikant ist.

Fazit

Frühe traumatische Erfahrungen und zumal interpersonelle Traumatisierungen sind mit einem größeren Risiko verbunden, im Erwachsenenalter eine majore Depression zu entwickeln. Kindheitstraumata stehen bei MD-Patienten in einem Zusammenhang mit allen möglichen Formen der biologischen Fehlregulation. Zwar nehmen die meisten einschlägigen Studien bis heute vor allem das Entzündungssystem ins Visier; die Resultate unterstreichen aber die Stoßkraft früher Traumatisierungen und lassen damit an länger anhaltende Folgewirkungen denken. Es ist demnach sehr wohl möglich, dass das erhöhte Risiko, im Erwachsenenalter eine Depression zu entwickeln, von einer Fehlregulation mehrerer biologischer Signalwege vermittelt sein könnte. Auf der Basis erster in Tiermodellen gewonnener Anhaltspunkte gehen etliche einschlägige Studien überdies der Frage nach, ob die Wirkungen eines von Vater oder Mutter erlittenen Traumas auf dem Weg über epigenetische Effekte in den nachfolgenden Generationen fortbestehen können. Noch immer ist allerdings unklar, wie schwer einerseits eine »wirkliche« epigenetische Weitergabe traumatischer Effekte auf die nachfolgenden Generationen wiegt und welchen Einfluss andererseits das pathologische Beziehungsumfeld ausübt, das ja potentiell imstande ist, in jeder Generation neu erscheinende epigenetische Modifikationen anzustoßen. Weitere Untersuchungen zur Erkundung der Wirkungen traumafokussierter Therapien sind vor allem auch im Blick auf die Entwicklung zukünftiger klinischer Anwendungen geboten. Aus klinischer Sicht könnte ein umfassendes Verständnis der molekularen Mechanismen, die den Zusammenhang zwischen frühen belastenden Erfahrungen und der majoren Depression vermitteln, den Weg hin zu Prävention und Therapie ebnen. Als Erstes könnte eine frühe Einschätzung des Ausmaßes der mit dem traumatischen Erleben verknüpften biologischen Schädigung es ermöglichen, diejenigen Individuen zu identifizieren, die das größte Risiko tragen, im weiteren Verlauf ihres Lebens eine psychische Störung zu entwickeln; das würde es erlauben, entsprechende präventive Maßnahmen zu planen. Als Zweites könnten die Veränderungen der Genexpression sowohl in Bezug auf ihr Vorhersagepotential für das Behandlungsergebnis betrachtet als auch – zusätzlich zur symptomatischen Beurteilung – hinsichtlich ihrer »biologischen« Wirksamkeit überprüft werden.

KAPITEL 12

Folgen für die praktische Arbeit

Eine wachsende Zahl von Forschern und klinischen Behandlern depressiver Patienten sind in letzter Zeit zu der Überzeugung gekommen, dass belastende und traumatische Lebensereignisse eine zentrale Rolle bei der Entstehung depressiver Störungen spielen. Dies bedeutet, dass die Depression auch als Stress- und Traumafolgestörung betrachtet werden kann.

Auch aus der Sicht des Krankheitsmodells der EMDR-Therapie und aus unserer klinischen Erfahrung sind belastende und traumatische Lebensereignisse und die daraus entstehenden pathogenen Erinnerungen ein wesentlicher Faktor in der Entstehung und Erhaltung depressiver Episoden. Pathogene Erinnerungen sind in ihren kognitiven und affektiven Folgen noch lange nach den auslösenden belastenden Erlebnissen biologisch aktiv und sprechen nur begrenzt auf eine überwiegend sprechende Psychotherapie an (Hase et al. 2017, Centonze et al. 2005). Nach einer erfolgreichen EMDR-Therapie lösen sich die pathogenen Erinnerungen gut auf und die Symptome, die durch sie entstanden sind, ebenso. Es ist daher nahe liegend, eine bei psychisch Traumatisierten sehr effektive Therapie wie die EMDR-Therapie auch in der Behandlung von depressiven Patienten einzusetzen.

In diesem Buch berichten die Autoren über ihre über zehnjährige Erfahrung mit dem erfolgreichen Einsatz von EMDR-Therapie bei depressiven Patienten durch Bearbeitung pathogener Erinnerungen.

In einer Reihe von kontrollierten und RCT-Studien konnte gezeigt werden, dass EMDR-Therapie bei depressiven Störungen gegenüber bisher üblichen Behandlungen mindestens gleichwertig ist, aber deutlich mehr komplette Remissionen bewirkt. In einer Reihe von Fällen und Fallserien scheint dies zu einer deutlicheren Besserung zu führen, als üblicherweise zu erwarten wäre – bzw. zum vollständigen Verschwinden depressiver Rückfälle. Sollte sich dies wissenschaftlich weiter erhärten lassen, hätte dies weitreichende Folgen für das Leben von Millionen depressiver Menschen, ihre Arbeitsfähigkeit, ihre nahen sozialen Beziehungen und ihre Fähigkeit, ihre Kinder mit gutem emotionalem Kontakt großzuziehen. Außerdem würde Tausenden von Angehörigen das Schicksal einer durch Suizid verwaisten Familie erspart und volkswirtschaftlich eine große Menge wertvoller Ressourcen für andere Zwecke wieder freigestellt.

Zum Zeitpunkt der Abfassung dieses Buches fehlen jedoch noch entsprechend große, randomisierte kontrollierte Studien mit mindestens zwei Jahren Nachbefragung, um diese Zusammenhänge endgültig wissenschaftlich zu belegen. Nach unserer Meinung ist daher eine derartige Studie dringend erforderlich. Aber auch ohne sie ergeben sich aus den heute vorliegenden Studienergebnissen und Erfahrungen bereits einige wichtige Folgen:

Folgen für die Behandlung depressiver Störungen

Bereits bei der Erhebung der Vorgeschichte sollten bei depressiven Patienten belastende Lebensereignisse sowie Komorbiditäten mit Traumafolgestörungen erfasst werden. Dies insbesondere, wenn belastende Lebensereignisse in einem zeitlichen Zusammenhang mit dem Beginn der depressiven Episode stehen. Dies gilt vor allem bei wiederkehrenden oder chronischen Depressionen sowie bei depressiven Störungen, die auf bisherige Behandlungen nicht befriedigend ansprechen. Hier sollte als neuer psychotherapeutischer Ansatz eine EMDR-Therapie erwogen werden.

In der EMDR-Behandlung depressiver Störungen werden die in der Vorgeschichte erhobenen Episodenauslöser, Überzeugungssysteme sowie in einigen Fällen auch eigenständig gewordene körpernahe States fokussiert und mit EMDR bearbeitet. Die praktischen Schritte der Diagnostik und Behandlung wurden in den vorigen Buchkapiteln im Detail dargestellt.

Ist eine gegenwärtige depressive Episode abgeklungen, werden zur Rückfallprophylaxe auch weitere erfassbare pathogene Erinnerungen mit EMDR-Therapie bearbeitet (zum Beispiel belastende und traumatische Lebensereignisse aus Kindheit und Jugendzeit). Durch die Bearbeitung auch dieser früheren Erinnerungen scheint sich das Risiko für eine neue depressive Episode deutlich zu verringern.

Ein besonderes klinisches Problem sind depressive Patienten mit schweren Komorbiditäten, insbesondere solche mit einer schweren Traumafolgestörung. Diese werden in der klinischen Praxis häufig noch unterdiagnostiziert und erfordern eine längere und komplexere Behandlung als andere depressive Patienten. Dies muss in der Versorgung dieser Patienten deutlich mehr berücksichtigt werden.

Folgen für die Forschung

Angesichts des Vorliegens von derzeit neun randomisierten kontrollierten Studien, die den Erfolg von EMDR-Therapie bei Depressionen zeigen, ist eine weitere Erforschung traumaspezifischer Ansätze zur Behandlung der Depression dringend zu empfehlen.

Angesichts der hohen wirtschaftlichen Bedeutung einer möglichen Verbesserung der Behandlungsmöglichkeiten vor allem für rezidivierende und chronisch depressive Patienten ist eine öffentliche Förderung z. B. in Kooperation mit Krankenkassen, die ohnehin einen großen Teil der Kosten für diese Patienten tragen, anzustreben.

Von besonderer Wichtigkeit wären in Zukunft größere Behandlungsstudien mit verschiedenen Depressionspopulationen und insbesondere die Untersuchung von Langzeitverläufen mit der Fragestellung der Nachhaltigkeit von Behandlungserfolgen.

Folgen für Primärprophylaxe und Kinderschutz

Belastende und traumatische Erlebnisse in der Kindheit spielen bei vielen Depressionen als Risikofaktor und Auslöser sowie als Komplikationsfaktor in der Behandlung eine entscheidende Rolle. Darüber besteht bei vielen Forschern weitgehend Einigkeit.

Angesichts der Häufigkeit depressiver Störungen muss den bekannten primären Ursachen deutlich mehr Aufmerksamkeit gewidmet werden. Unter den bekannten primären Ursachen sind dabei körperliche, sexuelle und verbale Gewalt sowie Vernachlässigung als Hauptursachen zu nennen. Gerade in diesen vier Bereichen sind Kinder nach wie vor in hohem Maße ungeschützt gegenüber der von einigen Forschern auch in Deutschland als epidemisch beschriebenen Gewalt und Vernachlässigung. In größeren epidemiologischen Studien zeigt sich, dass traumatische Erfahrungen und das Erleben eines dysfunktionalen Zuhauses in der Kindheit für einen hohen Anteil des populationsabhängigen Risikos für majore Depressionen und Suizide verantwortlich zu sein scheinen (Dube et al. 2003, Dube et al. 2001).

Auch wenn im Bereich des Kinderschutzes in den letzten Jahren zunehmend mehr Aktivität zu verzeichnen ist, laufen die Schädigungsmechanismen durch dysfunktionale Familien mit zum Beispiel psychisch kranken Eltern sowie Einzeltätern und Tätergruppen häufig nur gering beeinflusst weiter. Dies muss dringend verbessert werden.

All dies sind sicher nur Teilbeiträge zur Lösung eines insgesamt komplexen Problems. Sie können jedoch sicher helfen einen zunehmenden Teil der in der Zukunft sonst voraussehbaren depressiven Störungen besser behandelbar zu machen und zunehmend auch die Primärprävention depressiver Störungen z. B. durch einen stärkeren Kinderschutz langfristig zu verbessern.

Anhang

Das EMDR-Drawing-Integration-(EMDR-DI)-Protokoll: Ein visueller Ansatz zur Behandlung dissoziativer und depressiver Zustände

GABRIELLA BERTINO, SARA CARLETTO UND LUCA OSTACOLI

Ergänzend zu den Strategien, die im Rahmen der klassischen EMDR-Therapie wie auch des DeprEnd-Manuals angewandt werden, gibt es noch zusätzliche Strategien, die Patienten das Bearbeiten ihrer belastenden Erinnerungen erleichtern können. Eine dieser Möglichkeiten sind die EMDR-Protokolle, die anstelle des verbalen kurzen Berichtens während des EMDR-Prozesses den Patienten wiederholt Bilder zeichnen lassen, die den inneren Prozess der Verarbeitung während der Stimulation widerspiegeln. Manchen Patienten fällt dies leichter, als über die Dinge, die während des EMDR-Prozesses verarbeitet werden, zu sprechen. So verleiht das Zeichnen den inneren Bildern und Repräsentationen des Traumas eine Form und objektiviert es auf diese Weise. Der zeichnende Patient bezieht sich auf etwas, das er sehen, mitteilen und eindeutig modifizieren kann. Durch den Akt des Zeichnens beginnt er zwischen dem adaptiven Ich und den traumatisierten emotionalen Anteilen zu differenzieren. So kann er rasch einen Zugang zur präverbalen und motorisch-sensorischen Sprache finden und damit seine angeborenen kreativen Fertigkeiten aktivieren. Ihr Einsatz befähigt den Patienten, sich dem traumatischen Material behutsam zu nähern, dissoziative Reaktionen einzuschränken, Vermeidungs- und Fluchtverhalten zu umgehen und eine sichere Distanz gegenüber dem Schmerz zu wahren, indem er ihn objektiviert.

Das vorliegende Kapitel präsentiert mit dem EMDR-Drawing-Integration-Protokoll einen solchen Ansatz, der bei diversen psychopathologischen Zuständen – Dissoziationen, komplexen posttraumatischen Belastungsstörungen, Depressionen – anwendbar ist.

Das hier vorgestellte Modell ist das Ergebnis mehrjähriger Forschungen und experimenteller Anwendungen. Interventionen, die das Zeichnen im Rahmen der EMDR-Methode nutzen, fungierten anfänglich als eine Art »Erster Hilfe« in Situationen, in denen der Umgang mit den Reaktionen auf eine traumatische Depression schwierig und häufig dadurch blockiert war, dass der Patient sich abwehrend verhielt und kaum imstande war, sich dem traumatischen Material überhaupt zu nähern. Das kann unterschiedliche Gründe haben:

- Das traumatische Material und die damit verbundenen Emotionen sind an einem gegebenen Punkt in Raum und Zeit »gefroren«;
- die aktivierten Emotionen – Angst, Traurigkeit, Schmerz, Kummer, Zorn – sind zuzeiten überwältigend und qualvoll, was es dem Patienten erschwert, mit ihnen umzugehen;
- das traumatische Material wirkt bedrohlich auf die therapeutische Beziehung und gefährdet das therapeutische Arbeitsbündnis.

Anfänglich war das EMDR-integrierte Zeichnen dazu gedacht, dem Patienten einen Weg aufzuzeigen, auf dem er zunächst Sicherheit und Stabilität gewinnen kann, um dann die destabilisierende Welt seiner traumatischen Erfahrung zu betreten, gleichzeitig aber »verbunden« zu bleiben. Wir wissen, dass das Erkunden traumatischen Materials häufig Abwehrmechanismen auf den Plan ruft – etwa Vermeidung, Dissoziation, »Gefrieren« oder eine gesteigerte Abhängigkeit, sei es von Drogen oder von bestimmten Personen. Alle diese Abwehrmechanismen können durch das instinktive Bedürfnis aktiviert werden, sich sicher und geschützt vor dem zu fühlen, was als allzu schmerzlich oder quälend empfunden wird.

Das Gefühl einer Bedrohung der eigenen Identität – sei es in der Außenwelt (also in der Familie oder in den Beziehungen am Arbeitsplatz) oder im eigenen Innern (in den Gefühlen und Emotionen) – kann den betroffenen Menschen veranlassen zu sagen: »Das ist zu schmerzhaft, das kann ich nicht« oder »Ich habe Angst, dass ich damit nicht fertig werde«. Einen solchen Patienten verlangt es also explizit oder implizit nach einer schützenden Grenze zwischen dem Trauma samt den damit einhergehenden Emotionen und seinem eigenen Selbst, damit er von einer sicheren Position aus »sehen« und »hören« kann, was präsent ist. Häufig ergibt sich die schützende Grenze aus der Tendenz, alte Gefühle zu ignorieren und alte Erinnerungen nicht wieder zu beleben, oder aus der Hinwendung zu anderen Strategien, die es der betroffenen Person ermöglichen, den allzu tiefen

Blick in das traumatische Erleben zu vermeiden; eine solche Grenze kann sich auch daraus ergeben, dass die Person ihre Zuflucht zu pathologischen Verhaltensweisen nimmt.

Es kommt aber auch vor, dass der betroffene Mensch sein Trauma nicht länger ignorieren kann, dass die Erinnerungen und Emotionen sich nicht länger »gefroren« halten lassen oder dass defensive Grenzen nicht länger aufrechterhalten werden können: Wenn die Person die Akte ihrer traumatischen Erinnerung aufschlägt, kann sie davon überwältigt werden und ist dann nicht imstande, ihrem Leiden, das sich häufig als eine Gesamtheit generalisierter Symptome präsentiert, Form, Substanz oder Farbe zu geben. Zu ihrer Selbstverteidigung klammert eine solche Person sich dann vielleicht an die rigide Konstruktion negativer Überzeugungen, was ihr Verhältnis zu sich selbst oder ihre Beziehung zu anderen oder zur Welt im Allgemeinen angeht, um ein Gefühl von Sicherheit zu etablieren – auch wenn es nur auf der kognitiven Ebene für die Konstruktion von Realität präsent ist. Alternativ bleibt die Person vielleicht weiterhin in leidvolle und schädigende Beziehungen verstrickt. Das Eintreten in den inneren Raum des Traumas birgt das Risiko, die realen und gesunden Grenzen des Selbst zu verlieren, und damit auch die Gefahr, gänzlich von dem Trauma absorbiert zu werden, so als täte sich ein schwarzes Loch auf, von dem das Selbst in seiner totalen Verlorenheit angezogen, eingefangen und umschlossen wird.

Wie kann der zeichnerische Zugang dazu beitragen, diese festgefahrene Situation zu überwinden und die Abwehrmechanismen zu umgehen, ohne den Patienten in Gefahr zu bringen? Wie kann das Zeichnen starke und sichere Grenzen bewirken und adaptive Fertigkeiten auf den Plan rufen, die es ermöglichen, die Dinge zu verarbeiten und zu integrieren?

Beim Arbeiten mit komplexen posttraumatischen Belastungsstörungen ist häufig ersichtlich, dass es an einer Grenze zwischen dem äußeren Raum und der objektiven Realität der Person und ihrer Geschichte fehlt, so dass der innere Raum von dem traumatischen Material besetzt und absorbiert wird (Levine 2008, Fischer 2017). Das therapeutische Arbeitsbündnis ist oft sehr fragil, und psychologische Interventionen bergen nicht selten das Risiko des Selbstverlusts beziehungsweise der Zerstörung oder Außerkraftsetzung des Selbst.

Das Zeichnen ermöglicht es den Menschen, sich dem traumatischen Material als etwas Realem zuzuwenden, das gesehen, repräsentiert und berührt werden kann – ihren inneren Repräsentationen also Form, Farbe und Bewegung zu verleihen; es trägt zur Errichtung einer soliden schützenden Grenze zwischen dem Selbst – das sich stabilisieren, stärken und konsolidieren muss – und jenem Stück der individuellen Vorgeschichte bei, mit dem der Patient sich befassen muss und in dem Teile seines Selbst blockiert sind.

Im Akt des Zeichnens bewirkt der Patient eine erste formale Reorganisation des Traumas, und dann kann er anfangen, sein adaptives Selbst, das die Mittel und die Fähigkeit besitzt, Erfahrungen umzustrukturieren, als solches wahrzunehmen, während der traumatisierte emotionale Anteil in einem Zustand der Hilflosigkeit und Passivität verbleibt. Der Prozess wird durch den Zugriff auf eine präverbale, sensomotorische Sprache ermöglicht, die ihrerseits die angeborenen kreativen Fähigkeiten aktiviert (Fischer 2017). Die Person fühlt sich nicht länger überwältigt von ihrer traumatischen Erfahrung – der Mischung aus Erinnerungen, Bildern, Emotionen und Gefühlen – und sie kann ihre adaptiven Fähigkeiten in Dienst nehmen, weil sie sich rundum in Sicherheit weiß.

Der Akt des Zeichnens der traumatischen Erfahrung und die Zeichnung selbst als deren endgültige Repräsentation werden zum bedeutsamen Verbindungsglied zwischen der Wahrnehmung des Patienten von seiner inneren Realität – der Wahrnehmung seiner Emotionen, Gefühle, Überzeugungen, Bilder etc. – und der äußeren Realität, in der er sich jetzt mit einer anderen Person frei über sein Erleben austauschen kann. Das Zeichnen ermöglicht es dem Patienten, sein inneres Material zu erkunden und zu beschreiben und diesem Material innerhalb seines eigenen objektiven Raumes zu Form und Farbe zu verhelfen. Der Wert der jeweiligen Zeichnung liegt nicht in ihrer ästhetischen Dimension, sondern in ihrer Kapazität, die innere Verarbeitung des Traumas mittels grafischer Gesten voranzutreiben, die eine Repräsentation des Erinnerten und des traumatischen Erlebens erschaffen. Manchmal genügen schon sehr minimalistische Darstellungen aus simplen Zeichen (Linien, Kreisen oder Tupfen), um eine reiche innere Verarbeitung in Gang zu bringen, weil diese Zeichen sich mit und aus einem inneren Drang ergeben, dem Verlangen danach, ein oftmals undefiniertes und undifferenziertes Etwas mit Form und Farbe auszustatten.

Die hier folgenden Zeichnungen repräsentieren Abwehrmechanismen:

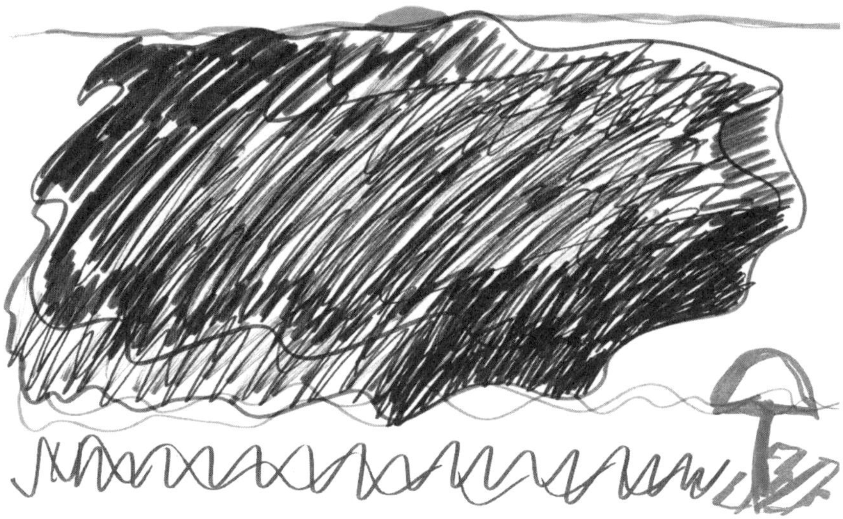

Abb. A-1

Abb. A-1: »Angst ist wie ein schwarzer Fleck, der alles zudeckt und mich zerschmettert. Es gibt keine Möglichkeit des Entkommens. … Das Gefrieren ist die einzige Möglichkeit, mich vor Angst und Schmerz zu schützen … Ich bin gefroren und geschützt, die Wellen lullen mich ein … Aber kann ich überhaupt existieren und am Leben sein? …« Hier kann die Patientin dadurch, dass sie sich selbst und ihre Abwehrmechanismen darstellt, eine Brücke zwischen dem »Ich kann nicht existieren« und dem »Ich möchte existieren« bauen. In diesem speziellen Fall wurde die EMDR-Arbeit mit dem Fokus auf dem Abwehrmechanismus fortgesetzt.

Abb. A-2 *(siehe Folgeseite):* »Mein Kopf ist verriegelt. Ich bin eine Gefangene meiner Gedanken, meiner Ängste. Als ob eine äußere Kraft mich festhielte. Wo bin ich? … Ich existiere nur in meinem Kopf.« Mittels dieser Darstellung wird es der Person möglich, sich mit der Macht des rationalen Anteils auseinander zu setzen, der das Vitalitätserleben kontrolliert, dirigiert und blockiert. Sie richtet ihre Aufmerksamkeit jetzt darauf, ihren Körper, seine Formen und seine Bedürfnisse zum Gegenstand zu machen. Die Zeichnung hat es ihr ermöglicht, einen Dialog der verschiedenen Seiten in Gang zu bringen, und durch die Arbeit mit EMDR kann sie nun anfangen, sich mit verlinkten Episoden zu befassen, mit der Repräsentation blockierender Überzeugungen und der Herbeiführung von Veränderungen.

Abb. A-3: Die Zeichnung gibt den Zustand des »Versperrtseins« wieder, in dem sich ein schwer depressiver Patient befindet. Dabei hat der Akt des Zeichnens den Veränderungswunsch des Patienten ausgelöst. »Es ist ein Augenblick der großen Krise und der Blockade, ein Gefühl des Versagens, der mangelnden physischen und mentalen Energie, der Unfähigkeit zu reagieren. Ich bin in einem Käfig gefangen, eingeschlossen. Jemand hat mir ein Gewicht auf die Schultern gelegt, einen Stein, der mich niederdrückt. Ich bin dem nicht gewachsen.« Ein kurzes Beispiel eines denkbaren therapeutischen Gesprächs:

Therapeut: »Wo würden Sie sich gerne sehen?«
Patient: »Außerhalb des Käfigs, am besten in einem Boot … rudernd, so dass er sich vorwärtsbewegen und die Schwierigkeiten überwinden kann, die ihm die Wellen und der Wind bereiten …«
Therapeut: »Versuchen Sie es zu zeichnen.«
Der Patient zeichnet.
Patient: »Wenn ich mich auf diese Zeichnung konzentriere, merke ich, wie ich mich versteife …«

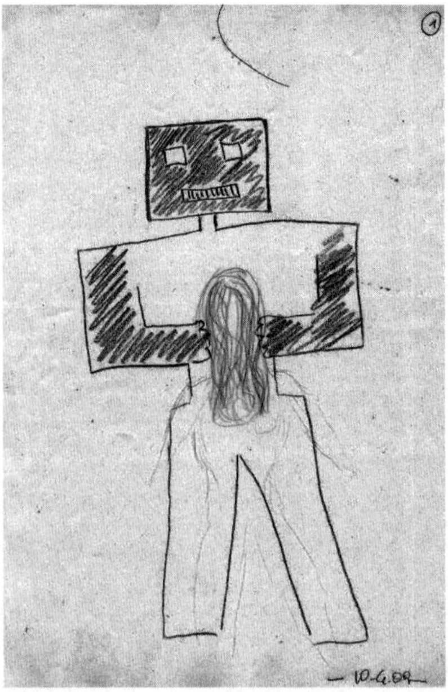

Abb. A-2

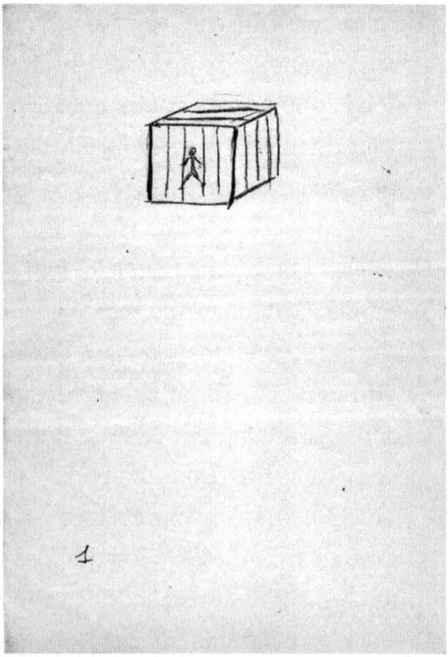

Abb. A-3

Der Patient setzt die Methode des Tappens ein, und die Anspannung lässt nach.
Patient: »Etwas stabilisiert sich gerade in mir …«

Abb. A-4: Die Veränderung, von der dieser Patient zunächst träumt, auf die er dann spekuliert und die er am Ende anhand seiner Zeichnung symbolisiert, nimmt Form an. Sie wird zum adaptiven Anteil des Selbst, indem sie einen zunächst physischen und dann mentalen Raum besetzt.

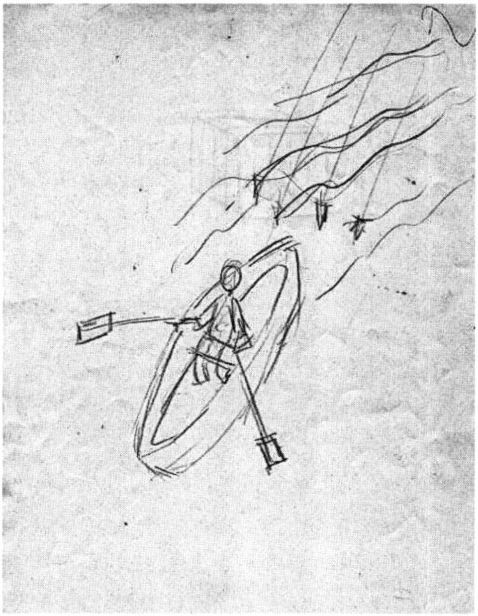

Abb. A-4

Die Technik: Das Interventionsprotokoll

Definition des Problembereichs (die schlimmste Episode; in manchen Fällen auch das augenblickliche Erleben) und Definition des schlimmsten Bildes (betrachtet als das innere Bild des EMDR-Standardprotokolls).

Aufforderung des Therapeuten an den Patienten: »Visualisieren Sie Ihr schlimmstes Bild und zeichnen Sie es.«

Der Therapeut versorgt den Patienten mit einem großen Blatt Papier, Filzstiften, Buntstiften und Wachsmalstiften. Ein breit sortiertes Zeichenmaterial ist wichtig, weil der Prozess je nach den verwendeten Utensilien unterschiedlich verläuft. Filzstifte ergeben eindeutige Linien und eine vergleichsweise starke Wirkung; Buntstifte ermöglichen eine sehr delikate, manchmal kaum erfassbare Wiedergabe des (inneren) Bildes, halten die Wucht der Zeichnung sozusagen im Zaum; Wachsmalstifte gestatten ein stärkeres Aufdrücken, lassen Bewegung in das Bild kommen und ermöglichen damit einen breiter gefächerten Ausdruck und das Ineinander der Farben.

Wichtig ist, dass die Person am Ende alle benutzten Stifte in der richtigen Reihenfolge wieder zurücklegt, damit sie auch beim nächsten Mal den freien Zugriff auf alle Farben und alle Arten von Stiften hat.

Sollte sie allzu lang zögern, kann der Therapeut ihr zu Hilfe kommen, indem er sagt: »Machen Sie sich keinen Stress; lassen Sie Ihre Hand eine Farbe wählen und das, was eben jetzt in Ihnen vorgeht, so frei wie möglich zu Papier bringen. Sie müssen sich nicht mit dem Zeichnen auskennen, es muss nicht ästhetisch befriedigend sein – lassen Sie einfach das schlimmste Bild, das in Ihrem Innern existiert, auf dem Papier Form annehmen, und nutzen Sie die Farben, die Ihnen instinktiv in den Sinn kommen …«

Der Therapeut kann den Prozess unterstützen, indem er sagt: »Das machen Sie gut …«

Als nächster Schritt folgt die normale Phase 3 des EMDR-Standardablaufs, die Bewertung des gezeichneten Bildes: die negative Kognition, die positive Kognition, Stimmigkeit der Kognition (VoC), Emotion, der Grad der subjektiven Belastung (SUD) und die Körperempfindung.

Der Therapeut fordert dann den Patienten auf, sich auf die Zeichnung, die negative Kognition und darauf zu konzentrieren, in welcher Körperregion er die Emotionen spürt. Sobald dies erreicht ist, beginnt die bilaterale Stimulation.

Nach jeder abgeschlossenen Stimulationseinheit wird die fertige oder noch im Werden begriffene Zeichnung kurz erkundet, indem etwa gefragt wird: »Was fällt

Ihnen auf?« »Was fühlen Sie?« »Was sagt das über Sie aus?« »Was geht eben jetzt in Ihnen vor?« Und so fort. Danach fertigt der Patient weitere Zeichnungen an. Wenn die Fragen eine Veränderung in ihm bewirken, kann es sein, dass er seine Zeichnung modifiziert; falls die Veränderung radikal ist, will er dies möglicherweise mit einer ganz neuen Zeichnung repräsentieren.

Nach mehreren Stimulationseinheiten und Zeichnungen taucht in der Regel eine adaptive Repräsentation auf, die als Ressource verankert werden kann.

In den weiteren Sitzungen fordert der Therapeut den Patienten auf, sich dem Ereignis wieder zuzuwenden: »Erinnern Sie sich an das Ereignis und halten Sie fest, was jetzt in Ihnen vorgeht … Versuchen Sie es zu zeichnen.«

Wichtig ist, dass die Desensibilisierung nach der Verankerung der positiven Kognition mit einem subjektiven Belastungsgrad von »0« durch das Fokussieren auf die innere Wahrnehmung der traumatischen Episode – ohne Einbeziehung des Zeichnens – abgeschlossen werden muss. Das heißt, dass die »klassische« EMDR-Arbeit nach Abschluss des EMDR-DI-Prozesses fortgesetzt werden muss, um die vollständige Verarbeitung des Traumas sicherzustellen.

Die Anwendung der Methode in schwierigen Situationen

Die Methode des Zeichnens lässt sich einsetzen, wenn es im Rahmen einer Desensibilisierungssitzung zu Blockaden, zum Stillstand, zu Anzeichen der Dissoziation oder zu überwältigenden Emotionen kommt.

> Der Therapeut weist den Patienten an, sich auf das zu konzentrieren, was »hier und jetzt« im Gange ist. Wenn der Patient Schwierigkeiten damit hat, kann der Therapeut ihm helfen, indem er sagt: »Machen Sie sich keinen Stress; lassen Sie Ihre Hand die richtige Farbe wählen, und lassen Sie sie anfangen, das zu zeichnen, was eben jetzt in Ihnen vorgeht. Es geht nicht darum, eine schöne Zeichnung anzufertigen, und Sie müssen auch gar nicht zeichnen können – lassen Sie einfach geschehen, was immer sich ergeben will.«
> Der Therapeut kann diesen Prozess unterstützen, indem er etwa sagt: »Sie machen das gut.«

Wenn der Patient mit seiner Zeichnung fertig ist, fordert der Therapeut ihn auf, sie zu kommentieren. Der Patient sollte beschreiben dürfen, was er gezeichnet hat; er sollte aber nicht versuchen, seine Zeichnung zu interpretieren (sie soll ja als das Material behandelt werden, das im Prozess der Desensibilisierung auftaucht).

Schlüsselfragen bezüglich der Zeichnung und bezüglich dessen, was sich während des Prozesses des Zeichnens ereignet hat:

- Was nehmen Sie wahr?
- Was fühlen Sie?
- Was geschieht eben jetzt in Ihrem Innern?
- Was sagt das über Sie?

Anschließend wird der Patient aufgefordert, sich auf die Zeichnung zu konzentrieren, und der Therapeut arbeitet mit Augenbewegungen oder mit dem Tappen.

Wenn der Patient, während er zeichnet, eine starke Aktivierung erfährt, kann man den Prozess des Zeichnens durch sanftes Knie- oder Schulter-Tappen unterstützen; das ist wie eine Umarmung, die stützt und hält. Im Allgemeinen ist es besser, die beiden Momente auseinander zu halten und dem Patienten seinen persönlichen Raum zu lassen. Sobald er die Zeichnung fertiggestellt hat, kann der Therapeut mit einer Serie von Stimulationen intervenieren.

Fallbeispiel: Meine Reise durch die Schrecken meiner Kindheit mit Hilfe des Zeichnens

Das Zeichnen hat mir geholfen, in Kontakt mit der traumatischen Erinnerung zu kommen; die Angst, den Schrecken und das Gefühl der Vernichtung in eine Farbe zu verwandeln, die dann verblassen konnte, in den Umriss einer Form, die den Horror und die Zerstörung des kindlichen Selbst repräsentiert, das unter dem Gewicht der monströsen Form erstickte, die die Liebe verbirgt – verurteilt zu einer Welt ohne Hoffnung.

Die Linien und Farben sind wie Anker, lassen mich im Kontakt mit dem Hier und Jetzt sein, mit den gesunden Anteilen meines Selbst. Wie Ruder, die in die richtige Richtung rudern, wie der Punkt auf einer Landkarte, der dir sagt, wo du bist, und dir den Weg zeigt, den du gehen musst (…). Wie in einer Schutzhülle, die es zulässt, dass du in Kontakt mit schädlichen Substanzen kommst, während sie die gesunden Teile sicher verwahrt (…). Für mich war das Zeichnen so, als hätte ich einen Gefährten, einen spirituellen Führer, der mir in die Höhle meiner Schrecken folgt und mir zuflüstert: »Du kannst lernen, dich zu schützen …«

Das Erkunden depressiver States

(siehe Kap. 7)

Unserer Ansicht nach gibt es im Wesentlichen zwei Arten »depressiver Zustände«:

- vollkommen »kalt«, charakterisiert durch Apathie, Gefühllosigkeit, ideomotorische Apraxie; manche Patienten beschreiben sich als »Kartoffeln« ohne jegliche Emotion. Sie sind typisch für das bipolare Spektrum. In der Akutphase einer solchen Störung sind die psychotherapeutischen Möglichkeiten sehr begrenzt; das Aufarbeiten von Lebensereignissen wird dann nach Möglichkeit verschoben, und die psychologische Unterstützung des Patienten zielt darauf, dass er seinen kleinen täglichen Aufgaben nachkommt und gleichzeitig seiner wichtigen Rolle als Familienmitglied gerecht wird;
- »gemischt«, charakterisiert durch Gefühllosigkeit und Angst, Sinnverlust und Melancholie. Auf den folgenden Seiten werden wir uns mit letzterer Art befassen, weil sie in psychotherapeutischer Hinsicht interessanter ist.

»Depressive Zustände« sind hochgradig unbehagliche Erfahrungen. Die Betroffenen fühlen sich ganz und gar eingekapselt; anders geartete Augenblicke werden nicht erinnert oder als etwas Flüchtiges und Kurzlebiges erfahren. In zeitlicher Hinsicht sind diese Zustände durch das Gefühl charakterisiert, dass es schon immer so gewesen ist und immer so sein wird; in räumlicher Hinsicht fühlt die Person sich verloren in einer riesigen, von der Realität der Mitmenschen abgetrennten Dimension des Leidens, so dass jede Hilfe als ganz und gar sinnlos wahrgenommen wird; die emotionale Erfahrung ist die der Verzweiflung, aus der es keinen Ausweg gibt. Depressive Zustände stellen ein Paradoxon dar, weil sie – trotz dieser Dimension des Leidens, das die betroffene Person von den Dingen wie von den Menschen und vor allem von sich selbst distanziert – nicht selten von eben dieser Person auch als etwas wahrgenommen werden, das ihr wohlbekannt, ja, zutiefst vertraut ist und das sie schon immer begleitet hat.

Die Technik des Selbstkontaktes

Die vorbereitende Einschätzung basiert auf der Anamnese durch die Technik des Selbstkontaktes, die in Kapitel 4 (S. 80) beschrieben wurde. Dabei gibt es drei Szenarien:

- Grünes Licht: Der Patient spürt den Kontakt mit dem Boden, der Kontakt zumindest mit einer der beiden Hände wird ohne Unbehagen wahrgenommen. Die drei beschriebenen Phasen – Repräsentation, Kontaktwahrung und Akzeptanz, Elaboration – können abgearbeitet werden.
- Gelbes Licht: Der Patient gewinnt wieder Kontakt mit dem Boden, und der Kontakt mit zumindest einer der beiden Hände wird – nach Stabilisierungspraktiken wie etwa dem Grounding oder anderen Formen – ohne Unbehagen wahrgenommen. In diesem Fall muss der Erregungszustand in der zweiten Phase, der Phase der Kontaktwahrung und Akzeptanz, sorgfältig überwacht werden. Wenn die Erregung das Toleranzfenster zu sprengen droht, muss sie wieder »hereingeholt« werden.
- Rotes Licht: Der Patient hat keinen Kontakt mit dem Boden und/oder der Kontakt beider Hände wird mit Unbehagen wahrgenommen oder überhaupt nicht gespürt: Dann ist höchstwahrscheinlich ein dissoziativer Zustand gegeben. In diesem Fall können die Phasen von Repräsentation und Elaboration ausgeführt werden, nicht aber die Phase der Kontaktwahrung und Akzeptanz: Sie wird aufgeschoben, bis der Patient seine physischen Grenzen und ein Mindestmaß an Empathiefähigkeit gegenüber der eigenen Person wiedergewonnen hat.

Das Erkunden und Akzeptieren des depressiven Zustandes hilft uns, unser Resilienzvermögen zu stärken; je besser es uns gelingt, diesen Zustand zu akzeptieren, desto geringer wird unsere diesbezügliche Konditionierung ausfallen; je mehr wir gegen diesen Zustand ankämpfen, desto stärker werden wir uns festfahren. Wichtig ist, dass wir nicht versuchen, Resultate zu erzielen, sondern dass wir uns sozusagen hinsetzen und in aller Ruhe aufnehmen und akzeptieren, was geschieht, so als säßen wir im Kino und blickten auf die Leinwand, oder als säßen wir im Zug und ließen die Landschaft vor dem Fenster vorbeigleiten, oder als säßen wir auf einer Bank am Fluss und beobachteten das vorbeifließende Wasser. Dabei sollten wir nicht vergessen, dass es sich hier nicht um eine »Entspannungs«-Technik handelt, sondern um einen Augenblick der Begegnung mit uns selbst, die uns allerdings, wenn wir die Emotionen zulassen, in den meisten Fällen auch eine gewisse Erleichterung verschafft. Versuchen wir also, unsere schlimmste emotionale Erfahrung als das anzugehen, was sie ist, ohne nach irgendetwas zu suchen; akzeptieren wir, was immer geschieht oder nicht geschieht – das ist auf jeden Fall gut.

In unserem Modell nähern wir uns den depressiven States in drei Schritten:

- Repräsentation;
- Akzeptierende Exploration;
- Prozessieren.

1. Repräsentation. Nach unserer Erfahrung sollte der erste Schritt nicht der Versuch sein, diese Zustände zu modifizieren. Stattdessen sollten wir sie repräsentieren, ihre Kennzeichen erkunden und die Rolle des Beobachters ihnen gegenüber einnehmen. Auf diese Weise realisieren wir bereits eine erste Form der Des-Identifikation, die es uns erlaubt, unseren »eingekapselten« Zustand zu verlassen und dafür in eine Beziehung zu unserer schlimmsten Erfahrung einzutreten. Die mit der Depression einhergehenden emotionalen Zustände werden von der betroffenen Person ja immer wieder erfahren, weshalb es wichtig ist, dass sie diese Zustände sozusagen als bekannt einordnet, sie entsprechend besser beherrscht und so die eigene Reaktivität reduziert, bevor es an die Exploration geht. Das gemeinsame Erkunden dieser Zustände trägt ebenfalls dazu bei, dass sie als der Gegenpart in einer Beziehung betrachtet werden können.
   Die Technik ähnelt dem Protokoll von Katie O'Shea (Paulsen et al. 2017) für die Arbeit mit Patienten, denen es schwerfällt, ihre Emotionen zu steuern. Der depressive Zustand beziehungsweise das depressive Erleben wird in allen seinen Komponenten erkundet, beginnend entweder mit seinem Bild oder mit der entsprechenden körperlichen Erfahrung, gefolgt von der Beschäftigung mit den übrigen Elementen, je nach der Echobereitschaft des Patienten:
   Wenn der Zustand ein Bild, Farben, eine Konsistenz, einen Klang, eine Temperatur hätte – wie sähe er aus, wie fühlte oder hörte er sich an?
   Wie äußert sich der Zustand auf der körperlichen Ebene? In welcher Körperregion existiert er, welche Dimensionen hat er, welcher Art ist die physische Sensation und welche Körperhaltung geht damit einher?
   Die zugehörige Kognition lässt sich anhand des signifikantesten Elements des depressiven Erlebens erkunden, desjenigen Elements also, das die stärkste emotionale Reaktion auslöst. Beispiel: »Wenn dieses Bild (diese physische Sensation, diese Körperhaltung etc.) sprechen könnte, was würde es (sie) über Sie sagen?« Da es hier ja um Repräsentation und nicht um Exploration geht, ist es nicht angezeigt, die Konnotation des »negativen Urteils« einzubeziehen, um der Repräsentation mehr Spielraum zu lassen.
   Deckt sich die Repräsentation der Erfahrung mit dem ursprünglichen Erleben des Patienten?
   Wir bitten den Patienten, alle Elemente zusammenzubringen, die das Erleben

des depressiven Zustandes repräsentieren, und arbeiten mit kurzen Serien von jeweils drei bis vier Berührungen, bis die Repräsentation für die Dauer von mindestens zwei aufeinander folgenden Serien von Taps unverändert bleibt. Das Tappen muss sehr kurz gehalten werden, um zu vermeiden, dass der Explorationsprozess ausgelöst wird. Es geht nicht darum, das Unbehagen zu verringern, sondern es geht darum, der Kennzeichen des emotionalen Zustandes gewahr zu werden, ohne dass dessen subjektive Belastung (SUD) abgefragt wird. Das Bild kann auf Zeichenpapier oder in anderer Weise wiedergegeben werden. Dieses Vorgehen empfiehlt sich ganz besonders dann, wenn überwältigende Emotionen oder dissoziative Tendenzen im Spiel sind.

2. Akzeptierende Exploration. Wenn die Repräsentation erreicht und auf ihre Übereinstimmung mit der Erfahrung des Patienten – dem Erleben des depressiven Zustandes – überprüft worden ist, stellt sich die Aufgabe der Exploration. Sehr wichtig ist, dass man dem Patienten hilft diese Exploration in einer Haltung der Akzeptanz anzugehen. Damit reduziert sich seine Reaktionsanfälligkeit gegenüber dem emotionalen Zustand, sein Selbstwirksamkeitsgefühl wird gestärkt, wobei das realistische Ziel ist, mit der Kampf-Flucht-Reaktion ohne zu viel Angst zurechtzukommen. Damit das geschieht, sollte zu diesem Zeitpunkt nicht der Versuch unternommen werden, den Zustand zu verändern; andernfalls begibt man sich in eine Kampf-Flucht-Beziehung, die den Prozess blockiert. Es ist immer wieder erstaunlich zu sehen, dass das Unbehagen nachlässt, wenn der Patient nicht länger gegen seinen Zustand ankämpft, sondern zur Position des akzeptierenden Beobachters findet. Dieses tätige Akzeptieren liegt den Ansätzen zugrunde, die einen Schwerpunkt auf (Selbst-)Achtsamkeit und (Selbst-)Mitgefühl legen, in ihrer Wirksamkeit mit der Psychotherapie in milden und moderaten Formen vergleichbar sind und eine wichtige Rolle auch in der EMDR-Therapie depressiver Störungen spielen. Zu Blockierungen in der Therapie kommt es oft gerade deshalb, weil der Therapeut versucht, das Erleben des Patienten zu »verändern«, statt dass die Beteiligten diesem Erleben gemeinsam begegnen, es also akzeptieren, wie es ist, und es dabei belassen, indem sie den Erregungspegel so anpassen, dass er innerhalb des Toleranzfensters verbleibt.

Krupnik entwickelte ein Protokoll, das unter der Bezeichnung TDD *(Treating Depression Down)* ein ähnliches Prinzip nutzt (Krupnik 2018). Wenn die Erregung hochgradig ist oder die »Ampel« auf Rot steht, empfiehlt es sich, das Bild durch die Zeichnung zu repräsentieren, durch das EMDR-Drawing-Integration-(EMDR-DI)-Protokoll, wie in diesem Kapitel beschrieben.

Akzeptierende Exploration des depressiven Zustandes

1. Wache Bewusstheit bezüglich des repräsentierten emotionalen Zustandes
Wir können die Augen schließen oder sie offenhalten, um das Bild jenes emotionalen Zustandes zu betrachten, der uns die größten Schwierigkeiten bereitet. Wir versuchen, uns diese Erfahrung ins Gedächtnis zu rufen, um sie wissbegierig zu erkunden. Dabei empfinden wir uns selbst gegenüber alle Freundschaft, die uns in diesem Augenblick überhaupt möglich ist.

2. Das Erkunden körperlicher Sensationen
Tappen: Wenn wir die Augen schließen, können wir sehen, in welcher Körperregion wir das größte Unbehagen empfinden – im Bauchraum, in der Brust, im Magen, im Hals. Wir können vorsichtig erkunden, welcher Art diese physische Sensation ist – ob es sich zum Beispiel um ein Druckgefühl, ein Spannungsgefühl, ein Gefühl der Leere, eine Kontraktion oder etwas anderes handelt. Wenn wir den Eindruck haben, nichts zu fühlen, müssen wir uns bewusst sein, dass eine sensorische Stille herrscht, müssen in Kontakt bleiben mit dem sensorischen Stillschweigen.

Sehr gut, jetzt können wir die Augen öffnen. Was bemerken Sie?
(kurze Rückmeldung)
Sehr gut, bleiben Sie dabei!
Tappen oder Augenbewegungen

3. Wahrnehmen des emotionalen Tonus
Tappen: Jetzt können wir merken, welchen emotionalen Tonus wir zum Ausdruck bringen, ob er näher an Angst, näher an Frustration, näher an Zorn oder näher an Traurigkeit ist – oder vielleicht am sensorischen Stillschweigen. Wir stellen ganz einfach fest, was in diesem Augenblick »ist«, so wie es ist.

Sehr gut, jetzt können wir die Augen wieder öffnen. Was bemerken Sie?
(kurze Rückmeldung)
Sehr gut, bleiben Sie dabei!
Tappen oder Augenbewegungen

4. Erkunden der Gedanken
Tappen: Sehr gut. Jetzt können wir Kontakt mit derjenigen Körperregion halten, in der die Emotion am stärksten ist – ihr Zentrum ansprechen – die Frage »Was geht da drin vor?« nachklingen lassen, uns aufnahmebereit zeigen – ohne nach Antworten zu suchen – wie in einem Raum, in dem Dinge ungehindert geschehen können – allmählich taucht vielleicht ein Wort oder ein Satz auf, oder ein Bild, eine Farbe, ein Klang, oder vielleicht taucht auch nichts auf, und auch das ist gut. Wir können lauschen, während wir die Frage »Was geht da drin wirklich vor?« ein paarmal langsam nachklingen lassen und dazwischen jedes Mal mindestens zwei oder drei Atemzüge tun.

Sehr gut, jetzt können wir die Augen wieder öffnen. Was bemerken Sie?
(kurze Rückmeldung)
Sehr gut, bleiben Sie dabei.
Tappen

5. Das Willkommenheißen der Emotionen

Tappen: Das ist jetzt ein wichtiger Augenblick, vielleicht der wichtigste von allen: Emotionen oder sensorisches Stillschweigen sind schützende Antworten, die uns wirklich zupasskommen, um uns zu helfen; wir können diese augenblickliche Erfahrung, was immer es ist, willkommen heißen, indem wir sagen: »Ich spüre dich, nimm dir allen Raum, den du brauchst, und das so lange, wie du willst, du bist willkommen.« Wir können das Willkommenheißen fünf- bis sechsmal langsam nachklingen lassen und dazwischen jedes Mal mindestens zwei Atemzüge tun: »Ich spüre dich, nimm dir allen Raum, den du brauchst, und das so lange, wie du willst, du bist willkommen.«

Sehr gut, jetzt können wir die Augen wieder öffnen. Was bemerken Sie?
(kurze Rückmeldung)
Sehr gut, bleiben Sie dabei.
Tappen

6. Die Erfahrung akzeptieren wie den Himmel und die vorbeiziehenden Wolken

Tappen: Erinnern wir uns daran, dass wir größer sind als alle Emotionen, die wir spüren können – Gefühle des Unbehagens sind Wolken, die vorüberziehen – wir sind der Himmel, der alles akzeptiert und willkommen heißt – Sonne und Regen sind Teil des Lebens – und auch wenn manchmal alles dunkel wird, der Wind geht und es donnert – es ist eben ein Sturm – und wenn wir uns daran erinnern, dass wir der Himmel sind – weit größer als alle Wolken, die vielleicht vorüberziehen – dann können wir akzeptieren, was geschieht – behutsam – im Bauchraum atmen, der sich durch das Inhalieren füllt – und wir können die Erfahrung, die wir soeben machen, willkommen heißen, was immer es sein mag, indem wir sagen: »Ich spüre dich, nimm dir allen Raum, den du brauchst, und das so lange, wie du willst, du bist willkommen.« Wir können das Willkommenheißen langsam 5 bis 6 Minuten nachklingen lassen und jeweils dazwischen mindestens zwei Atemzüge tun: »Ich spüre dich, nimm dir allen Raum, den du brauchst, und das so lange, wie du willst, du bist willkommen.«

Sehr gut, jetzt können wir die Augen wieder öffnen. Was bemerken Sie?
(kurze Rückmeldung)
Sehr gut, bleiben Sie dabei.
Tappen.
Das Tappen und die Willkommens-Sentenz können bei Bedarf wiederholt werden.

7. Was war nach Ihrem Gefühl am bedeutsamsten für Sie, auch wenn es vielleicht nur ein kleines Detail war? Hören Sie darauf!

Tappen
(Rückmeldung)
Bleiben Sie dabei.
Tappen

8. Zeichnen des inneren Bildes

Wenn der Patient im Rahmen der Methode EMDR-DI mit dem Zeichnen des inneren Bildes begonnen hat, dann soll er in einer weiteren Zeichnung die emotionale Verfassung wiedergeben, in der er sich befindet, nachdem er die Dinge akzeptiert hat, und sie verankern.

3. Prozessieren des emotionalen Zustandes
Erst nachdem der emotionale Zustand erkundet und die Position des akzeptierenden Beobachters gefestigt ist, kann zum eigentlichen Prozessieren des emotionalen Zustandes übergegangen werden. Dabei wird auch die Affektbrücke, die damit zusammenhängende Erinnerungen finden kann, entsprechend dem klassischen EMDR-Protokoll eingesetzt. Zu einer therapeutischen Blockade kommt es meistens dann, wenn versucht wird, den Zustand direkt zu prozessieren, ohne dass es zunächst zur Repräsentation und zur Akzeptanz des schlimmsten Zustandes gekommen ist, den der Patient erlebt hat.

Fallbeispiel

Als Beispiel der Anwendung der EMDR-DI-Methode bei Vorliegen eines depressiven Zustandes stellen wir Ihnen den Fall von Luisa vor. Die Patientin ist 22 Jahre alt und steht kurz vor dem Abschluss ihres sozialwissenschaftlichen Studiums.

Symptomatik und emotionales Erleben: Luisa leidet an Depressionen und dissoziativen Symptomen. Sie fühlt sich festgefahren und den Menschen in ihrer Umgebung nicht zugehörig; nichts erscheint ihr von Bedeutung. Sie beschreibt eine emotionale Leere und Zeiten starker Melancholie, die sie sich nicht erklären kann. Sie hat Angst, von diesen Zuständen absorbiert zu werden.

Anamnese: Luisa unterhält eine Beziehung zu einem dominanten und nicht selten gewaltbereiten jungen Mann, dessen Verhalten an eine narzisstische Persönlichkeitsstörung denken lässt. Luisa sieht sich häufig verbalen und physischen Bedrohungen ausgesetzt, wenn sie nicht genau das tut, was er ihr zu tun befiehlt. Obwohl sein Verhalten sie ängstigt, kann sie sich nicht von ihm trennen, und das wiederum verursacht erhebliche Konflikte mit ihren Angehörigen, die ihr zugetan, immer präsent und angesichts dieser Beziehung sehr besorgt sind.

Dass Luisa sich nicht von ihrem Freund lösen kann, liegt nach ihren Worten daran, dass sie sich nur dann, wenn sie mit ihm zusammen ist, überhaupt als existent erfährt. In dieser, wie man sagen könnte, *folie à deux*, im Wechsel zwischen diesen intensiven und dominanten Augenblicken von Liebe und Tod, fühlt sie sich für einen Augenblick wirklich lebendig. All das geht einher mit einer Art moralischen Pflichtbewusstseins, aus dem heraus sie versucht, ihren Freund zu retten, so als könnte er ohne sie nicht weiterleben. Luisa kommt in ihrem Leben nicht zur Ruhe, und auch Menschen, die ihr nahe stehen, ihre Kommilitonen und Freundinnen, werden von ihr als dumpfe, letztlich leblose Gestalten in einer »normalen« Welt wahrgenommen, der sie sich nicht zugehörig fühlt. Ganz grundsätzlich lebt sie ihre Beziehungen in einer distanzierten Weise ohne irgendeine emotionale Beteiligung, mit Ausnahme ihrer Melancholie.

Anamnese: Rotes Licht: Der Kontakt der Füße mit dem Boden und der Hände mit dem Körper wird als unbehaglich wahrgenommen, der Körper wird ohne irgendeine ihn definierende Grenze gelebt. Nach ihren eigenen Worten fühlt sie sich »ausgesetzt« oder »schwebend« – eine Wahrnehmung, die sich durch Grounding nicht bessert; tatsächlich tendiert sie zum Schlechteren.

Elaboration durch EMDR-DI: So sieht die zeichnerische Wiedergabe ihres emotionalen Erlebens aus:

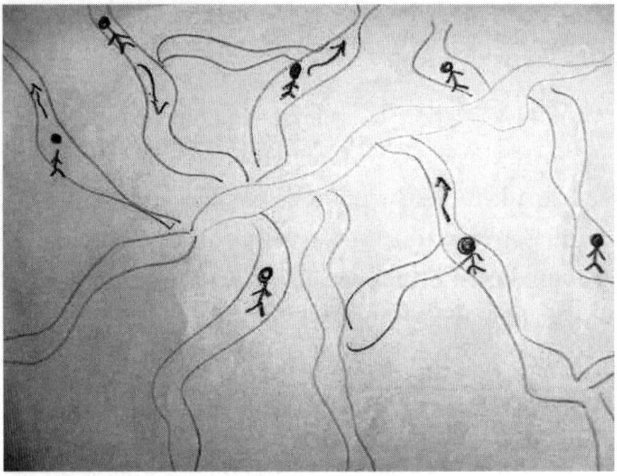

Abb. A-5

Sie sagt, dass sie sich als Teil einer sinnlosen Welt wahrnimmt: Die einzige Ausnahme bilden die extrem intensiven Augenblicke, die sie im Zusammensein mit ihrem Freund erlebt; sie sind zwar häufig gefährlich, aber es sind eben auch die einzigen Augenblicke, in denen sie sich als lebendig erfährt. Im Übrigen ist ihr Leben ein Raum ohne Grenzen und ohne Farben, in dem die Menschen sich wie Automaten voneinander wegbewegen – ohne ein Gefühl und ohne irgendeine Richtung.

Bilaterale Stimulation

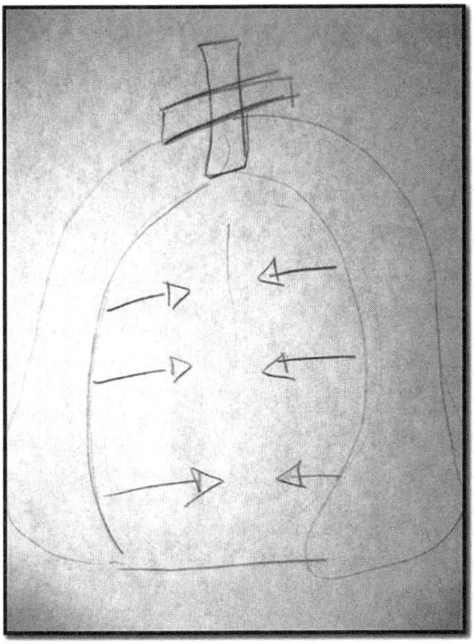

Abb. A-6

Auf dieser zweiten Zeichnung stellt Luisa ihren Körper dar – nicht mehr als eine leere Hülle.

Bleiben Sie bei diesem Bild.

Bilaterale Stimulation

(Sie fügt die Pfeile hinzu.) Sie nimmt ihren Körper nur wegen dieses nach innen gerichteten Druckgefühls wahr: Er hat keine Grenze, keinen »Rand«.

Bleiben Sie bei diesem Bild.

Bilaterale Stimulation

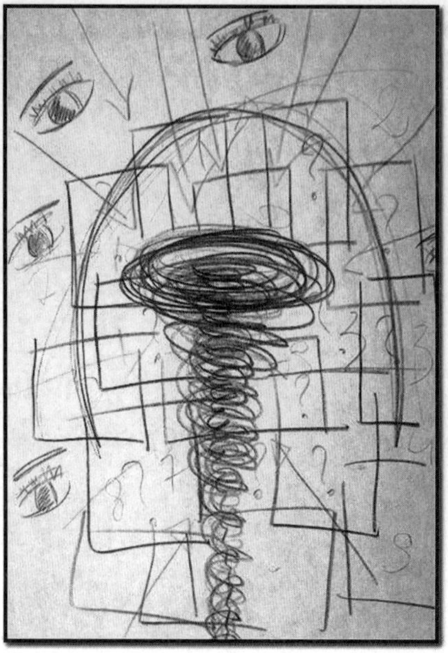

Abb. A-7

Zu Beginn sind weder Augen noch Pfeile noch Tornados zu sehen. Unverbundene geometrische Linien, hier und da eine Zahl. »Mein Körper ist ein Ding ohne Grenzen und absurd.«

Sie fügt Augen und Pfeile hinzu. Das Aussehen von Leuten, die ihr nahe stehen, ist das Einzige, was sie als vage Grenzen wahrzunehmen beginnt.

Bilaterale Stimulation

Sie fügt den Tornado hinzu: »Ich spüre, dass dieser Tornado mich wie ein schwarzes Loch zu verschlucken droht. Ich fühle mich machtlos.«

Bilaterale Stimulation

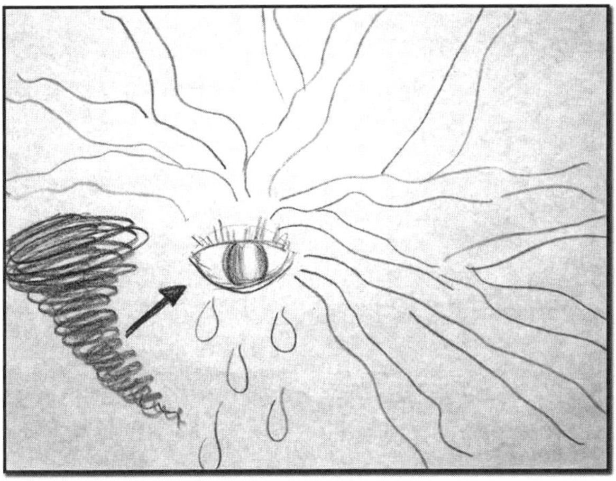

Abb. A-8

In dieser Zeichnung (zuerst keine Tränen und kein Tornado) wird das anfängliche und jetzt anscheinend wieder aufgegriffene Bild teilweise erinnert. Die Straßen nehmen ihren Anfang von einem zentralen Auge.

Sie fügt Tränen hinzu. Diesmal sind alle diese Straßen nicht mehr bedeutungslos, sondern es beginnt ein Gefühl von Traurigkeit aufzutauchen, repräsentiert durch Tränen.

Bilaterale Stimulation

Was ist mit dieser Traurigkeit?

Bilaterale Stimulation

Sie fügt den Tornado hinzu: »Es ist die Angst, im Tornado verlorenzugehen, er bedroht mich, aber ich kann ihn sehen.«

Bleiben Sie bei dieser Traurigkeit.
Immer mehr Emotionen tauchen auf.

3 Bilaterale Stimulationen

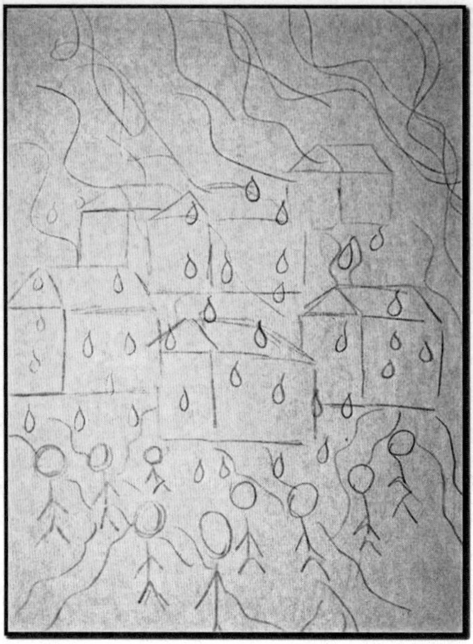

Abb. A-9

(Auf dem Bild sind anfangs keine Tropfen, nur Häuser und Menschen.) »Alle diese Leute haben einen Körper, haben ein Haus – ich passe nicht dazu, ich habe nichts.«

Sie zeichnet blaue Linien: »Sie sind wie der Wind, der durch alles hindurchgeht und keine Spur hinterlässt.«

Der Wind ändert die Form, er wird zu herabfallenden Regentropfen.
Bilaterale Stimulation

»Diese Regentropfen berühren alles.«
Bilaterale Stimulation

»Die Tropfen zerfließen, wenn sie Dinge berühren.« (Während sie das sagt, scheint der Augenblick stillzustehen. Der Therapeut spürt, dass eine feine Emotion auftaucht – die erste, die mit einem Begriff einhergeht, der einen Kontakt impliziert, die erste, die auf den Augenblick fokussiert ist, in dem der Tropfen auf etwas auftrifft.)
Bilaterale Stimulation

Bleiben Sie bei dem Augenblick, in dem die Tropfen Dinge berühren und zerfließen.

Bilaterale Stimulation

Auf der körperlichen Ebene erlebt Luisa eine Veränderung. Ihr Gesichtsausdruck, bisher ohne Mimik, wandelt sich, tendiert ein wenig zum Zerfließen wie die auftreffenden Tropfen. Es taucht eine Emotion auf.

Zum ersten Mal sagt sie, dass sie einen inneren Frieden, eine innere Ruhe spürt.

Bilaterale Stimulation

Ihr Zerfließen wird eins mit dem, was sie berühren, ein friedlich anmutendes Verschmelzen. Das Gefühl entspannter Ruhe nimmt zu, etwas, das sie lange Zeit nicht gespürt hat.

Wiederholte bilaterale Stimulation zum Auftreffen der Tropfen

Therapeut: Versuchen Sie bei diesem Gefühl zu bleiben, lassen Sie es Ihren Körper durchströmen, kosten Sie es aus, in jeder einzelnen Zelle.

Bilaterale Stimulation

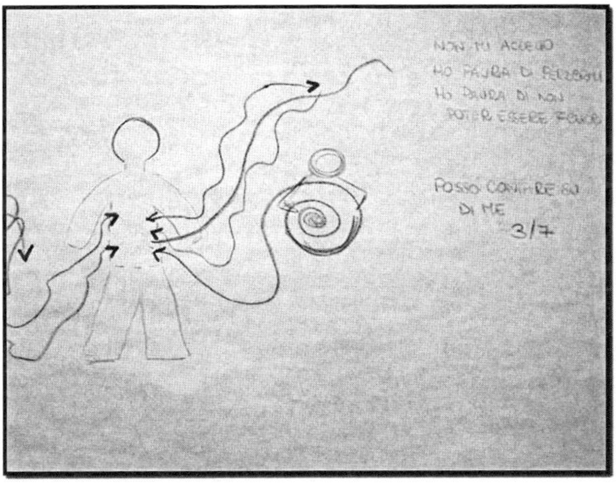

Abb. A-10

(Am Anfang keine Beschriftung, keine Pfeile.) Zum ersten Mal nimmt ein Körper in der Zeichnung eine Form an. Keine Füße, keine Hände; auch keine Augen, er ist leer, aber aus dem Gesicht kommen Regentropfen.

Sie fügt Pfeile hinzu, die in das Körperinnere gerichtet sind.
»Ich sauge alles auf wie ein Schwamm, alles dringt in mich ein, ich schwinge mit allem mit.«

Bilaterale Stimulation

Sie fügt die Beschriftung hinzu: »Ich akzeptiere mich nicht; ich habe Angst, mich zu verlieren; ich habe Angst davor, nicht glücklich sein zu können.« Ein positiver Kommentar (VoC 3 von 7) taucht auf: »Ich kann auf mich zählen.«

Bilaterale Stimulation

(Noch sind Luisas Körpergrenzen nicht definiert. Es besteht kein Kontakt mit dem Boden; der lebendige Anteil scheint ganz auf Traurigkeit ausgerichtet. Es scheint keinen Schutz vor dem zu geben, was im Innern nachhallt, und insoweit macht sich eine starke Verletzlichkeit bemerkbar.)

Bilaterale Stimulation

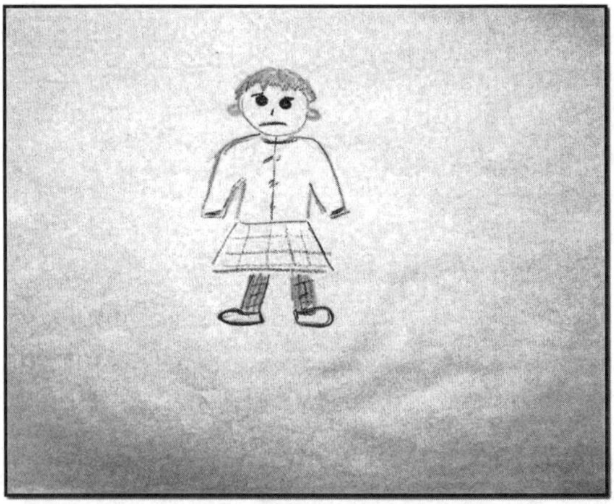

Abb. A-11

(Anfangs fehlen die Füße.) Anstelle von Traurigkeit taucht ein anderes Gefühl auf, Zorn.

Die Füße werden gezeichnet, Zorn wird auf das Gesicht skizziert.

Bilaterale Stimulation

(Sie fügt Details hinzu: Knöpfe am Hemd).

Bilaterale Stimulation

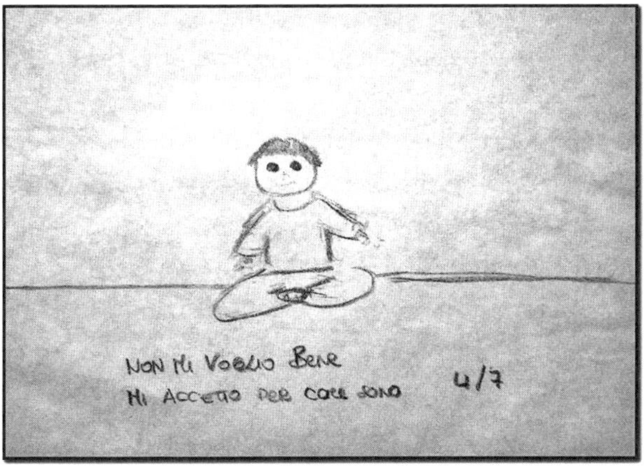
NON MI VOGLIO BENE
MI ACCETTO PER COSA SONO
4/7

Abb. A-12

(Anfänglich fehlt die Beschriftung. Rückkehr zu einer einzigen Farbe; es sind Füße und angedeutete Hände zu sehen; der Boden taucht auf und ein Kontakt in Form der »Grounding-Position« mit gekreuzten Beinen.)

»Ich fühle mich stabiler.«

Bilaterale Stimulation

Was sagt dieses Bild über Sie aus?

Bilaterale Stimulation

Sie fügt die Beschriftung hinzu; es tauchen Kognitionen auf. NK: Ich mag mich nicht. PK: Ich akzeptiere mich so, wie ich bin. VoC 4 von 7.

Jetzt ist es ihr möglich, den Kontakt der Füße mit dem Boden und die Berührung des Körpers mit einer Hand partiell zu spüren.

Durch die Verfeinerung des EMDR-Verfahrens um das Zeichnen (EMDR-DI) ergaben sich eine zunehmend bessere Definition der Körpergrenzen und eine zunehmende Stabilisierung des inneren Bildes, so dass die anschließende Elaboration gemäß dem klassischen Protokoll vonstattengehen konnte. Bei Störungen mit dissoziativer Tendenz begünstigt das Zeichnen nicht nur den Elaborationsprozess. Mit Blick auf die Stabilisierung dieser Patientin liefert es uns darüber hinaus auch klare psychodiagnostische Anhaltspunkte: Wir sehen sowohl die Füße als auch die Hände, die Figur »schwebt« nicht länger, sondern sitzt auf dem Fußboden. Mit dem wiedergewonnenen Gespür für die Körpergrenzen gewinnen auch die Kognitionen an Deutlichkeit. Die emotionale Verengung ist offensichtlich, aber die partielle Wiederkehr der dissoziativen Symptomatik erlaubt eine tiefere Verarbeitung bei geringerem Bedarf an Stabilisierungshilfen.

Nach wenigen weiteren Sitzungen berichtet die Patientin von Schmerzen und einem Kältegefühl in der linken Brust. Beim Fokussieren auf dieses Gefühl nimmt die Kälte zu. Eine Affektbrücke wird initiiert, indem beiden Empfindungen nachgegangen wird. Anfangs sind nur Kälte und Schmerz vorhanden, begleitet von einer Alarmstimmung. Wir bleiben mit Hilfe kurzer und leichter bilateraler Stimulierungen im Kontakt, wobei wir den Kontakt der Füße mit dem Boden als Indikator des potentiellen Auftauchens einer dissoziativen Symptomatik im Blick behalten. Die Erinnerung daran, dass sie zwei Monate lang in einem Brutkasten gelegen hatte, taucht als Assoziation auf. Sie hat kein Bild davon, aber sie weiß von dieser Episode in ihrem Leben, und irgendwie hat sie das Gefühl, dass der heute gefühlte Schmerz in einem Zusammenhang mit dem steht, was ihr damals geschehen ist. Mit der Vertiefung dieser Assoziation stellt sich heraus, dass der Schmerz dort sitzt, wo damals die Ernährungssonde befestigt war. Das Kältegefühl erinnert daran, dass es damals an Wärme und Kontakt fehlte.

Zur Zeit von Luisas Geburt durften im Brutkasten liegende Neugeborene nicht angefasst werden, weil man Infektionen fürchtete. Heute weiß man, dass der körperliche Kontakt mit den Eltern keinerlei negative Wirkungen hat, sondern im Gegenteil die Reifung des Nervensystems und die Erholung des Kindes unterstützt, weshalb auf den meisten Neugeborenen-Intensivstationen Haut-zu-Haut-Kontakt praktiziert wird. Damals galt anderes mit der Folge, dass etliche Kinder, die längere Zeit im Brutkasten gelegen und keinen Körperkontakt erfahren hatten, keine validen Körpergrenzen ausbildeten, die Voraussetzung für die Entstehung von Emotionen.

An diesem Punkt beschließt der Therapeut, es mit der geführten Visualisierung in einer Situation des doppelten Bewusstseins zu versuchen: »Stellen Sie sich vor, Sie stehen an diesem Brutkasten und sehen das Kind mit der auf der linken Brustseite befestigten Kanüle, das Kind, das nicht angefasst werden durfte, weil man Infektionen fürchtete. Sehen Sie es jetzt mit Ihren heutigen Augen an.«

Mit der nun folgenden bilateralen Stimulierung und weiterhin in der Position der Erwachsenen, die versucht sich einzufühlen, wird ihr bewusst, was sie gegenüber dem Kind empfindet; sie identifiziert sich mit dem, was das Kind fühlt, mit der im Körper spürbaren Kälte und Einsamkeit.

Der Therapeut veranlasst sie zum Pendeln zwischen dem erwachsenen und dem kindlichen Anteil, wobei er jede Exploration mit leichtem Tappen begleitet.

Nach einer Weile rät der Therapeut dem erwachsenen Anteil der Patientin, sich vorzustellen, dass sie tut, was damals nicht getan wurde. Sie entscheidet sich dafür, das Kind zu berühren und zu halten.

Parallel zur bilateralen Stimulation spürt Luisa eine allmählich zunehmende Zärtlichkeit und parallel dazu eine Entspannung in ihrem Körper. Im Fortgang der imaginativen Visualisierung und unter bilateraler Stimulation nimmt sie das Kind auf und drückt es an sich, um es willkommen zu heißen und zu beschützen.

Ein zunehmendes Gefühl von Gemeinsamkeit und Wohlbefinden taucht auf. Gesichtsausdruck und Körperhaltung verändern sich immer mehr zum Sanften. Es ist die Position der Mutter, die ihr Kind hält, in einer Atmosphäre vollkommenen Friedens. Die negative Kognition wandelt sich zum »Ich liebe dich und akzeptiere dich so, wie du bist«, VoC 6 von 7.

Der Therapeut rät zum »Daily Life Experience Test«: Der depressive Zustand kann jetzt umstrukturiert werden, aber nicht als Kennzeichen von Luisas Existenz, sondern als der Hilferuf der kleinen Luisa, die dringend angenommen sein will. Dass das kleine Kind mit seinem Erleben präsent ist und Zuwendung und Fürsorge braucht, zeigt sich darin, dass das Gefühl von Sinnlosigkeit und tiefer Einsamkeit wieder auftaucht.

Durch imaginative Visualisierung kann Luisa mit dem Gedanken umgehen, sich dem Brutkasten zu nähern, kann sich vorstellen, das kleine Mädchen wieder in die Arme zu nehmen, wann immer sie will, und sich damit besser fühlen.

Diese Sitzung war einer der Ecksteine der Arbeit mit Luisa, die mit der Erkundung weiterer Geschehnisse aus ihrem Leben fortgesetzt wird. Es wird noch einige Zeit vergehen, bis sie den Kontakt mit sich selbst und mit den Regionen ihres Körpers etwas eindeutiger wahrnehmen kann. Anfangs war das Risiko der Dissoziation angesichts vieler möglicher Trigger immer präsent. Allmählich bekommt sie einen Blick dafür, und das ermöglicht es ihr, zunehmend in Kontakt mit ihrem Körper zu treten und das Gefühl der Sinnlosigkeit und des Isoliertseins von ihren Angehörigen und Freunden zu reduzieren. So konnte sie sich mit der Zeit aus der gefährlichen Beziehung lösen und gesündere Bindungen eingehen.

Nicht selten betrachten Menschen mit derartigen Erfahrungen »normale« Beziehungen, zumindest eine Zeitlang, als »Ersatzbeziehungen«, denen jenes ausschließlich in Begriffen von Liebe und Tod operierende Denken pathologischer Beziehungen fehlt, das in besonders intensiven Momenten den Wunsch nach vollkommener Harmonie, das illusorische Verlangen nach dem verlorenen Paradies aufkommen lässt. Das war der Preis größerer Stabilität und der erheblichen Verringerung des Leidens. Dass Luisa ihr Studium abgeschlossen und eine Berufstätigkeit aufgenommen hat, hatte großen Anteil an der Stärkung ihres Ichs und der Verbesserung ihres Lebens.

Wie finde ich eine gute EMDR-Therapeutin?

Keine Sorge, viele Menschen, die unter depressiven Symptomen leiden, sprechen gut auf die in den derzeitigen wissenschaftlichen Leitlinien empfohlenen etablierten Behandlungsmethoden für Depression an. Wenn dies der Fall ist, ist eine zusätzliche EMDR-Behandlung nicht notwendig.

Außerdem gibt es eine Reihe von depressiven Störungen, die keine primär psychischen, sondern organische Ursachen haben (hormonelle Veränderungen, Nebenwirkungen von Medikamenten etc.). Um diese Formen depressiver Störungen nicht zu übersehen, ist es wichtig, die Hausärztin oder psychiatrische und psychosomatische Fachärzte in die Behandlung depressiver Störungen einzubeziehen.

Eine andere Situation besteht, wenn immer wieder depressive Rückfälle auftreten (wiederkehrende Depression) oder eine depressive Episode sich auch unter Behandlung nicht auflösen lässt bzw. auf die Behandlung nicht befriedigend anspricht. Speziell ist dies der Fall, wenn bei den Betroffenen traumatische oder andere schwere belastende Erfahrungen (besonders Verluste, Trennungen, Beschämungen oder Erniedrigung) aufgetreten sind und die Erinnerungen daran in der Gegenwart noch belastend sind. In einer derartigen Situation kann eine EMDR-Therapie hilfreich sein.

Zu berücksichtigen ist dabei der derzeitige wissenschaftliche Stand der Forschung zu EMDR-Therapie bei depressiven Störungen sowie der versicherungsrechtliche Stand der Anerkennung einer solchen EMDR-Behandlung. EMDR-Therapie ist durch den wissenschaftlichen Beirat Psychotherapie (WBP) sowie den gemeinsamen Bundesausschuss (GBA) für den Bereich der posttraumatischen Belastungsstörung (PTBS) in Deutschland als Richtlinienpsychotherapie anerkannt, und die Behandlung wird durch die Krankenkassen übernommen.

Auch wenn im Bereich der Behandlung von Depressionen mit EMDR derzeit sieben randomisierte kontrollierte Studien (RCT-Studien) vorliegen, die zeigen, dass eine EMDR-Therapie erfolgreich und bisher üblichen psychotherapeutischen Behandlungen mindestens gleichwertig (äquivalent) ist, gibt es in diesem Bereich noch keine wissenschaftliche oder versicherungsrechtliche Anerkennung für EMDR-Therapie bei Depressionen in Deutschland.

Diese Anerkennungsprozesse benötigen derzeit noch mehr Studien und Zeit. Sie werden aber, unter anderem durch die Autoren, weiter vorangebracht.

Bis zu einer derartigen Anerkennung sollte EMDR daher bei entsprechenden Patienten erst in zweiter Linie eingesetzt werden (nachdem eine andere Behandlung nicht oder nicht ausreichend effektiv war).

Bei EMDR-Behandlungen gibt es eine klare Beziehung zwischen der Effektivität der EMDR-Behandlung und der Qualifikation der behandelnden Therapeuten. Dazu gehört in erster Linie die berufliche Grundqualifikation des Therapeuten, die Approbation als ärztlicher oder psychologischer Psychotherapeut. Weiterhin sollte unbedingt der Qualitätsstandard der EMDR-Ausbildung des Therapeuten festgestellt werden. EMDR ist leider kein markenrechtlich geschützter Begriff, so dass »EMDR« mittlerweile von einer großen Breite von Berufsgruppen verwendet werden darf, ohne dass Patienten vor wenig qualifizierten EMDR-Anbietern geschützt werden.

Es ist daher wichtig zu prüfen, ob die EMDR-Anbieterin, die für eine Behandlung infrage kommt, eine entsprechende Qualifikation hat. In Deutschland gibt es derzeit zwei anerkannte Qualifikationen für EMDR-Therapeutinnen:

- zum einen die Zusatzqualifikation der kassenärztlichen Bundesvereinigung, bei der die Absolventen 40 Theoriestunden (ohne verpflichtende Übung oder Selbsterfahrung mit EMDR), 10 Stunden Supervision sowie 40 Behandlungsstunden von Patienten mit PTBS bei mindestens fünf Patienten bzw. fünf Behandlungsabschnitten nachweisen müssen;
- die zweite ist die Qualifikation der europäischen wissenschaftlichen Fachgesellschaft für EMDR.

Die deutsche Fachgesellschaft für EMDR ist EMDRIA Deutschland, eine Fachorganisation mit derzeit 2000 Mitgliedern, bei der die Zertifizierung »EMDR-Therapeutin (EMDRIA)« erworben werden kann. Dazu müssen die Therapeuten 56 Stunden EMDR-spezifische Theorie einschließlich 18 Stunden praktische Übungen und Selbsterfahrung, 30 Stunden Supervision bei durch die Fachgesellschaft qualifizierten EMDR-Supervisoren sowie 50 EMDR-Behandlungssitzungen (davon mindestens 40 bei PTBS-Patienten) bei mindestens 25 Patienten nachweisen. Die Qualifikation der Fachgesellschaft EMDRIA als EMDR-Therapeutin schließt die Qualifikation zur Zusatzqualifikation EMDR der KV ein.

Die Fachgesellschaft EMDRIA Deutschland hat derzeit über 2000 Mitglieder und auf dem Internet eine Liste ihrer Mitglieder (alle durch EMDRIA zertifizierten Therapeuten sind Mitglieder). In dieser Liste können qualifizierte EMDR-Therapeuten nach Postleitzahlen gesucht werden (www.emdria.de).

In der Schweiz und in Österreich finden Sie qualifizierte EMDR-Therapeutinnen in den Listen der jeweiligen nationalen Fachgesellschaften (www.emdr-schweiz.ch; www.emdr-netzwerk.at/therapeutinnen.html); bitte prüfen Sie, ob die Kolleginnen und Kollegen bereits über Erfahrung in der Behandlung depressiver Patienten mit EMDR verfügen.

Bei der Suche nach einer guten EMDR-Therapeutin ist weiterhin, wie bei allen psychotherapeutischen Behandlungen, das Grundgefühl während der ersten Probesitzungen ausschlaggebend. Dieses Grundgefühl, die positive »Chemie« mit der Therapeutin, ist einer der wichtigsten Faktoren für die Vorhersage eines positiven Behandlungsergebnisses.

Gibt es dieses positive Grundgefühl in der therapeutischen Beziehung und ist die Therapeutin entsprechend im EMDR-Bereich qualifiziert, sind die Chancen für eine erfolgreiche EMDR-Therapie sehr gut.

Kontrollierte wissenschaftliche Studien zu EMDR und Depression

Nr.	Autor/Jahr	N	Intervention	Diagnose	Instrumente	Ergebnis
1	Dominguez et al. 2020	49	zusätzlich 3 Sitzungen EMDR vs. Selbstsicherheitstraining (ST) vs. TAU	Majore Depression (MD) ambulante Psychiatrie	DASS-42	EMDR sign. weniger MD bei Kat. 6 und 12 Wochen als ST und TAU
2	Minelli et al. 2019	22	24 Sitzungen EMDR oder TF-CBT	Behandlungsresistente Depression	BDI-II MADRS	Gute Verbesserung bei EMDR und TF-CBT. Verbesserung war nach 3 Mten. nur bei EMDR stabil
3	Fereidouni et al. 2019	70	9 Sitzungen EMDR vs. TAU	Majore Depression mit Suizidgedanken	BSSI	Signifikante Reduktion suizidaler Gedanken unter EMDR vs. TAU
4	Ostacoli et al. 2018	66	15+/-3 Sitzungen EMDR oder KVT	Rezidivierende Depression Psychiatrische Ambulanz	BDI-II Mini	Äquivalente Verbesserung bei bd. Interventionen. Zum Behandlungsende BDI-II signifikant niedriger bei EMDR
5	Hase et al. 2018	30	4 – 12 Sitzungen EMDR vs. TAU	Stationäre Patienten mit Depression	BDI-II SCL-90-R	50 % Remission bei EMDR + TAU vs. 25 % bei TAU. Ergebnis nach 1 Jahr stabil
6	Su et al. 2018**	12 + 8	Teil 1: 12 Patienten bekamen 10 Sitzungen EMDR Teil 2: 8 Patienten jeweils 4 Sitzungen KVT vs. EMDR	Depression Ambulanz	PHQ-9 Mini	Teil 1: 10 von 12 Patienten hatten Verbesserung oder verloren die Depression Teil 2: EMDR und KVT verbesserten gleich

Nr.	Autor/Jahr	N	Intervention	Diagnose	Instrumente	Ergebnis
7	Gauhar 2016	26	6 – 8 EMDR Sitzungen vs. WL	Depressive Patienten ohne antidepressive Medikation	BDI-II SCL-90 QoL	Signifikante Verbesserung bei EMDR vs. WL. Nach 3 Mte stabil
8	Mogahadam et al. 2015	60	3 Sitzungen EMDR vs. TAU	Patienten nach Herzinfarkt mit Depression	BDI-II	Signifikante Reduktion bei EMDR vs. TAU (BDI-II < 17). Ergebnisse stabil nach 12 Mten.
9	Hogan 2001*	38	4 Sitzungen KVT + EMDR vs. 4 KVT-Sitzungen	Depression, Dysthymie oder Anpassungsstörung mit depressiven Symptomen	BDI-II SCL-90-R SIS	Beide Behandlungen gleich effektiv. Bei EMDR 4 Patienten mit fast vollständiger Remission (nicht bei KVT)
RCT-Studien zu EMDR mit Fokus auf Reduktion von Depressionssymptomen						
10	Rahimi et al. 2019	90	3 Sitzungen EMDR vs. TAU	Dialysepatienten	HADS	Depressions- und Angstsymptome nach EMDR sign. verbessert
11	Kao et al. 2018	57	4 EMDR-Sitzungen vs. TAU	Patienten mit Herzversagen	BDI-II QoL HRV	Sign. Verbesserung BDI-II, QoL und HRV unter EMDR. Nach 3 Mten. stabil
12	Passoni et al. 2018	44	8 Gruppensitzungen mit EMDR-IGTP vs. WL	Pflegende von Demenzpatienten	ADR IES-R	Sign. Verbesserung ADR und IES-R. Kat. nach 3 Mten. stabil

* Doktorarbeit. ** Masterarbeit.
ADR = Anxiety and Depression Scale – Reduced Form (Moroni et al. 2006); BDI-II = Beck-Depressions-Inventar 2; DASS = Depression, Anxiety and Stress Scale; EMDR = Eye Movement Desensitization and Reprocessing; EMDR-IGTP = EMDR-Integrated Group Protocol; HADS = Hospital Anxiety and Depression Scale; IES-R = Impact of Events Scale-Revised; Kat = Katamnese/Nachbefragung; KVT: Kognitive Verhaltenstherapie; MADRS = Montgomery-Asberg Depression Rating Scale; MD = Majore Depression; MINI = Mini International Neuropsychiatric Interview; Mte. = Monate – Zeitabstand der Nachbefragung; PHQ-9 = Gesundheitsfragebogen – Teil der DSM-IV Diagnostik; QoL = Quality of Life; RCT = Randomized Controlled Trial; SIS = Session Impact Scale; ST = Selbstsicherheitstraining; TAU = Treatment as usual/übliche Behandlung; TF-CBT = Traumazentrierte kognitive Verhaltenstherapie; WL = Warteliste

Literatur

Afari, N., Ahumada, S. M., Wright, L. J., Mostoufi, S., Golnari, G., Reis, V. & Cuneo, J. G. (2014). Psychological trauma and functional somatic syndromes: a systematic review and meta-analysis. Psychosom Med, 76(1), 2–11. doi:10.1097/PSY.0000000000000010

Agid, O., Shapira, B., Zislin, J., Ritsner, M., Hanin, B., Murad, H., Troudart, T., Bloch, M., Heresco-Levy, U. & Lerer, B. (1999). Environment and vulnerability to major psychiatric illness: a case control study of early parental loss in major depression, bipolar disorder and schizophrenia. Mol Psychiatry, 4(2), 163–172.

Alberts, B., Johnson, A., Lewis, J., Raff, M., Roberts, K. & Walter, P. (2002). Molecular Biology of the Cell (4th edn). In: Ann Bot (Vol. 91). New York: Garland Science.

Aldinger, F. & Schulze, T. G. (2017). Environmental factors, life events, and trauma in the course of bipolar disorder. Psychiatry Clin Neurosci, 71(1), 6–17.

Alvares, G. A., Quintana, D. S., Hickie, I. B. & Guastella, A. J. (2016). Autonomic nervous system dysfunction in psychiatric disorders and the impact of psychotropic medications: a systematic review and meta-analysis. Journal of Psychiatry & Neuroscience, 41(2), 89–104.

Alvaro, P. K., Roberts, R. M. & Harris, J. K. (2013). A systematic review assessing bidirectionality between sleep disturbances, anxiety, and depression. Sleep, 36(7), 1059–1068.

Amann, B. L., Batalla, R., Blanch, V., Capellades, D., Carvajal, M. J., Fernández, F., García, F., Lupo, W., Ponte, M., Sánchez, J., Sanfiz, J., Santed, A. & Luber, M. (2015). The EMDR Therapy Protocol for Bipolar Disorder. In: M. Luber (Ed.), Eye Movement Desensitization and Reprocessing (EMDR) Scripted Protocols and Summary Sheets: Treating trauma, anxiety and mood-related conditions. New York: Springer.

Amann, B. L., Radua, J., Wunsch, C., König, B. & Simhandl, C. (2017). Psychiatric and physical comorbidities and their impact on the course of bipolar disorder: A prospective, naturalistic 4-year follow-up study. Bipolar Disord, 19(3), 225–234.

Amano, T. & Toichi, M. (2016). The role of alternating bilateral stimulation in establishing positive cognition in EMDR therapy: A multi-channel near-infrared spectroscopy study. PLoS ONE, 11(10), e0162735. doi:https://doi.org/10.1371/journal.pone.0162735

American Psychiatric Association, D.-T. F. (2013). Diagnostic and Statistical Manual of Mental Disorders: DSM-5TM. Arlington, VA, US: American Psychiatric Publishing Inc.

Anda, R. F., Felitti, V. J., Bremner, J. D., Walker, J. D., Whitfield, C. L., Perry, B. D., Dube, S. R. & Giles, W. H. (2006). The enduring effects of abuse and related adverse experiences in childhood. A convergence of evidence from neurobiology and epidemiology. Eur Arch Psychiatry Clin Neurosci, 256(3), 174–186.

Angst, F., Stassen, H. H., Clayton, P. J. & Angst, J. (2002). Mortality of patients with mood disorders: follow-up over 34–38 years. J Affect Disord, 68, 167–181.

Angst, J. (1986). The course of affective disorders. Psychopathology, 19(2), 47–52.

Baddeley, A.D. & Hitch, G.J.L. (1974). Working memory. In: Bower, G.A. (Ed.), The Psychology of Learning and Motivation: Advances in Research and Theory (Vol. 8, pp. 47–89), New York: Academic Press.
Bae, H., Kim, D., Park, Y.C. (2008). Eye Movement Desensitization and Reprocessing for Adolescent Depression. Psychiatry Invest 2008; 5: 60–65
Baek, J., Lee, S.W., Cho, T., Kim, S.W., Kim, M., Yoon, Y., Kim, K.K., Byun, J., Kim, S.J., Jeong, J. & Shin, H.S. (2019). Neural circuits underlying a psychotherapeutic regimen for fear disorders. Nature, 566(7744), 339–343.
Baglioni, C., Battagliese, G., Feige, B., Spiegelhalder, K., Nissen, C., Voderholzer, U., Lombardo, C. & Riemann, D. (2011). Insomnia as a predictor of depression: a meta-analytic evaluation of longitudinal epidemiological studies. J Affect Disord, 135(1), 10–19.
Bauer, M. (2003). Weißbuch bipolare Störungen in Deutschland. Norderstedt: Book on Demand.
Bauer, M., Berghöfer, A. & Adli, M. (2005). Akute und therapieresistente Depressionen. Pharmakotherapie – Psychotherapie – Innovationen (2. Aufl.). Berlin: Springer.
Beck, A.T. (1967). Cognitive Therapy and the Emotional Disorders. New York: International Universities Press.
Beck, A.T. (2005). The current state of cognitive therapy: a 40-year retrospective. Arch Gen Psychiatry, 62(9), 953–959.
Belsher, G. & Costello, C.G. (1988). Relapse after recovery from unipolar depression: a critical review. Psychol Bull, 104(1), 84–96.
Belzeaux, R., Lin, R., Ju, C., Chay, M.-A., Fiori, L.M., Lutz, P.-E. & Turecki, G. (2018). Transcriptomic and epigenomic biomarkers of antidepressant response. Journal of Affective Disorders, 233, 36–44. doi:https://doi.org/10.1016/j.jad.2017.08.087
Berger, M. & van Calker, D. (2004). Affektive Störungen. In: Berger, M. (Ed.), Psychische Erkrankungen. Klinik und Therapie. München: Urban und Fischer.
Berk, M. & Jacka, F. (2012). Preventive strategies in depression: gathering evidence for risk factors and potential interventions. Br J Psychiatry 201, 339–341.
Berk, M., Sarris, J., Coulsen, C.E. & Jacka, F.N. (2013). Lifestyle management of unipolar depression. Acta Psychiatr Scand Suppl (443), 38–54.
Berlim, M.T. & Turecki, G. (2007). Definition, assessment, and staging of treatment-resistant refractory major depression: a review of current concepts and methods. Canadian Journal of Psychiatry. Revue Canadienne de Psychiatrie, 52(1), 46–54. Retrieved from https://www.ncbi.nlm.nih.gov/pubmed/17444078
Berthoz, S., Ouhayoun, B., Parage, N., Kirzenbaum, M., Bourgey, M. & Allilaire, J. (2000). Preliminary study of the levels of emotional awareness in depressed patients and controls. Annales Medico-Psychologiques, 158, 665–672.
Beutel, M.E., Brähler, E., Wiltink, J., Ghaemi, J., Burghardt, J., Michal, M., Schulz, A., Wild, P.H., Münzel, T., Schmidtmann, I., Lackner, K.J., Pfeiffer, N., Borta, A. & Tibubos, A.N. (2019). New onset of depression in aging women and men: contributions of social, psychological, behavioral, and somatic predictors in the community. Psychol Medicine, 49(7), 1148–1155. doi:https://doi.org/10.1017/S0033291718001848
Bijl, R.V., Ravelli, A. & van Zessen, G. (1998). Prevalence of psychiatric disorder in the general population: results of The Netherlands Mental Health Survey and Incidence Study (NEMESIS). Soc Psychiatry Psychiatr Epidemiol 33(12), 587–595.
Boals, A. (2018). Trauma in the eye of the beholder: Objective and subjective definitions of trauma. Journal of Psychotherapy Integration, 28(1), 77.

Boland, R. J. & Keller, M. B. (2002). Course and outcome of depression. In: I. Gotlib & C. Hammen (Eds.), Handbook of Depression (pp. 43–60). New York: Guilford.

Bonnin, C. D. M., Reinares, M., Martinez-Arán, A., Jiménez, E., Sánchez-Moreno, J., Solé, B., Montejo, L. & Vieta, E. (2019). Improving functioning, quality of life, and well-being in patients with bipolar disorder. Int J Neuropsychopharmacol, 22(8), 467–477. doi:https://doi.org/10.1093/ijnp/pyz018

Border, R., Johnson, E. J., Evans, L. M., Smolen, A., Berley, N., Sullivan, P. F. & Keller, M. C. (2019). No support for historical candidate gene or candidate gene-by-Interaction hypotheses for major depression across multiple large samples. Am J Psychiatry, 176(5), 376–387. doi:https://doi.org/10.1176/appi.ajp.2018.18070881

Bortolato, B., Köhler, C. A., Evangelou, E., León-Caballero, J., Solmi, M., Stubbs, B., Belbasis, L., Pacchiarotti, I., Kessing, L. V., Berk, M., Vieta, E. & Carvalho, A. F. (2017). Systematic assessment of environmental risk factors for bipolar disorder: an umbrella review of systematic reviews and meta-analyses. Bipolar Disord, 19(2), 84–96.

Bowlby, J. (1980). Attachment and Loss. Vol. III: Loss: Sadness and Depression. New York: Basic Books.

Braunstein, L. M., Gross, J. J. & Ochsner, K. N. (2017). Explicit and implicit emotion regulation: a multi-level framework. Social Cognitive and Affective Neuroscience, 12(10), 1545–1557.

Brisch, K. H. (2017). Bindungstraumatisierungen. Stuttgart: Klett-Cotta.

Buckman, J. E. J., Underwood, A., Clarke, K., Saunders, R., Hollon, S., Fearon, P. & Pilling, S. (2018). Risk factors for relapse and recurrence of depression in adults and how they operate: A four-phase systematic review and meta-synthesis. Clin Psychol Rev, 64, 13–38. doi:https://doi.org/10.1016/j.cpr.2018.07.005.

Bullmore, E. (2018a). The art of medicine: Inflamed depression. Lancet, 6(10154), 1189–1190. doi:https://doi.org/10.1016/S0140-6736(18)32356-0

Bullmore, E. (2018b). Die entzündete Seele. München: Goldmann.

Bustamante, A. C., Aiello, A. E., Galea, S., Ratanatharathorn, A., Noronha, C., Wildman, D. E. & Uddin, M. (2016). Glucocorticoid receptor DNA methylation, childhood maltreatment and major depression. Journal of Affective Disorders, 206, 181–188. doi:https://doi.org/10.1016/j.jad.2016.07.038

Caldwell, C. & Victoria, H. K. (2011). Breathwork in body psychotherapy: toward a more unified theory and practice. Body Movement and Dance Psychotherapy, 6, 89–101.

Carek, P. J., Laibstain, S. E. & Carek, S. M. (2011). Exercise for the treatment of depression and anxiety. International Journal of Psychiatry in Medicine, 41, 15–28.

Carletto, S., Malandrone, F., Berchialla, P., Oliva, F., Colombi, N., Hase, M., Hofmann, F. & Ostacoli, L. (2021). Eye movement desensitization and reprocessing for depression: a systematic review and meta-analysis. European Journal of Psychotraumatology 12(1):1894736 DOI: 10.1080/20008198.2021.1894736

Carvalho, A. F., Dimellis, D., Gonda, X., Vieta, E., McIntyre, R. S. & Fountoulakis, K. N. (2014). Rapid cycling in bipolar disorder: a systematic review. Journal of Clinical Psychiatry, 75(6), 578–586. doi:https://doi.org/10.4088/JCP.13r08905

Caspi, A., Sugden, K., Moffitt, T. E., Taylor, A., Craig, I. W., Harrington, H., McClay, J., Mill, J., Martin, J., Braithwaite, A. & Poulton, R. (2003). Influence of life stress on depression: moderation by a polymorphism in the 5-HTT gene. Science, 301(5631), 386–389.

Cattane, N., Mora, C., Lopizzo, N., Borsini, A., Maj, C., Pedrini, L., Rossi, R., Riva, M. A., Pariante, C. M. & Cattaneo, A. (2019). Identification of a miRNAs signature associated with exposure to stress early in life and enhanced vulnerability for schizophrenia: New insights for the key role of miR-125b-1-3p in neurodevelopmental processes. Schizophrenia Research, 205, 63–75. doi:https://doi.org/10.1016/j.schres.2018.07.030

Cattaneo, A., Cattane, N., Malpighi, C., Czamara, D., Suarez, A., Mariani, N., Kajantie, E., Luoni, A., Eriksson, J. G., Lahti, J., Mondelli, V., Dazzan, P., Räikkönen, K., Binder, E. B., Riva, M. A. & Pariante, C. M. (2018). FoxO1, A2M, and TGF-ß1: three novel genes predicting depression in gene X environment interactions are identified using cross-species and cross-tissues transcriptomic and miRNomic analyses. Molecular Psychiatry, 23(11), 2192–2208. doi:https://doi.org/10.1038/s41380-017-0002-4

Centonze, D., Siracusano, A., Calabresi, P. & Bernardi, G. (2005). Removing pathogenic memories: a neurobiology of psychotherapy. Mol Psychiatry, 32(2), 123–132. doi:https://doi.org/10.1385/MN:32:2:123

Chapman, D. P., Whitfield, C. L., Felitti, V. J., Dube, S. R., Edwards, V. J. & Anda, R. F. (2004). Adverse childhood experiences and the risk of depressive disorders in adulthood. J Affect Disord, 82(2), 217–225. doi:https://doi.org/10.1016/j.jad.2003.12.013

Chen, L. P., Murad, M. H., Paras, M. L., Colbenson, K. M., Sattler, A. L., Goranson, E. N., Elamin, M. B., Seime, R. J., Shinozaki, G., Prokop, L. J. & Zirakzadeh, A. (2010). Sexual abuse and lifetime diagnosis of psychiatric disorders: systematic review and meta-analysis. Mayo Clinproc, 85(7), 618–629.

Chen, L., Zhang, G., Hu, M. & Liang, X. (2015). Eye movement desensitization and reprocessing versus cognitive-behavioral therapy for adult posttraumatic stress disorder: systematic review and meta-analysis. J Nerv Ment Dis, 203(6), 443–51. doi: 10.1097/NMD.0000000000000306.

Ciobanu, L. G., Sachdev, P. S., Trollor, J. N., Reppermund, S., Thalamuthu, A., Mather, K. A., Cohen-Woods, S. & Baune, B. T. (2016). Differential gene expression in brain and peripheral tissues in depression across the life span: A review of replicated findings. Neuroscience and Biobehavioral Reviews, 71, 281–293. doi:https://doi.org/10.1016/j.neubiorev.2016.08.018

Cloitre, M., Hyland, P., Bisson, J. I., Brewin, C. R., Roberts, N. P., Karatzias, T. & Shevlin, M. (2019). ICD-11, Posttraumatic Stress Disorder and Complex Posttraumatic Stress Disorder in the United States: A population-based study. J Trauma Stress, 32(6), 833–842. doi:https://doi.org/10.1002/jts.22454

Colom, F., Vieta, E., Daban, C., Pacchiarotti, I. & Sánchez-Moreno, J. (2006). Clinical and therapeutic implications of predominant polarity in bipolar disorder. Journal of Affective Disorders, 93(1–3), 13–17.

Conn, V. S. (2010). Depressive symptom outcomes of physical activity interventions: meta-analysis findings. Annals of Behavioral Medicine, 39(2), 128–138.

Cook-Vienot, R. & Taylor, R. J. (2012). Comparison of Eye Movement Desensitization and Reprocessing and Biofeedback/Stress Inoculation Training in treating test anxiety. Journal of EMDR Practice and Research, 6(2), 62–72. doi:https://doi.org/10.1891/1933-3196.6.2.62

Corrigan, F. M., Fisher, J. J. & Nutt, D. J. (2011). Autonomic dysregulation and the window of tolerance model of the effects of complex emotional trauma. Journal of Psychopharmacology, 25(1), 17–25.

Cvetek, R. (2008). EMDR treatment of distressful experiences that fail to meet the criteria for PTSD. Journal of EMDR Practice and Research, 2(1), 2–14. doi:https://doi.org/10.1891/1933-3196.2.1.2

Danese, A. & van Harmelen, A. L. (2017). The hidden wounds of childhood trauma. European Journal of Psychotraumatology, 8(5). doi:https://doi.org/10.1080/20008198.2017.1375840

de Jongh, A., ten Broeke, E. & Meijer, S. (2010). Two method approach: A case conceptualization model in the context of EMDR. Journal of EMDR Practice and Research, 4(1), 12–21. doi:https://doi.org/10.1891/1933-3196.4.1.12

de Jong-Meyer, R., Hautzinger, M., Kühner, C. & Schramm, E. (2007). Evidenzbasierte Leitlinien zur Psychotherapie Affektiver Störungen. Göttingen: Hogrefe.

DeRubeis, R. J., Gelfand, L. A., Tang, T. Z. & Simons, A. D. (1999). Medications versus cognitive behavior therapy for severely depressed outpatients: mega-analysis of four randomized comparisons. Am J Psychiatry, 56(7), 1007–1013.

DeRubeis, R. J., Hollon, S. D., Amsterdam, J. D., Shelton, R. C., Young, P. R., Salomon, R. M., O'Reardon, J. P., Lovett, M. L., Gladis, M. M., Brown, L. L. & Gallop, R. (2005). Cognitive therapy vs medications in the treatment of moderate to severe depression. Arch Gen Psychiatry, 62(4), 409–416. doi:https://doi.org/10.1001/archpsyc.62.4.409

Deslandes, A., Moraes, H., Ferreira, C., Veiga, H., Silveira, H., Mouta, R., Pompeo, F. A. M. S., Coutinho, E. S. F. & Laks, J. (2009). Exercise and mental health: many reasons to move. Neuropsychobiology, 59(4), 191–198.

DGPPN, BÄK, KBV, AWMF (Hrsg.) für die Leitliniengruppe Unipolare Depression* (2015). S3-Leitlinie/Nationale VersorgungsLeitlinie Unipolare Depression – Langfassung, 2. Auflage. Version 5. 2015. DOI: 10.6101/AZQ/000364. www.depression.versorgungsleitlinien.de

Dias de Mattos Souza, L., Lopez Molina, M., Azevedo da Silva, R. & Jansen, K. (2016). History of childhood trauma as risk factors to suicide risk in major depression. Psychiatry Research, 246, 612–616. doi:https://doi.org/10.1016/j.psychres.2016.11.002

Doering, S., Ohlmeier, M. C., de Jongh, A., Hofmann, A. & Bisping, V. (2013). Efficacy of a trauma-focused treatment approach for dental phobia: a randomized clinical trial. Eur J Oral Sci, 121(6), 584–593.

Dombrovski, A. Y., Cyranowski, J. M., Mulsant, B. H., Houck, P. R., Buysse, D. J., Andreescu, C., Thase, M. E., Mallinger, A. G. & Frank, E. (2008). Which symptoms predict recurrence of depression in women treated with maintenance interpersonal psychotherapy? Depression and Anxiety, 25(12), 1060–1066.

Dominguez, S., Drummond, P., Gouldthorp, B., Janson, D. & Lee, C. W. (2020). A randomized controlled trial examining the impact of individual trauma-focused therapy for individuals receiving group treatment for depression. Psychology and Psychotherapy: Theory, Research and Practice. https://doi.org/10.1111/papt.12268

Dube, S. R., Anda, R. F., Felitti, V. J., Chapman, D. P., Williamson, D. F. & Giles, W. H. (2001). Childhood abuse, household dysfunction, and the risk of attempted suicide throughout the life span: findings from the Adverse Childhood Experiences Study. JAMA, 286(24), 3089–3096.

Dube, S. R., Felitti, V., Dong, M., Chapman, D. P., Giles, W. H. & Anda, R. (2003). Childhood abuse, neglect, and household dysfunction and the risk of illicit drug use: the Adverse Childhood Experiences Study. Pediatrics, 111(3), 564–572.

Dyck, M. J. (1993). A proposal for a conditioning model of eye movement desensitization treatment for posttraumatic stress disorder. J Behav Ther Exp Psychiatry, 24, 201–210. 10.1016/0005-7916(93)90022-0

Eaton, W. W., Shao, H., Nestadt, G., Lee, B. H., Bienvenu, O. J. & Zandi, P. (2008). Population-based study of first onset and chronicity in major depressive disorder. Arch Gen Psychiatry, 65(5), 513–520.

Ebmeier, K. P., Donaghey, C. & Steele, J. D. (2006). Recent developments and current controversies in depression. Lancet, 267, 153–167.

Edwards, S. D. (2015). HeartMath: A positive psychology paradigm for promoting psychophysiological and global coherence. Journal of Psychology in Africa, 25(4), 367–374.

Ehlers, A., Mauchnik, J. & Handley, R. (2012). Reducing unwanted trauma memories by imaginal exposure of autobiographical memory elaboration: An analogue study of memory processes. Journal of Behavior Therapy and Experimental Psychiatry, 43, S67–S75.

Elkin, I., Shea, M. T., Watkins, J. T., Imber, S. D., Sotsky, S. M., Collins, J. F., Glass, D. R., Pilkonis, P. R., Leber, W. R., Docherty, J. P., Fiester, S. J. & Parloff, M. B. (1989). National Institute of Mental Health Treatment of Depression Collaborative Research Program. General effectiveness of treatments. Arch Gen Psychiatry, 46(11), 971–982.

Federn, P. (1952). Ego Psychology and the Psychoses. New York: Basic Books.

Felitti, V. J., Anda, R. F., Nordenberg, D., Williamson, D. F., Spitz, A. M., Edwards, V., Koss, M. P. & Marks, J. S. (1998). Relationship of childhood abuse and household dysfunction to many of the leading causes of death in adults. The Adverse Childhood Experiences (ACE) Study. Am J Prev Med, 14(4), 245–258. doi:https://doi.org/10.1016/S0749-3797(98)00017-8

Fereidouni, Z., Behnammoghadam, M., Jahanfar, A. & Dehghan, A. (2019). The effect of Eye Movement Desensitization and Reprocessing (EMDR) on the severity of suicidal thoughts in patients with major depressive disorder: a randomized controlled trial. Neuropsychiatric Disease and Treatment 2019:15, 2459–2466.

Ferrúa, C. P., Giorgi, R., da Rosa, L. C., do Amaral, C. C., Ghisleni, G. C., Pinheiro, R. T. & Nedel, F. (2019). MicroRNAs expressed in depression and their associated pathways: A systematic review and a bioinformatics analysis. Journal of Chemical Neuroanatomy, 100. doi:https://doi.org/10.1016/j.jchemneu.2019.101650

Fischer, J. (2017). Trauma-informed stabilisation treatment: A new approach to treating unsafe behaviour. Australian Clinical Psychologist, 3(1).

Flynn, M. & Rudolph, K. D. (2014). A prospective examination of emotional clarity, stress responses, and depressive symptoms during early adolescence. The Journal of Early Adolescence, 34, 923–939.

Fournier, J. C., DeRubeis, R. J., Hollon, S. D., Dimidjian, S., Amsterdam, J. D., Shelton, R. C. & Fawcett, J. (2010). Antidepressant drug effects and depression severity: A patient-level meta-analysis. Journal of the American Association, 303(1), 47–53.

Fox, G. R., Kaplan, J., Damasio, H. & Damasio, A. (2015). Neural correlates of gratitude. Frontiers in Psychology, 6, 1491.

Frustaci, A. L. G., Fernandez, I., di Giannantonio, M. & Pozzi, G. (2010). Changes in psychological symptoms and heart rate variability during EMDR treatment: A case series of subthreshold PTSD. Journal of EMDR, 2, 26–40.

Gabilondo, A., Rojas-Farreras, S., Vilagut, G., Haro, J. M., Fernández, A., Pinto-Meza, A. & Alonso, J. (2010). Epidemiology of major depressive episode in a southern European country: results from the ESEMeD-Spain project. Journal of Affective Disorders, 120(1–3), 76–85. doi:https://doi.org/10.1016/j.jad.2009.04.016

Gambin, M. & Sharp, C. (2018). The relations between empathy, guilt, shame and depression in inpatient adolescents. J Affect Disord, 241, 381–387.

García-Toro, M., Ibarra, O., Gili, M., Serrano, M. J., Oliván, B., Vicens, E. & Roca, M. (2012). Four hygienic-dietary recommendations as add-on treatment in depression: a randomized-controlled trial. J Affect Disord, 140(2), 200–203.

Gast, U., Rodewald, F., Hofmann, A., Mattheß, H., Nijenhuis, E., Reddemann, L. & Emrich, H. M. (2006). Die dissoziative Identitätsstörung – häufig fehldiagnostiziert. Dtsch Ärztebl, 103(47), A3193–3200.

Gaudiano, B. A. & Zimmerman, M. (2010). The relationship between childhood trauma history and the psychotic subtype of major depression. Acta Psychiatrica Scandinavica, 121(6), 462–470. doi:https://doi.org/10.1111/j.1600-0447.2009.01477.x

Gauhar, Y. M. (2016). The Efficacy of EMDR in the Treatment of Depression. Journal of EMDR Practice and Research, Volume 10, Number 2, 59. http://dx.doi.org/10.1891/1933-3196.10.2.59

GBA (2014). Retrieved from https://www.g-ba.de/informationen/beschluesse/2087/

Ghanbari, N., Afrasiabifar, A. & Behnammoghadam, M. (2018). Comparing the effect of eye movement desensitization and reprocessing (EMDR) with guided imagery on pain severity in patients with rheumatoid arthritis. Journal of Pain Research, 11, 2107–2113.

Gilbert, R., Widom, C. S., Browne, K., Fergusson, D., Webb, E. & Janson, S. (2009). Burden and consequences of child maltreatment in high-income countries. Lancet, 373, 68–81.

Greden, J. F. (2001). The burden of recurrent depression: Causes, consequences, and future prospects. J Clin Psychiatry, 62, 5–9.

Greden, J. F. (2002). Unmet need: what justifies the search for a new antidepressant? J Clin Psychiatry, 63, 3–7.

Guendelman, S., Medeiros, S. & Rampes, H. (2017). Mindfulness and emotion regulation: Insights from neurobiological, psychological, and clinical studies. Front Psychol, 8, 220.

Hase, M. (2021). Instant Resource Installation (IRI) and Extensive Resource Installation (xtRI) – Two Novel Techniques for Resource Installation in EMDR Therapy – Theory, Description and Case Report. European Journal of Trauma and Dissociation

Hase, M., Schallmayer, S. & Sack, M. (2008). EMDR reprocessing of the addiction memory: pretreatment, posttreatment, and 1-month follow-up. Journal of EMDR Practice and Research, 2, 170–179. doi:https://doi.org/10.1891/1933-3196.2.3.170

Hase, M., Balmaceda, U. M., Hase, A., Lehnung, M., Tumani, V., Huchzermeier, C. & Hofmann, A. (2015). Eye movement desensitization and reprocessing (EMDR) therapy in the treatment of depression: a matched pairs study in an inpatient setting. Brain and Behav, 5, e00342. doi:https://doi.org/10.1002/brb3.342

Hase, M., Balmaceda, U. M., Ostacoli, L., Liebermann, P. & Hofmann, A. (2017). The AIP model of EMDR therapy and pathogenic memories. Front Psychol, 8, 1578. doi:https://doi.org/10.3389/fpsyg.2017.01578

Hase, M., Plagge, J., Hase, A., Braas, R., Ostacoli, L., Hofmann, A. & Huchzermeier, C. (2018). Eye movement desensitization and reprocessing versus treatment as usual in the treatment of depression: a randomized-controlled trial. Front Psychol, 14(9), 1384. doi:https://doi.org/10.3389/fpsyg.2018.01384

Hase, M. (2021). Structure of EMDR Therapy: A Guide for the Therapist. Front Psychol.

Hasin, D. S., Sarvet, A. L., Meyers, J. L., Saha, R. D., Ruan, W. J., Stohl, M. & Grant, B. F. (2018). Epidemiology of adult DSM-5 major depressive disorder and its specifiers in the United States. JAMA Psychiatry, 75(4), 336–346.

Hautzinger, M. & de Jong-Meyer, R. (1996). Zwei Multizenter-Studien zur Wirksamkeit von Verhaltenstherapie, Pharmakotherapie und deren Kombination bei depressiven Patienten: Einführung, Rahmenbedingungen und Aufgabenstellung. Z Klin Psychol Psychother, 25(2), 83–92.

Heim, C. & Nemeroff, C. B. (2001). The role of childhood trauma in the neurobiology of mood and anxiety disorders: preclinical and clinical studies. Biol Psychiatry, 49(12), 1023–1039.

Heim, C., Plotsky, P. M. & Nemeroff, C. B. (2004). The importance of evaluating the contributions of early adverse experience to the neurobiology of depression. Neuropsychopharmacology, 29, 641–648.

Heinz, A., Schlagenhauf, F., Beck, A. & Wackerhagen, C. (2016). Dimensional psychiatry: mental disorders as dysfunctions of basic learning mechanisms. J Neural Transm, 123, 809–821. doi:https://doi.org/10.1007/s00702-016-1561-2

Hernandez, J. M., Cordova, M. J., Ruzek, J., Reiser, R., Gzwizdowski, I. S., Suppes, T. & Ostacher, M. J. (2013). Presentation and prevalence of PTSD in a bipolar disorder population: a STEP-BD examination. J Affect Disord, 150(2), 450–455.

Hirschfeld, R. M. (2003). Long-term side effects of SSRIs: sexual dysfunction and weight gain. J Clin Psychiatry, 64, 20–24.

Höfel, L., Eppler, B., Storf, M., Schnobel-Muller, E., Haas, J. P. & Hugle, B. (2018). Successful treatment of methotrexate intolerance in juvenile idiopathic arthritis using eye movement desensitization and reprocessing – treatment protocol and preliminary results. Pediatr Rheumatol Online J, 16(1), 11. doi:https://doi.org/10.1186/s12969-018-0228-y

Hofmann, A. (2009). The inverted EMDR standard protocol for unstable complex post-traumatic stress disorder. In: M. Luber (Ed.), Eye Movement Desensitization and Reprocessing: EMDR Scripted Protocols. Special Populations. New York: Springer Publishers.

Hofmann, A. (2014). EMDR: Therapie psychotraumatischer Belastungssyndrome (Praxishandbuch zur Behandlung traumatisierter Menschen). 5., vollst. überarb. und erw. Aufl., Stuttgart: Thieme.

Hofmann, A., Hilgers, A., Lehnung, M., Liebermann, P., Ostacoli, L., Schneider, W. & Hase, M. (2014). Eye Movement Desensitization and Reprocessing (EMDR) as an adjunctive treatment in depression – a controlled study. J EMDR Pract Res, 8(3), 103–112. doi:https://doi.org/10.1891/1933-3196.8.3.103

Hofmann, A., Hase, M., Liebermann, P., Ostacoli, L., Lehnung, M., Ebner, F., Rost, C., Luber, M. & Tumani, V. (2016a). DeprEnd®-EMDR Therapy Protocol for the Treatment of Depressive Disorders: Treating anxiety, obsessive-compulsive, and mood-related conditions. In: M. Luber (Ed.), EMDR Therapy – Scripted Protocols and Summary Sheets (pp. 289–323). New York: Springer Publishing Company.

Hofmann, A., Hase, M., Liebermann, P., Ostacoli, L., Lehnung, M., Ebner, F., Rost, C., Luber, M. &Tumani, V. (2016b). An EMDR protocol for the treatment of depression. In: M. Luber (Ed.), EMDR Scripted Protocols: Treating Anxiety, Obsessive-Compulsive, and Mood-Related Conditions (pp. 290–311). New York: Springer.

Hofmann, S. G. & Hay, A. C. (2018). Rethinking avoidance: Toward a balanced approach to avoidance in treating anxiety disorders. Journal of Anxiety Disorders, 55, 14–21.

Hogan, W. A. (2001). The comparative effects of eye movement desensitization and reprocessing (EMDR) and cognitive behavioral therapy (CBT) in the treatment of depression. Dissertation Abstracts International: Section: B. The Sciences and Engineering, 62(2-B), 1082.

Hollon, S. D., DeRubeis, R. J., Evans, M. D., Wiemer, M. J., Garyey, M. J., Grove, W. M. & Tuason, V. B. (1992). Cognitive therapy and pharmacotherapy for depression: singly and in combination. Arch Gen Psychiatry, 49, 774–781.

Hollon, S. D., Thase, M. E. & Markowitz, J. C. (2002a). Treatment and prevention of depression. Psychol Sci Public Interest, 3, 39–77. doi:https://doi.org/10.1111/1529-1006.00008

Hollon, S. D., Muñoz, R. F., Barlow, D. H., Beardslee, W. R., Bell, C. C., Bernal, G., Clarke, G. N., Franciosi, L. P., Kazdin, A. L., Kohn, L., Linehan, M. M., Markowitz, J. C., Miklowitz, D. J., Persons, J. B., Niederehe, G. & Sommers, D. (2002b). Psychosocial intervention development for the prevention and treatment of depression: Promoting innovation and increasing access. Biol Psychiatry, 52(6), 610–630.

Hollon, S. D., Steward, M. O. & Strunk, D. (2006). Enduring effects for cognitive behavior therapy in the treatment of depression and anxiety. Annual Review of Psychology, 57, 285–315.

Hölzel, L., Härter, M., Reese, C. & Kriston, L. (2011). Risk factors for chronic depression – a systematic review. J. Affect Disord, 129, 1–13.

Hopper, S. I., Murray, S. L., Ferrara, L. R. & Singleton, J. K. (2019). Effectiveness of diaphragmatic breathing for reducing physiological and psychological stress in adults: a quantitative systematic review. JBI Database System Rev Implement Rep, 17(9), 1855–1876.

Horowitz, M. (1979). States of Mind. New York: Plenum Medical Book Company.

Hughes, K., Bellis, M. A., Hardcastle, K. A., Sethi, D., Butchart, A., Mikton, C., Jones, L. & Dunne, M. P. (2017). The effect of multiple adverse childhood experiences on health: a systematic review and meta-analysis. Lancet Public Health, 2(8), e356–e366. doi:https://doi.org/10.1016/S2468-2667(17)30118-4

Infurna, M. R., Reichl, C., Parzer, P., Schimmenti, A., Bifulco, A. & Kaess, M. (2016). Associations between depression and specific childhood experiences of abuse and neglect: a meta-analysis. J Affect Disord, 190, 47–55. doi:https://doi.org/10.1016/j.jad.2015.09.006

Iyadurai, L., Vissier, R. M., Lau-Zhu, A., Porcheret, K., Horsch, A., Holmes, E. A. & James, E. L. (2019). Intrusive memories of trauma: A target for research bridging cognitive science and its clinical application. Clinical Psychology Review, 69, 67–82.

Jacka, F. N. (2017). Nutritional psychiatry: Where to next? EBioMedicine, 17, 24–29.

Jacka, F. N., Pasco, J. A., Mykletun, A., Williams, L. J., Hodge, A. M., O'Reilly, S. L., Nicholson, G. C., Katowize, M. A. & Berk, M. (2010). Association of western and traditional diets with depression and anxiety woman. The American Journal of Psychiatry, 167(3), 305–311.

Jacka, F. N., Mykletun, A. & Berk, M. (2012). Moving towards a population health approach to the primary prevention of common mental disorders. BMC medicine, 10(1), 149.

Jansen, R., Penninx, B. W. J. H., Madar, V., Xia, K., Milaneschi, Y., Hottenga, J. J., Hammerschlag, A. R., Beekman, A., van der Wee, N., Smit, J. H., Brooks, A. I., Tischfield, J., Posthuma, D., Schoevers, R., van Grootheest, G., Willemsen, G., de Geus, E. J., Boomsma, D. I., Wright, F. A., Zou, F., Sun, W. & Sullivan, P. F. (2016). Gene expression in major depressive disorder. Molecular Psychiatry, 21(3), 339–347. doi:https://doi.org/10.1038/mp.2015.57

Jatzko, A. & Ruf, M. (2007). Durch EMDR normalisierte funktionelle Verarbeitungsprozesse bei PTBS – eine fMRT Pilotstudie. Poster. Paper presented at the DeGPT Konferenz 2007.

Jerath, R., Crawford, M. W., Barnes, V. A. & Harden, K. (2015). Self-regulation of breathing as a primary treatment of anxiety. Appl Psychophysiol Biofeedback, 40(2), 107–115.

Jumper, S. A. (1995). A meta-analysis of the relationship of child sexual abuse to adult psychological adjustment. Child Abuse & Neglect, 19, 715–28.

Kao, C. W., Cheng, S. M., Wan, F. J., Lin, W. S. & Chang, Y. C. (2018). Eye movement desensitization and reprocessing improves depressive symptoms, quality of life, and heart rate variability in patients with heart failure. Neuropsychiatry, 8(3), 1073–1082. https://doi.org/10.4172/Neuropsychiatry.1000435

Kauer-Sant'Anna, M., Tramontina, J., Andreazza, A. C., Cereser, K., da Costa, S., Santin, A., Yatham, L. N. & Kapczinski, F. (2007). Traumatic life events in bipolar disorder: impact on BDNF levels and psychopathology. Bipolar Disord, 9(1), 128–135.

Kautzky, A., Dold, M., Bartova, L., Spies, M., Kranz, G. S., Souery, D., Serretti, A. & Kasper, S. (2019). Clinical factors predicting treatment resistant depression: affirmative results from European multicenter study. Acta Psychiatrica Scandinavica, 193(1), 78–88. doi:https://doi.org/10.1111/acps.12959

Keller, M. B. (1999). The long-term treatment of depression. J Clin Psychiatry, 60, 41–45.

Keller, M. B., Lavori, P. W., Mueller, T. I., Endicott, J., Coryell, W., Hirschfeld, R. M. A. & Shea, T. (1992). Time to recovery, chronicity, and levels of psychopathology in major depression. A 5-year prospective follow-up of 431 subjects. Arch Gen Psychiatry, 49(10), 809–816.

Keller, M. B. & Hanks, D. L. (1995). Anxiety symptom relief in depression treatment outcomes. J Clin Psychiatry, 56(6), 22–29.

Keller, M. B. & Boland, R. J. (1998). Implications of failing to achieve successful long-term maintenance treatment of recurrent unipolar major depression. Biol Psychiatry, 44, 348–360.

Keller, M. B., Gelenberg, A. J., Hirschfeld, R. M., Rush, J. A., Thase, M. E., Kocsis, J. H., Markowitz, J. C., Fawcett, J. A., Koran, L. M., Klein, D. N., Russell, J. M., Kornstein, S. G., McCullough, J. B., Davis, S. M. & Harrison, W. M. (1998). The treatment of chronic depression, part 2: a double-blind, randomized trial of sertraline and imipramine. J Clin Psychiatry, 59(11), 598–607.

Kelly, K. M. & Mezuk, B. (2017). Predictors of remission from Generalized Anxiety Disorder and Major Depressive Disorder. J Affect Disord, 208, 467–474. doi:https://doi.org/10.1016/j.jad.2016.10.042.

Kendler, K. S., Hettema, J. M., Butera, F., Gardner, C. O. & Prescott, C. A. (2003). Life event dimensions of loss, humiliation, entrapment, and danger in the prediction of onsets of major depression and generalized anxiety. Arch Gen Psychiatry, 60(8), 789–796.

Kendler, K. S. & Gardner, C. O. (2016). Depressive vulnerability, stressful life events and episode onset of major depression: a longitudinal model. Psychol Medicine, 46, 1865–1874. doi:https://doi.org/10.1017/S0033291716000349

Kéri, S., Szabó, C. & Kelemen, O. (2014). Blood biomarkers of depression track clinical changes during cognitive-behavioral therapy. Journal of Affective Disorders, 164, 118–122. doi:https://doi.org/10.1016/j.jad.2014.04.030

Keshet, H., Foa, E. B. & Gilboa-Schechtman, E. (2018). Women's self-perceptions in the aftermath of trauma: The role of trauma-centrality and trauma-type. Psychological Trauma: Theory, Research, Practice and Policy. doi:http://dx.doi.org/10.1037/tra0000393

Kessler, R. C., Sonnega, A., Bromet, E., Hughes, M. & Nelson, C. B. (1995). Posttraumatic stress disorder in the National Comorbidity Survey. Arch Gen Psychiatry, 52(12), 1048–1060.

Kessler, R. C., Berglund, P., Demler, O., Jin, R., Koretz, D., Merikangas, K. R., Rush, A. J., Walters, E. E. & Wang, P. S. (2003). The epidemiology of major depressive disorder: results from the National Comorbidity Survey Replication (NCS-R). JAMA, 289(23), 3095–3105.

Khan, A., McCormack, H. C., Bolger, E. A., McGreenery, C. E., Vitaliano, G., Polcari, A. & Teicher, M. H. (2015). Childhood maltreatment, depression, and suicidal ideation: critical importance of parental and peer emotional abuse during developmental sensitive periods in males and females. Front Psychiatry, 6, 42. doi:https://doi.org/10.3389/fpsyt.2015.00042

Khan, A. M., Dar, S., Ahmed, R., Bachu, R., Adnan, M. & Kotapati, V. P. (2018). Cognitive Behavioral Therapy versus Eye Movement Desensitization and Reprocessing in patients with post-traumatic stress disorder: Systematic review and meta-analysis of randomized clinical trials. Cureus, 10(9), e3250. doi:https://doi.org/10.7759/cureus.3250

Kim, D., Bae, H. & Yong, C. P. (2008). Validity of the Subjective Units of Disturbance Scale in EMDR. Journal of EMDR Practice and Research, 2, 57–62. doi:https://doi.org/10.1891/1933-3196.2.1.57

Kim, D., Bae, H. & Park, Y. C. (2009). Validity of the Subjective Units of Disturbance Scale in EMDR. Journal of EMDR Practice and Research, 2(1), 57. DOI: 10.1891/1933-3196.2.1.57

Knapen, J., Vancampfort, D., Moriën, Y. & Marchal, Y. (2015). Exercise therapy improves both mental and physical health in patients with major depression. Disabil Rehabil, 37(16), 1490–1495.

Knefel, M., Garvert, D. W., Cloitre, M. & Lueger-Schuster, B. (2015). Update to an evaluation of ICD-11 PTSD and complex PTSD criteria in a sample of adult survivors of childhood institutional abuse by Knefel & Lueger-Schuster (2013): a latent profile analysis. European Journal of Psychotraumatology, 6(1), 25290. doi:https://doi.org/10.3402/ejpt.v6.25290

Knipe, J. (2014). EMDR Toolbox: Theory and Treatment of Complex PTSD and Dissociation. New York: Springer.

Kolshus, E., Ryan, K. M., Blackshields, G., Smyth, P., Sheils, O. & McLoughlin, D. M. (2017). Peripheral blood microRNA and VEGFAmRNA changes following electroconvulsive therapy: implications for psychotic depression. Acta Psychiatrica Scandinavica, 136(6), 594–606. doi:https://doi.org/10.1111/acps.12821

Konuk, E., Epzedemir, H., Haciomeroglu Ateken, S., Aydin, Y. E. & Yurtsever, A. (2011). EMDR treatment of migraine. Journal of EMDR Practice and Research, 5(4), 166–176. doi:https://doi.org/10.1891/1933-3196.5.4.166

Kop, W. J., Stein, P. K., Tracy, R. P., Barzilay, J. I., Schulz, R. & Gottdiener, J. S. (2010). Autonomic nervous system dysfunction and inflammation contribute to the increased cardiovascular mortality risk associated with depression. Psychosomatic Medicine, 72(7), 626.

Korn, D. & Leeds, A. (2002). Preliminary evidence of efficacy for EMDR resource development and installation in the stabilization phase of treatment of complex posttraumatic stress disorder J Clin Psychol, 58(12), 1465–1487. doi: 10.1002/jclp.10099.

Kozlowska, K., Walker, P., McLean, L. & Carrive, P. (2015). Fear and the defense cascade: Clinical implications and management. Harv Rev Psychiatry, 23(4), 263–287.

Kranzler, A., Young, J. F., Hankin, B. L., Abela, J. R. Z., Elias, M. J. & Selby, E. A. (2016). Emotional awareness: A transdiagnostic predictor of depression and anxiety for children and adolescents. Journal of Clinical Child & Adolescent Psychology, 45:3, 262–269.

Kraus, C., Kadriu, B., Lanzenberger, R., Zarate, C. A. J. & Kasper, S. (2019). Prognosis and improved outcomes in major depression: a review. Translational Psychiatry, 9(127). doi:https://doi.org/10.1038/s41398-019-0460-3

Kreibig, S. D. (2010). Autonomic nervous system activity in emotion: A review. Biological Psychology, 84(3), 294–421.

Kripalani, S., Yao, X. & Haynes, R. B. (2007). Interventions to enhance medication adherence in chronic medical conditions: A systematic review. Archive of Internal Medicine, 167, 540–550.

Krupnik, V. (2018). Differential effects of an evolutionary-based EMDR therapy on depression and anxiety symptoms: A case series study. Journal of EMDR Practice and Research, 12(2), 46–57.

Kuijer, E. J., Ferragud, A. & Milton, A. L. (2020). Retrieval extinction and relapse prevention: Rewriting maladaptive drug memories? Front Behav Neurosci, 14:23. doi:https://doi.org/10.3389/fnbeh.2020.00023

Kupfer, D. J. (1991). Long-term treatment of depression. J Clin Psychiatry, 52(5), 28–34.

Kurtz, R. (1990). Body-Centered Psychotherapy: The Hakomi Method. Mendecino: LifeRhythm.

Labonté, B., Suderman, M., Maussion, G., Navaro, L., Yerko, V., Mahar, I., Bureau, A., Mechawar, N., Szyf, M., Meaney, M. J. & Turecki, G. (2012). Genome-wide epigenetic regulation by early-life trauma. Arch Gen Psychiatry, 69(7), 722–731. doi:https://doi.org/10.1001/archgenpsychiatry.2011.2287

Ladwig, K. H., Baumert, J., Marten-Mittag, B., Lukaschek, K., Johar, H., Fang, X., Ronel, J., Meisinger, C., Peters, A. & KORA Investigators (2017). Room for depressed and exhausted mood as a risk predictor for all-cause and cardiovascular mortality beyond the contribution of the classical somatic risk factors in men. Atherosclerosis, 257, 224–231. doi:https://doi.org/10.1016/j.atherosclerosis.2016.12.003

Lambert, M. J. & Ogles, B. M. (2004). The efficacy and effectiveness of psychotherapy. In: M. Lambert (Ed.), Bergin and Garfields Handbook of Psychotherapy and Behavior Change (5 ed., pp. 139–193). New York: Wiley.

Landin, R., Novo, P., Santed, A., Vicens, V., Pomarol-Clotet, E., McKenna, P. J., Santed, A., Pomarol-Clotet, E., Salgado-Pineda, P., Shapiro, F. & Amann, B. L. (2013). Clinical and brain functional improvement in a bipolar patient with subsyndromal mood symptoms following EMDR therapy. Neuropsychobiology, 67, 181–184.

Landin-Romero, R., Moreno-Alcázar, A., Ferguson, G., Pérez, V. & Amann, B. L. (2019). That which does not kill you – may afflict you? Psychological trauma in bipolar disorder. Bipolar Disord, 21(3), 192–193.

Lassale, C., Batty, G. D., Baghdadli, A., Jacka, F., Sánchez-Villegas, A., Kivimäki, M. & Akbaraly, T. (2019). Healthy dietary indices and risk of depressive outcomes: a systematic review and meta-analysis of observational studies. Molecular Psychiatry, 24(7), 965–986.

Lee, S. W., Yoo, J. H., Kim, K. W., Kim, D., Park, H. W., Choi, J., Teicher, M. H. & Jeong, B. (2018). Hippocampal subfields volume reduction in high schoolers with previous verbal abuse experiences. Clin Psychopharmacol Neuroscience, 16(1), 46–56. doi:https://doi.org/10.9758/cpn.2018.16.1.46

Leeds, A. M. (2017). Guida ai protocolli standard della terapia EMDR per terapeuti, supervisori e consulenti. Giovanni Fioriti Editore.

Levine, P. (2008). Healing Trauma: A Pioneering Program for Restoring the Wisdom of Your Body. Louisville, USA: Sounds True Inc.

Lewis, M. & Sarrel, P. M. (1969). Some psychological aspects of seduction, incest, and rape in childhood. J Am Acad Child Psychiatry, 8, 606–619.

Li, Y., Lv, M. R., Wei, Y. J., Sun, L., Zhang, J. X., Zhang, H. G. & Li, B. (2017). Dietary patterns and depression risk: A meta-analysis. Psychiatry Res, 253, 373–382.

Lim, Y. H., Kim, H., Kim, J. H., Bae, S., Park, H. Y. & Hong, Y. C. (2012). Air pollution and symptoms of depression in elderly adults. Environmental Health Perspectives, 120(7), 1023.

Lopresti, A. L., Hood, S. D. & Drummond, P. D. (2013). A review of lifestyle factors that contribute to important pathways associated with major depression: diet, sleep and exercise. J Affect Disord, 148(1), 12–27.

Luppino, F. S., de Wit, L. M., Bouvy, P. F., Stijnen, T., Cuijpers, P., Penninx, B. W. & Zitman, F. G. (2010). Overweight, obesity, and depression: a systematic review and meta-analysis of longitudinal studies. Archives of General Psychiatry, 67(3), 220–229.

Maes, M., Fišar, Z., Medina, M., Scapagnini, G., Nowak, G. & Berk, M. (2012). New drug targets in depression: inflammatory, cell-mediated immune, oxidative and nitrosative stress, mitochondrial, antioxidant, and neuroprogressive pathways. And new drug candidates – Nrf2 activators and GSK-3 inhibitors. Inflammopharmacology, 30(3), 127–150.

Maj, M., Veltro, F., Pirozzi, R., Lobaece, S. & Magliano, L. (1992). Pattern of recurrence of illness after recovery from an episode of major depression: A prospective study. American Journal of Psychiatry, 149, 795–800.

Malandrone, F., Carletto, S., Hase, M., Hofmann, A. & Ostacoli, L. (2019). A brief narrative summary of randomized controlled trials investigating EMDR treatment of patients with depression. Journal of EMDR Practice and Research, 13(4). doi:https://doi.org/10.1891/1933-3196.13.4.302

Manber, R., Edinger, J. D., Gress, J. L., San Pedro-Salcedo, M. G., Kuo, T. F. & Kalista, T. (2008). Cognitive behavioral therapy for insomnia enhances depression outcome in patients with comorbid major depressive disorder und insomnia. Sleep, 31(4), 489–495.

Mandelli, L., Petrelli, C. & Seretti, A. (2015). The role of specific early trauma in adult depression: A meta-analysis of published literature. Childhood trauma and adult depression. The Journal of the Association of European Psychiatrists, 30(6), 665–680. doi:https://doi.org/10.1016/j.eurpsy.2015.04.007

Maroufi, M., Zamani, S., Izadikhah, Z., Marofi, M. & O'Connor, P. (2016). Investigating the effect of Eye Movement Desensitization and Reprocessing (EMDR) on postoperative pain intensity in adolescents undergoing surgery: a randomized controlled trial. J Adv Nurs 72(9), 2207–2217. doi:10.1111/jan.12985

Mavranezouli, I., Megnin-Viggars, O., Daly, C., Dias, S., Welton, N. J., Stockton, S., Bhutani, G., Grey, N., Leach, J., Greenberg, N., Katona, C., El-Leithy, S. & Pilling, S. (2020a). Psychological treatments for post-traumatic stress disorder in adults: a network meta-analysis. Psychological Medicine, 50(4), 542–555. doi:https://doi.org/10.1017/S0033291720000070

Mavranezouli, I., Megnin-Viggars, O., Grey, N., Bhutani, G., Leach, J., Daly, C., Dias, S., Welton, N. J., Katona, C., El-Leithy, S., Greenberg, N., Stockton, S. & Pilling, S. (2020b). Cost-effectiveness of psychological treatments for posttraumatic stress disorder in adults. PLoS ONE, 15(4), e0232245. doi:https://doi.org/10.1371/journal.pone.0232245

McCanlies, E. C., Sarkisian, K., Andrew, M. E., Burchfiel, C. M. & Violanti, J. M. (2017). Association of peritraumatic dissociation with symptoms of depression and posttraumatic stress disorder. Psychol Trauma, 9(4), 479–484.

McCraty, R. & Childre, D. (2004). *The grateful heart: The psychophysiology of appreciation.* In: Emmons, R. A. & McCullough, M. E. (Eds.), *Series in Affective Science. The Psychology of Gratitude* (pp. 230–255). Oxford University Press.

McFarlane, A. C. (2010). The long-term costs of traumatic stress: Intertwined physical and psychological consequences. World Psychiatry, 9, 3–10.

McFarlane, J., Symes, L., Frazier, L., McBlory, G., Henderson-Everhardus, M. C., Watson, K. & Liu, Y. (2020). Connecting the dots of heart disease, poor mental health, and abuse to understand gender disparities and promote women's health: a prospective cohort analysis. Health Care Women Int, 31(4), 313–326. doi:https://doi.org/10.1080/07399330902893853

McGowan, P. O. & Szyf, M. (2010). The epigenetics of social adversity in early life: implications for mental health outcomes. Neurobiology of Disease, 39(1), 66–72. doi:https://doi.org/10.1016/j.nbd.2009.12.026

McGowan, P. O. & Matthews, S. G. (2018). Prenatal stress, glucocorticoids, and developmental programming of the stress response. Endocrinology, 159(1), 69–82. doi:https://doi.org/10.1210/en.2017-00896

McHugh, C. M., Corderoy, A., Ryan, C. J., Hickie, I. B. & Large, M. M. (2019). Association between suicidal ideation and suicide: meta-analyses of odds ratios, sensitivity, specificity and positive predictive value. B J Psych Open, 5(2). doi:https://doi.org/10.1192/bjo.2018.88

Melchior, H., Schulz, H. & Härter, M. (2014). Faktencheck Gesundheit: Regionale Unterschiede in der Diagnostik und Behandlung von Depression. Gütersloh: Bertelsmann Stiftung.

Minelli, A., Magri, C., Giacopuzzi, E. & Gennarelli, M. (2018). The effect of childhood trauma on blood transcriptome expression in major depressive disorder. Journal of Psychiatric Research, 104, 50–54. doi:https://doi.org/10.1016/j.jpsychires.2018.06.014

Minelli, A., Zampieri, E., Sacco, C., Bazzanella, R., Mezzetti, N., Tessari, E., Barlati, S. & Bortolomasi, M. (2019). Clinical efficacy of trauma-focused psychotherapies in treatment-resistant depression (TRD) in-patients: A randomized controlled pilot-study. Psychiatry Research, 273, 567–574. doi:https://doi.org/10.1016/j.psychres.2019.01.070

Moghadam, M. B., Moghadam, A. B., Salehian, T. (2015). Efficacy of Eye Movement Desensitization and Reprocessing (EMDR) on depression in patients with Myocardial Infarction (MI) in a 12-month follow up. Iran J Crit Care Nurs. 2015; 8(1): 221–226

Mohr, D. (1995). Negative outcome in psychotherapy: a critical review. Clin Psychol-Sci Pr, 2(1), 1–27.

Mollica, R. F., McInnes, K., Poole, C. & Tor, S. (1998). Dose-effect relationships of trauma to symptoms of depression and post-traumatic stress disorder among Cambodian survivors of mass violence. Br J Psychiatry, 173, 482–488.

Moreno-Alcázar, A., Radua, J., Landin-Romero, R., Blanco, L., Madre, M., Reinares, M., Comes, M., Jiménez, E., Crespo, J. M., Vieta, E., Pérez, V., Novo, P., Doñate, M., Cortizo, R., Valiente-Gómez, A., Lupo, W., McKenna, P. J., Pomarol-Clotet, E. & Amann, B. L. (2017). Eye movement desensitization and reprocessing therapy versus supportive therapy in affective relapse prevention in bipolar patients with a history of trauma: study protocol for a randomized controlled trial. Trials, 18(1), 160.

Moroni, L., Bettinardi, O., Vidotto, G., Balestroni, G., Bruletti, G., Giorgi, I. & Bertolotti, G. (2006). Scheda Ansia e Depressione forma ridotta: norme per l'utilizzo in ambito riabilitativo. Monaldi Arch Chest Dis, 66, 255–263.

Motivala, S. J., Levin, M. J., Oxman, M. N. & Irwin, M. R. (2006). Impairments in health functioning and sleep quality in older adults with a history of depression. Journal of the American Geriatrics Society, 54(8), 1184–1191.

Moylan, S., Eyre, H., Maes, M., Baune, B., Jacka, F. & Berk, M. (2013). Exercising the worry away: How inflammation, oxidative and nitrogen stress mediates the beneficial effect of physical activity on anxiety disorder symptoms and behaviors. Neurosci Biobehav Rev, 37(4), 573–584.

Mueser, K. T., Gottlieb, J. D., Xie, H., Lu, W., Yanos, P. T., Rosenberg, S. D., Silverstein, S. M., Marcello Duva, S., Minsky, S., Wolfe, R. S. & McHugo, G. J. (2015). Evaluation of cognitive restructuring for post-traumatic stress disorder in people with severe mental illness. Br J Psychiatry, 206(6), 501–508.

Mulkey, S. B. & du Plessis, A. J. (2019). Autonomic nervous system development and its impact on neuropsychiatric outcome. Pediatr Res, 85(2), 120–126.

Munkholm, K., Paludan-Müller, A. S. & Boesen, K. (2019). Considering the methodological limitations in the evidence base of antidepressants for depression: a reanalysis of a network meta-analysis. BMJ Open, 9, e024886. doi:10.1136/bmjopen-2018-024886

Nanni, V., Uher, R. & Danese, A. (2012). Childhood maltreatment predicts unfavorable course of illness and treatment outcome in depression: A meta-analysis. Am J Psychiatry, 169, 141–151. doi:https://doi.org/10.1176/appi.ajp.2011.11020335

National Institute for Health and Care Excellence NICE (2019). Clinical Guideline – Depression in Adults: Recognition and Management. London: NICE.

Negele, A., Kaufhold, J., Kallenbach, L. & Leuzinger-Bohleber, M. (2015). Childhood Trauma and Its Relation to Chronic Depression in Adulthood. Depression Research and Treatment 2015. doi:https://doi.org/10.1155/2015/650804

Nelson, J., Klumparendt, A., Doebler, P. & Ehring, T. (2017). Childhood maltreatment and characteristics of adult depression: Meta-analysis. The British Journal of Psychiatry: The Journal of Mental Science, 210, 96–104. doi:https://doi.org/10.1192/bjp.bp.115.180752

Nierenberg, A. A., Petersen, T. J. & Alpert, J. E. (2003). Prevention of relapse and recurrence in depression: the role of long-term pharmacotherapy and psychotherapy. J Clin Psychiatry, 64(15), 13–17.

Novo, P., Landin, R., Radua, J., Vicens, V., McKenna, P., Pomarol-Clotet, E., MsKenna, P.J., Shapiro, F. & Amann, B.L. (2014). EMDR as add-on to pharmacological treatment in subsyndromal, bipolar patients with a history of traumatic events: a randomized, single-blind, controlled pilot-study. Psychiatry Res, 219, 122–128.

Oeljeschläger, B. & Müller-Oerlinghausen, B. (2004). Wege zur Optimierung der individuellen antidepressiven Therapie. Dtsch Ärztebl, 101(19), A-1337.

Ogden, P. & Minton, K. (2000). Sensorimotor psychotherapy: One method for processing traumatic memory. Traumatology, 6(3), 149–173.

Ogden, P., Minton, K. & Pain, C. (2006). Trauma and the Body: a Sensorimotor Approach to Psychotherapy. New York: Norton.

Ogden, P. & Fisher, J. (2015). Sensorimotor Psychotherapy: Interventions for Trauma and Attachment. New York: Norton.

Oh, D. & Kim, D. (2014). Eye movement desensitization and reprocessing for posttraumatic stress disorder in bipolar disorder. Psychiatry Investig, 11(3), 340–341.

Opie, R.S., O'Neil, A., Itsiopoulos, C. & Jacka, F.N. (2015). The impact of whole-of-diet interventions on depression and anxiety: a systematic review of randomised controlled trials. Public Health Nutrition, 18(11), 2074–2093.

Ostacoli, L., Carletto, S., Cavallo, M., Baldomir-Gago, P., Di Lorenzo, G., Fernandez, I., Hase, M., Justo-Alonso, A., Lehnung, M., Migliaretti, G., Oliva, F., Pagani, M., Recarey-Eiris, S., Torta, R., Tumani, V., Gonzalez-Vazquez, A.I. & Hofmann, A. (2018). Comparison of eye movement desensitization reprocessing and cognitive behavioral therapy as adjunctive treatments for recurrent depression: the European Depression EMDR Network (EDEN) randomized controlled trial. Front Psychol, 9, 74. doi:https://doi.org/10.3389/fpsyg.2018.00074

Pagani, M., Di Lorenzo, G., Verardo, A.R., Nicolais, G., Monaco, L., Lauretti, G., Russo, R., Niolu, C., Ammaniti, M., Fernandez, I. & Siracusano, A. (2012). Neurobiological correlates of EMDR monitoring – an EEG study. PLoS ONE, 7(9), e45753. doi:https://doi.org/10.1371/journal.pone.0045753

Palmier-Claus, J.E., Berry, K., Bucci, S., Mansell, W. & Varese, F. (2016). Relationship between childhood adversity and bipolar affective disorder: systematic review and meta-analysis. Br J Psychiatry, 209(6), 454–459.

Passoni, S., Curinga, T., Toraldo, A., Berlingeri, M., Fernandez, I. & Bottini, G. (2018). Eye Movement Desensitization and Reprocessing Integrative Group Treatment Protocol applied to caregivers of patients with dementia. Frontiers in Psychology, 9, 967. https://doi.org/10.3389/fpsyg.2018.00967

Paulsen, P.D., Sandra, L. & O'Shea, M.S. (2017). When there Are no Words: Repairing Early Trauma and Neglect from the Attachment Period with EMDR Therapy. CreateSpace Independent Publishing Platform.

Penninx, B.W.J.H., Nolen, W.A., Lamers, F., Zitman, F.G., Smit, J.H., Spinhoven, P., Cuijpers, P., de Jong, P.J., van Marwijk, H.W.J., van der Meer, K., Verhaak, P., Laurant, M.G.H., de Graaf, R., Hoogendijk, W.J., van der Wee, N., Ormel, J., van Dyck, R. & Beekman, A.T.F. (2011). Two-year course of depressive and anxiety disorders: results from the Netherlands Study of Depression and Anxiety (NESDA). Journal of Affective Disorders, 133(1-2), 76–85. doi:https://doi.org/10.1016/j.jad.2011.03.027

Petrocchi, N. & Couyoumdjian, A. (2016). The impact of gratitude on depression and anxiety: the mediating role of criticizing, attacking, and reassuring the self. Self and Identity, 15(2), 191–205.

Phillips, M. L. & Kupfer, D. J. (2013). Bipolar disorder diagnosis: challenges and future directions. Lancet, 381, 1663–1671.
Phillips, W. T., Kiernan, M. & King, A. C. (2003). Physical activity as a nonpharmacological treatment for depression: A review. Complementary Health Practice Review, 8(2), 139–152.
Pine, D. S., Cohen, P., Gurley, D., Brook, J. & Ma, Y. (1998). The risk for early-adulthood anxiety and depressive disorders in adolescents with anxiety and depressive disorders. Arch Gen Psychiatry, 55(1), 56–64. doi:https://doi.org/10.1001/archpsyc.55.1.56
Poole, J. C., Dobson, K. S. & Pusch, D. (2017). Childhood adversity and adult depression: The protective role of psychological resilience. Child Abuse & Neglect, 64, 89–100. doi:https://doi.org/10.1016/j.chiabu.2016.12.012
Porges, S. W. (2001). The polyvagal theory: phylogenetic substrates of a social nervous system. International Journal of Psychophysiology, 42(2), 123–146.
Porges, S. W. (2005). The role of social engagement in attachment and bonding. In: Carter, C. S., Ahnert, L., Grossmann, K. E., Hrdy, S. B., Lamb, M. B., Porges, S. W. & Sachser, N. (Eds.), Attachment and Bonding. A New Synthesis, pp. 33–54.
Porges, S. W. (2007). The polyvagal perspective. Biol Psychol, 74, 116–143.
Porges, S. W. (2009). The polyvagal theory: new insights into adaptive reactions of the autonomic nervous system. Cleve Clin J Med, 76(2), 86–90.
Porges, S. W. (2011). The polyvagal theory: neurophysiological foundations of emotions, attachment, communication, and self-regulation: New York: Norton.
Porges, S. W. & Furman, S. A. (2011). The early development of the autonomic nervous system provides a neural platform for social behavior: A polyvagal perspective. Infant Child Dev, 20(1), 106–118.
Post, R. M. (1992). Transduction of psychosocial stress into the neurobiology of recurrent affective disorder. American Journal of Psychiatry, 149, 999–1010.
Power, K., McGoldrick, T., Brown, K, Buchanan, R., Sharp, D., Swanson, V. & Karatzias, A. (2002). A controlled comparison of eye movement desensitization and reprocessing versus exposure plus cognitive restructuring versus waiting list in the treatment of post-traumatic stress disorder. Clinical Psychology and Psychotherapy 2002; 9(5): 299–318.
Priebe, K., Kleindienst, N., Schropp, A., Dyer, A., Krüger-Gottschalk, A., Schmahl, C., Steil, R. & Bohus, M. (2019). Defining the index trauma in post-traumatic stress disorder patients with multiple trauma exposure: impact on severity scores and treatment effects of using worst single incident versus multiple traumatic events. European Journal of Psychotraumatology, 9(1), 1486124. doi:https://doi.org/10.1080/20008198.2018.1486124
Quadt, L., Critchley, H. D. & Garfinkel, S. N. (2018). The neurobiology of interception in health and disease. Ann N Y Acad Sci, 1428, 112–128.
Raboni, M. R., Tufik, S. & Suchecki, D. (2006). Treatment of PTSD by eye movement desensitization reprocessing (EMDR) improves sleep quality, quality of life, and perception of stress. Ann N Y Acad Sci, 1071, 508–513.
Raboni, M. R., Alonso, F. F., Tufik, S. & Suchecki, D. (2014). Improvement of mood and sleep alterations in posttraumatic stress disorder patients by eye movement desensitization and reprocessing. Front Behav Neurosci, 8, 209.
Radua, J., Grunze, H. & Amann, B. L. (2017). Meta-analysis of the risk of subsequent mood episodes in bipolar disorder. Psychother Psychosom, 86(2), 90–98.

Rafiq, S., Campodonico, C. & Varese, F. (2018). The relationship between childhood adversities and dissociation in severe mental illness. Acta Psychiatr Scand, 138 (6), 509–525.

Rahimi, F., Rejeh, N., Bahrami, T., Heravi-Karimooi, M., Tadrisi, S. D., Griffiths, P. & Vaismoradi, M. (2019). The effect of the eye movement desensitization and reprocessing intervention on anxiety and depression among patients undergoing hemodialysis: A randomized controlled trial. Perspectives in psychiatric care, 55(4), 652–660. https://doi.org/10.1111/ppc.12389

Raison, C. L., Capuron, L. & Miller, A. H. (2006). Cytokines sing the blues: inflammation and the pathogenesis of depression. Trends in Immunology, 27(1), 24–31.

Rakofsky, J. J., Ressler, K. J. & Dunlop, B. W. (2012). BDNF function as a potential mediator of bipolar disorder and post-traumatic stress disorder comorbidity. Mol Psychiatry, 17(1), 22–35.

Rasch, B. & Born, J. (2013). About sleep's role in memory. Physiol Rev, 93(2), 661–676.

Rebar, A. L., Stanton, R., Geard, D., Short, C., Duncan, M. J. & Vandelanotte, C. (2015). A meta-meta-analysis of the effect of physical activity on depression and anxiety in non-clinical adult populations. Health Psychology Review, 9(3), 366–378.

Reid, S. & Barbui, C. (2010). Long term treatment of depression with selective serotonin reuptake inhibitors and newer antidepressants. British Medical Journal, 340, 752–756. doi:https://doi.org/10.1136/bmj.c1468

Riemann, D. & Voderholzer, U. (2003). Primary insomnia: a risk factor to develop depression? J Affect Disord, 76(1), 255–259.

Rimer, J., Dwan, K., Lawlor, D. A., Greig, C. A., McMurdo, M., Morley, W. & Mead, G. E. (2012). Exercise for depression. Cochrane Systematic Review – Intervention (7), CD004366.

Risch, N., Herrell, R., Lehner, T., Liang, K. Y., Eaves, L., Hoh, J., Griem, A., Kovacs, M., Ott, J. & Merikangas, K. R. (2009). Interaction between the serotonin transporter gene (5-HTTLPR), stressful life events, and risk of depression. A meta-analysis. JAMA, 301(23), 2462-2471. doi:https://doi.org/10.1001/jama.2009.878

Roelofs, K. (2017). Freeze for action: neurobiological mechanisms in animal and human freezing. Philos Trans R Soc Lond B Biol Sci, 372(1718).

Rosenbaum, S., Vancampfort, D., Steel, Z., Newby, J., Ward, P. B. & Stubbs, B. (2015). Physical activity in the treatment of post-traumatic stress disorder: a systematic review and meta-analysis. Psychiatry Res, 230(2), 130–136.

Rostaminejad, A., Behnammoghadam, M., Rostaminejad, M., Behnammoghadam, Z. & Bashti, S. (2017). Efficacy of Eye Movement Desensitization and Reprocessing on the phantom limb pain of patients with amputations within a 24-month follow-up. International Journal of Rehabilitation Research, 40(3), 209–214.

Roth, T. (2004). Insomnia as a risk factor for depression. International Journal of Neuropsychopharmacol, 7, S34–S35.

Russo, M. A., Santarelli, D. M. & O'Rourke, D. (2017). The physiological effects of slow breathing in the healthy human. Breathe, 13(4), 298–309.

S3-Leitlinie und Nationale VersorgungsLeitlinie (NVL) Unipolare Depression (2. Auflage 2015, Version 5). In: Vol. AWMF-Register-Nr.: nvl-005.

Sack, M., Lempa, W., Steinmetz, A., Lamprecht, F. & Hofmann, A. (2008). Alterations in autonomic tone during trauma exposure using eye movement desensitization and reprocessing (EMDR) – results of a preliminary investigation. J Anxiety Disord, 22(7), 1264–1271. doi:https://doi.org/10.1016/j.janxdis.2008.01.007

Salcedo, S., Gold, A. K., Sheikh, S., Marcus, P. H., Nierenberg, A. H., Deckersbach, T. & Sylvia, L. G. (2016). Empirically supported psychosocial interventions for bipolar disorder: Current state of the research. J Affect Disord, 201, 203–214.

Salters-Pedneault, K., Tull, M. T. & Roemer, L. (2004). The role of avoidance of emotional material in the anxiety disorders. Applied and Preventive Psychology, 11(2), 95–114.

Sánchez-Villegas, A., Delgado-Rodriguez, M., Alonso, A., Schlatter, J. F. L., Serra Majem, L. & Martinez-González, M. A. (2009). Association of the Mediterranean dietary pattern with the incidence of depression: the Seguimiento Universidad de Navarra/University of Navarra follow-up (SUN) cohort. Arch Gen Psychiatry, 66(10), 1090–1098.

Şar, V. (2015). Dissociative Depression is Resistant to Treatment-As-Usual. J Psychol Clin Psychiatry, 3(2), 00128. doi:https://doi.org/10.15406/jpcpy.2015.03.00128

Sarris, J., Adienne, O., Coulson, C. E., Schweitzer, I. & Berk, M. (2014). Lifestyle medicine for depression. BMC Psychiatry, 14(1), 107.

Sarris, J., Logan, A. C., Akbaraly, T. N., Amminger, G. P., Balanzá-Martinez, V., Freeman, M. P., Hibbeln, J., Matsuoka, Y., Mischoulon, D., Mizoue, T., Nanri, A., Nishi, D., Parletta, N., Ramsey, D., Rucklidge, J. J., Sánchez-Villegas, A., Scholey, A., Su, K.-P. & Jacka, F. N. (2015). International Society for Nutritional Psychiatry Research. Nutritional medicine as mainstream in psychiatry. Lancet Psychiatry, 2(3), 271–274.

Sayers, W. M., Creswell, J. D. & Taren, A. (2015). The emerging neurobiology of mindfulness and emotion processing. In: Ostafin, B., Robinson, M. & Meier, B. (Eds.), Handbook of Mindfulness and Self-Regulation. New York: Springer.

Schiweck, C., Piette, D., Berckmans, D., Claes, S. & Vrieze, E. (2019). Heart rate and high frequency heart rate variability during stress as biomarker for clinical depression. A systematic review. Psychological Medicine, 49(2) 200–211.

Schneider, F., Falkai, P. & Maier, W. (2012). Psychiatrie 2020 plus. Berlin, Heidelberg: Springer.

Schulz, S., Dahm, A., Herrmann-Frank, A., Martinsohn-Schittkowski, W., Nocon, M. & Sühlfleisch-Thurau, U. (2015). EMDR – Eine Methode wird anerkannt. Deutsches Aerzteblatt PP, 13(01), 34–36

Serrano Ripoll, M. J., Oliván-Blázquez, B., Vicens-Pons, E., Roca, M., Gili, M., Leiva, A., García-Campayo, J., Demarzo, M. P. & García-Toro, M. (2015). Lifestyle change recommendations in major depression. Do they work? J Affect Disord, 183, 221–228.

Shapiro, D. A. & Shapiro, D. (1982). Meta-analysis of comparative therapy outcome studies: a replication and refinement. Psychol Bull, 92(3), 581–604.

Shapiro, E. (2012). 4 elements exercises for stress reduction (earth-air-water-fire); adapted from: Shapiro, E. (2012), 4 elements exercise. Journal of EMDR Practice and Research 1(2), 113–115.

Shapiro, E. & Laub, B. (2009). The recent-traumatic episode protocol (R-TEP): an integrative protocol for early EMDR intervention (EEI). In: M. Luber (Ed.), Eye Movement Desensitization and Reprocessing (EMDR) Scripted Protocols: Basis and Special Situations (pp. 251–269). New York: Springer Publishing Co.

Shapiro, F. (1989). Efficacy of the eye movement desensitization procedure in the treatment of traumatic memories. Journal of Traumatic Stress. Studies, 2, 199–223.

Shapiro, F. (1995). Eye movement desensitization and reprocessing: Basic principles, protocols and procedures (1st ed.). New York: Guilford.

Shapiro, F. (2000). EMDR. Desensibilizzazione e Rielaborazione attraverso movimenti oculari. Milano: McGraw Hill.

Shapiro, F. (2001a). EMDR Basic Principles and Protocols. New York: Norton.
Shapiro, F. (2001b). Trauma and adaptive information-processing: EMDR‘s dynamic and behavioral interface. In: Solomon, M. F., Neborsky, R. J. & McCullough, L. (Eds.), Short-term Therapy for Long-term Change (pp. 112–129). New York: Norton.
Shapiro, F. (2002). EMDR 12 years after its introduction: past and future research. J Clin Psychol, 58 (1), 1–22. Retrieved from https://ncbi.nlm.nih.gov/pubmed/11748594
Shapiro, F. (2014). The role of eye movement desensitization and reprocessing (EMDR) therapy in medicine: addressing the psychological and physical symptoms stemming from adverse life experiences. The Permanente Journal, 18(1), 71.
Shapiro, F. (2018). Eye Movement Desensitization and Reprocessing (EMDR) Therapy. Basic Principles, Protocols and Procedure (3rd ed.). New York: Guilford.
Shapiro, F. & Silk Forrest, M. (1997). EMDR: The Breakthrough Therapy for Overcoming Anxiety, Stress, and Trauma. New York: Basic Books.
Shore, J. H., Tatum, E. L. & Vollmer, W. M. (1986a). Evaluation of mental effects of disaster, Mount St. Helens eruption. Am J Public Health, 76, 76–83.
Shore, J. H., Tatum, E. L. & Vollmer, W. M. (1986b). Psychiatric reactions to disaster: The Mount St. Helens experience. Am J Psychiatry, 143(5), 590–595.
Siegel, D. J. (1999). The Developing Mind. New York: Guilford.
Siegrist, J. (2008). Chronic psychosocial stress at work and risk of depression: evidence from prospective studies. Eur Arch Psychiatry Clin Neurosci, 258(5), 115–119.
Simhandl, C., König, B. & Amann, B. L. (2014). A prospective 4-year naturalistic follow-up of treatment and outcome of 300 bipolar I and II patients. J Clin Psychiatry, 75, 254–262.
Spijker, J., de Graaf, R., Bijl, R. V., Beekman, A. T. F., Ormel, J. & Nolen, W. A. (2002). Duration of major depressive episodes in the general population: results from the Netherlands Mental Health Survey an Incidence Study (NEMESIS). Br J Psychiatry, 181, 208–213.
Spindola, L. M., Pan, P. M., Moretti, P. N., Ota, V. K., Santoro, M. L., Cogo-Moreira, H., Gadelha, A., Salum, G., Manfro, G. G., Mari, J. J., Brentani, H., Grassi-Oliveira, R., Brietzke, E., Miguel, E. C., Rohde, L. A., Sato, J. R., Bressan, R. A. & Belangero, S. I. (2017). Gene expression in blood of children and adolescents: Mediation between childhood maltreatment and major depressive disorder. Journal of Psychiatric Research, 92, 24–30. doi:https://doi.org/10.1016/j.jpsychires.2017.03.015
Stahl, E. A., Breen, G., Forstner, A. J., McQuillin, A., Ripke, S., Trubetskoy, V. et al. (2019). Genome-wide association study identifies 30 loci associated with bipolar disorder. Nat Genet, 51(5), 793–803.
Stevenson, R. J. (2017). Psychological correlates of habitual diet in healty adults. Psychol Bull, 143(1), 53.
Stickgold, R., Hobson, J. A., Fosse, R. & Fosse, M. (2001). Sleep, learning, and dreams: off-line memory reprocessing. Science, 294(5544), 1052–1057. doi:https://doi.org/10.1126/science.1063530
Strauss, M., Mergl, R., Gürke, N., Kleinert, K., Sander, C. & Hegerl, U. (2018). Association between acute critical life events and the speed of onset of depressive episodes in male and female depressed patients. BMC Psychiatry, 18(1), 332. doi:https://doi.org/10.1186/s12888-018-1923-4
Stroud, C. B., Davila, J. & Moyer, A. (2008). The relationship between stress and depression in first onsets versus recurrences: A meta-analytic review. Journal of Abnormal Psychology, 117(1), 206–213. doi:https://doi.org/10.1037/0021-843X.117.1.206.

Su, Y. et al. (2018). Eye Movement Desensitization and Reprocessing therapy as a treatment for depression [Masters Thesis]. Retrieved from https://krex.k-state.edu/dspace/bitstream/handle/2097/38813/YileSu2018.pdf?sequence=1

Suderman, M., Borghol, N., Pappas, J.J., Pinto Pereira, S.M., Pembrey, M., Hertzman, C. & Szyf, M. (2014). Childhood abuse is associated with methylation of multiple loci in adult DNA. BMC Medical Genomics, 7, 13. doi:https://doi.org/10.1186/1755-8794-7-13

Taylor, D.J., Lichstein, K.L., Durrence, H.H., Reidel, B.W. & Bush, A.J. (2005). Epidemiology of insomnia, depression, and anxiety. SLEEP, 28(11), 1457.

Teicher, M.H., Samson, J.A., Polcari, A. & McGreenery, C.E. (2006). Sticks, stones, and hurtful words: Relative effects of various forms of childhood maltreatment. Am J Psychiatry, 163, 993–1000.

Teicher, M.H., Samson, J.A., Polcari, A. & Andersen, S.L. (2009). Length of time between onset of childhood sexual abuse and emergence of depression in a young adult sample: A retrospective clinical report. J Clin Psychiatry, 70, 684–691.

Teicher, M.H., Samson, J.A., Anderson, C.M. & Ohashi, K. (2016). The effects of childhood maltreatment on brain structure, function and connectivity. Nat Rev Neurosci, 17(10), 652–666.

Teicher, M.H., Anderson, C.M., Ohashi, K., Khan, A., McGreenery, C.E., Bolger, E.A., Rohan, M.L. & Vitaliano, G.D. (2018). Differential effects of childhood neglect and abuse during sensitive exposure periods on male and female hippocampus. Neuroimage, 169, 443–452. doi:https://doi.org/10.1016/j.neuroimage.2017.12.055

Tesarz, J., Leisner, S., Gerhardt, A., Janke, S., Seidler, G.H., Eich, W. & Hartmann, M. (2014). Effects of eye movement desensitization and reprocessing (EMDR) treatment in chronic pain patients: a systematic review. Pain Med, 15(2), 247–263. doi:https://doi.org/10.1111/pme.12303

Thomas, L., Kessler, D., Campbell, J., Morrison, J., Peters, T.J., Williams, C., Lewis, G. & Wiles, N. (2013). Prevalence of treatment-resistant depression in primary care: cross-sectional data. The British Journal of General Practice: The Journal of the Royal College of General Practitioners, 63(617), e852–858. doi:https://doi.org/10.3399/bjgp13X675430

Thornicroft, G. & Sartorius, N. (1993). The course and outcome of depression in different cultures: 10-year follow-up of the WHO Collaborative Study on the Assessment of Depressive Disorders. Psychol Medicine, 23(4), 1023–1032.

Tol, W.A., Barbui, C. & van Ommeren, M. (2013). Management of acute stress, PTSD, and bereavement WHO recommendations. JAMA, 310(5), 477–478.

Torrent, C., Del Mar Bonnin, C., Martinez-Arán, A., Valle, J., Amann, B.L., González-Pinto, A. et al. (2013). Efficacy of functional remediation in bipolar disorder: a multicenter, randomized-controlled study. Am J Psychiatry, 170, 852–859.

Trivedi, M.H., Rush, A.J., Wisniewski, S.R., Nierenberg, A., Warden, D., Ritz, L., Norquist, G., Howland, R.H., Lebowitz, B., McGrath, P.J., Shores-Wilson, K., Biggs, M.M., Balasubramani, G.K., Fava, M. & STAR*D Study Team (2006). Evaluation of outcomes with citalopram for depression using measurement-based care in STAR*D: Implications for clinical practice. American Journal of Psychiatry, 163(1), 28–40. doi:https://doi.org/10.1176/appi.ajp.163.1.28

Tunnard, C., Rane, L. J., Wooderson, S. C., Markopoulou, K., Poon, L., Fekadu, A., Juruena, M. &Cleare, A. J. (2014). The impact of childhood adversity on suicidality and clinical course in treatment-resistant depression. Journal of Affective Disorders, 152–154, 122–130. doi:https://doi.org/10.1016/j.jad.2013.06.037

Üstün, T. B., Ayuso-Mateos, J. L., Chatterji, S., Mathers, C. & Murray, C. J. L. (2004). Global burden of depressive disorders in the year 2000. Br J Psychiatry, 184, 386–392.

Vallerand, I. A., Lewinson, R. T., Parsons, L. M., Lowerison, M. W., Frolkis, A. D., Kaplan, G. G., Barnabe, C., Bulloch, A. G. M. & Patten, S. B. (2018). Risk of depression among patients with acne in the U.K.: a population-based cohort study. Br J Dermatology, 178(3), e194–e195. doi:https://doi.org/10.1111/bjd.16099

Van der Kolk, B. A. (2003). The neurobiology of childhood trauma and abuse. Child Adolesc Psychiatr Clin N Am, 12(2), 293–317, ix. doi: 10.1016/s1056-4993(03)00003-8.

Van der Kolk, B. A., Spinazzola, J, Blaustein, M. E., Hopper, J. W., Hopper, E. K., Korn, D. L. & Simpson, W. B. (2007). A randomized clinical trial of eye movement desensitization and reprocessing (EMDR), fluoxetine, and pill placebo in the treatment of posttraumatic stress disorder: Treatment effects and long-term maintenance. J Clin Psychiat, 68, 37.

Van Etten, M. L. & Taylor, S. (1998). Comparative efficacy of treatments for post-traumatic stress disorder: a meta-analysis. Clinical Psychology and Psychotherapy, 5(3), 126–144.

Van Praag, H. M. (2004). Can stress cause depression? Progress in Neuro-Psychopharmacology and Biological Psychiatry, 28(5), 891–907.

Van Rijsbergen, G. D., Hollon, S. D., Elgersma, H. J., Kok, G. D., Dekker, J., Schene, A. H. & Bockting, C. L. (2015). Understanding emotion and emotional scarring in recurrent depression. Compr Psychiatry, 59, 54–61.

Vieta, E., Berk, M., Schulze, T. G., Carvalho, A. F., Suppes, T., Calabrese, J. R., Gao, K., Miskowiak, K. W. & Grande, I. (2018). Bipolar Disorders. Nat Rev Dis Primers, 4. doi:https://doi.org/10.1038/nrdp.2018.8

Vittengl, J. R., Clark, L. A., Dunn, T. W. & Jarrett, R. B. (2007). Reducing relapse and recurrence in unipolar depression: a comparative meta-analysis of cognitive-behavioral therapy‘s effects. J Consult Clin Psychol, 75(3), 475–488.

Volk, N., Pape, J. C., Engel, M., Zannas, A. S., Cattane, N., Cattaneo, A., Binder, E. B. & Chen, A. (2016). Amygdalar microRNA-15a is essential for coping with chronic stress. Cell Reports, 17(7), 1882–1891. doi:https://doi.org/10.1016/j.celrep.2016.10.038

Walsh, B. T., Seidman, S. N. & Sysko, R. (2002). Placebo response in studies of major depression: variable, substantial and growing. JAMA, 287(14), 1840–1847.

Wartberg, L., Kriston, L. & Thomasius, R. (2018). Depressive Symptoms in adolescents – prevalence and associated psychosocial features in a representative sample. Dtsch Ärztebl, 115, 549–555. doi:https://doi.org/10.3238/arztebl.2018.0549

Watkeys, O. J., Kremerskothen, K., Quide, Y., Fullerton, J. M. & Green, M. J. (2018). Glucocorticoid receptor gene (NR3C1) DNA methylation in association with trauma, psychopathology, transcript expression, or genotypic variation: A systematic review. Neuroscience and Biobehavioral Reviews, 95, 85–122. doi:https://doi.org/10.1016/j.neubiorev.2018.08.017

Watkins, P. C., Van Gelder, M. & Frias, A. (2009). 41 Furthering the science of gratitude. Oxford Handbook of Positive Psychology, 437.

Weinberg, M. & Gill, S. (2016). Trauma as an objective or subjective experience: The association between types of traumatic events, personality traits, subjective experience of the event, and posttraumatic symptoms. Journal of Loss and Trauma, 21(2), 137–146.

WHO (2004). The Global Burden Disease: 2004 Update. Retrieved from Geneva: https://www.who.int/healthinfo/global_burden_disease/GBD_report_2004update_full.pdf

WHO (2017). Depression and other common mental health disorders. Global Health Estimates. Retrieved from https://who.int/mental_health/management/depression/prevalence_global_health_estimates/en

Williams, L. M., Debattista, C., Duchemin, A.-M., Schatzberg, A. F. & Nemeroff, C. B. (2016). Childhood trauma predicts antidepressant response in adults with major depression: data from the randomized international study to predict optimized treatment for depression. Translational Psychiatry, 6, e799. doi:https://doi.org/10.1038/tp.2016.61

Wilson, D. L., Silver, S. M., Covi, W. G. & Foster, S. J. (1996). Eye movement desensitization and reprocessing: effectiveness and autonomic correlates. Behav Ther Exp Psychiatry, 27(3), 219–229. doi: 10.1016/s0005-7916(96)00026-2.

Wise, L. A., Zierler, S., Krieger, N. & Harlow, B. L. (2001). Adult onset of major depressive disorder in relation to early life violent victimisation: A case-control study. Lancet, 358(9285), 881–887.

Witt, A., Brown, R., Plener, P. L., Brähler, E., Fegert, J. M. & Clemens, V. (2019a). Kindesmisshandlung und deren Langzeitfolgen – Analyse einer repräsentativen deutschen Stichprobe. Zeitschrift für Psychiatrie, Psychologie und Psychotherapie, 67(2), 100–111. doi:https://doi.org/10.1024/1661-4747/a000378

Witt, A., Sachser, C., Plener, P. L., Brähler, E. & Fegert, J. M. (2019b). The prevalence and consequences of adverse childhood experiences in the German population. Dtsch Ärztebl, 116, 635–642. doi:https://doi.org/10.3238/arztebl.2019.0635

Wöller, W. (2006). Trauma und Persönlichkeitsstörungen: Psychodynamisch-integrative Therapie. Stuttgart: Schattauer.

Wolpe, J. (1969). The Practice of Behavior Therapy (2nd ed.). New York: Pergamon Press.

Yap, M. B., Pilkington, P. D., Ryan, S. M., Kelly, C. M. & Jorm, A. F. (2014). Parenting strategies for reducing the risk of adolescent depression and anxiety disorders: a Delphi consensus study. J Affect Disord, 156, 67–75.

Yatham, L. N., Kennedy, S. H., Parikh, S. V., Schaffer, A., Bond, D. J., Frey, B. N. et al. (2018). Canadian Network for Mood and Anxiety Treatments (CANMAT) and International Society for Bipolar Disorders (ISBD) 2018 guidelines for the management of patients with bipolar disorder. Bipolar Disord, 20, 97–170.

Yoshimura, S. M. & Berzins, K. (2017). Grateful experiences and expressions: the role of gratitude expressions in the link between gratitude experiences and well-being. Review of Communication, 17(2), 106–118.

Young, J. E. & Klosko, J. S. (1993). Reinventing Your Life. New York: Plume Books; dt. (2006): Sein Leben neu erfinden. Paderborn: Junfermann.

Young, J. E., Klosko, J. S. & Weishaar, M. E. (2003). Schema Therapy: A Practitioner's Guide. New York: Guilford; dt. (2005): Schematherapie. Ein praxisorientiertes Handbuch. Paderborn: Junfermann.

Danksagungen

Ein Buch wie das vorliegende kann nicht von einem einzelnen Autor verfasst werden. Das Buch wurde von einer Gruppe neugieriger KlinikerInnen und ForscherInnen geschrieben, die entschlossen waren, das chronische Leiden ihrer depressiven PatientInnen und KlientInnen besser zu behandeln. Einige in dieser Gruppe sind eingeschlossen in die Liste der KoautorInnen, eine Reihe anderer jedoch nicht.

An dieser Stelle möchten wir als Erstes unseren KollegInnen und FreundInnen im EMDR Institut Deutschland danken, die uns vor mehr als zehn Jahren bei unserer ersten retrospektiven Studie unterstützt und uns so geholfen haben, erste systematische Hinweise für die Wirksamkeit von EMDR-Therapie bei depressiven Patienten zu finden.

Dank gilt Herrn Wolfgang Schneider, dem Leiter der Rheinischen Akademie für Psychotherapie, der uns bei unserer ersten kontrollierten Studie, die wir in der Ambulanz seines Institutes durchführen konnten, unterstützt hat. Unser spezieller Dank gilt dabei auch Frau Angelika Hilgers, die uns half, die notwendigen Daten aus der Datenbasis der Ambulanz zu gewinnen, sowie der Gruppe junger Psychotherapeutinnen, die damals die Studienpatienten behandelt haben.

Ein weiterer Dank geht an die Mitglieder des Krankenhausteams in Bad Bevensen, die dort die beiden Studien unterstützt haben.

Unser Dank gilt weiterhin der Fachgesellschaft für EMDR in Deutschland, die uns bei unserer ersten kontrollierten Studie unterstützt hat, zu einem Zeitpunkt, als noch sehr offen war, wie die Ergebnisse sein würden. Ein gleicher Dank geht an EMDR Europa, das unsere Studien auch dadurch unterstützt hat, dass wir die Möglichkeiten hatten, uns als EDEN-Forschungsgruppe auf der Europakonferenz 2010 in Hamburg zu gründen und später weiter auf den Europakonferenzen zu treffen.

Ein besonders großer Dank gilt unseren italienischen Freundinnen und Freunden in Turin sowie dem Team von Anabel Gonzales in A Coruña in Spanien. Ohne Ihre großen Bemühungen, unsere erste internationale EDEN RCT-Studie durchzuführen, hätten wir die Äquivalenzstudie zu EMDR und Verhaltenstherapie nicht durchführen können.

Ein weiterer Dank gilt Isabel Fernandez und der italienischen EMDR-Fachgesellschaft und all den Kolleginnen und Kollegen, die an diesem Projekt beteiligt waren.

Ein extra großer Dank geht in diesem Zusammenhang auch an die amerikanische EMDR Research Foundation, die uns mit 25 000 US-$ zu einem Zeitpunkt unterstützt hat, als wir dies dringend für den Abschluss der internationalen EDEN-Studie benötigten.

Unser Dank gilt weiterhin dem Forschungsteam von Professor Benedikt Amann in Barcelona, dem Leiter der Forschungseinheit Centro Forum innerhalb des Parc de Salut Mar, die mit der Autonomen Universität Barcelona, dem IMIM und CIBERSAM, Madrid, assoziiert ist. Seine Arbeit wurde auch vom »Instituto de Salud Carlos III – Subdirección General de Evaluación y Fomento de la Investigación« mit einem Forschungsprojekt (PI/15/02242) und von der Brain and Behavior Research Foundation (NARSARD) mit einem Independent Investigator Award (n° 24397) unterstützt. Besonderer Dank geht hierbei auch an Francisca García, Präsidentin von EMDR Spanien, die diese Arbeit von Anfang an ebenso unterstützt hat.

In ähnlicher Weise gilt unser Dank auch Frau Professor Alessandra Minelli und ihrem Team von der Abteilung für Molekulare und Transnationale Medizin der Universität Brescia in Italien.

Ein Buch mehrerer AutorInnen, wie das vorliegende, zu veröffentlichen ist eine komplexe Aufgabe, die unser Herausgeber vom Klett-Cotta Verlag, Dr. Heinz Beyer, mit Unterstützung des Lektors Oliver Eller herausragend bewältigt hat. Ein weiterer Dank geht an Frau Ulrike Stopfel, der Übersetzerin, die es möglich gemacht hat, auch die englischen Kapitel unserer italienischen Kolleginnen und Kollegen in diesem Buch aufzunehmen.

Ein ganz spezieller Dank gehört auch unseren Partnerinnen und Partnern, die uns während des Schreibens dieses Buches unterstützt haben, obwohl dies wertvolle Familienzeit gekostet hat.

Zum Schluss, aber mit besonderer Hervorhebung, möchten wir unseren PatientInnen und KlientInnen unseren großen Dank aussprechen. Sie waren offen für eine Behandlung mit EMDR-Therapie und haben uns durch ihre Aufgeschlossenheit und ihre Rückmeldungen ermöglicht herauszufinden, welche Interventionen halfen und welche weniger hilfreich waren. Dies Buch wurde geschrieben, um auch anderen KlinikerInnen und ForscherInnen das Weiterforschen und Dazulernen in diesem Gebiet zu ermöglichen und damit auch bessere Behandlungen für zukünftige Generationen von depressiven PatientInnen zu entwickeln.

Die HerausgeberInnen und die AutorInnen

Dr. Arne Hofmann ist Facharzt für Psychosomatische und Innere Medizin, Leiter des EMDR-Instituts und leitender Arzt der Gezeitenhaus Klinik für Psychosomatik, Psychotraumatologie und EMDR in Schloss Eichholz (Wesseling). Er hat die EMDR-Methode 1991 in Deutschland eingeführt, ist Mitgründer und Ehrenmitglied der deutschsprachigen Fachgesellschaft für Psychotraumatologie (DeGPT) und Gründungs- und Vorstandsmitglied der Fachgesellschaft EMDRIA Deutschland. Er forscht und lehrt international im Bereich der Behandlung von Traumafolgestörungen und Depressionen. Für seine Arbeit wurde er mit internationalen Preisen und dem Bundesverdienstkreuz ausgezeichnet.

Prof. Dr. Luca Ostacoli ist Psychiater, Psychotherapeut und Associate Professor für Klinische Psychologie an der Universität Turin, Department für Klinische und Biologische Wissenschaften. Ferner ist er Direktor des dortigen University Service für Klinische Psychologie im Sant'Anna Hospital, Città della Salute e della Scienza und Präsident der Sektion Piemont der Italienischen Gesellschaft für Medizinische Psychotherapie. Im Jahr 2018 erhielt er den EMDR International Association Award und 2019 den Francine Shapiro Award für seine Forschungen zur Behandlung der Depression.

Dr. Maria Lehnung ist psychologische Psychotherapeutin, forschte an der Universität Kiel mit neurobiologischem Schwerpunkt und ist inzwischen in eigener Praxis mit psychotraumatologischem Schwerpunkt niedergelassen. Daneben ist sie als Dozentin und Supervisorin und EMDR-Europa-Trainerin tätig. Von Beginn ihrer Arbeit mit EMDR an war sie von dem Verfahren und seinen Möglichkeiten fasziniert und daran interessiert, kreative Wege des Einsatzes von EMDR auch bei schwierigen Patienten zu finden. Seit Jahren engagiert sie sich für die wissenschaftliche Erforschung der EMDR-Therapie. Sie war an der Entwicklung des Konzepts zur Behandlung von Depressionen mit EMDR von Anfang an maßgeblich beteiligt.

Dr. Michael Hase ist Psychiater und Psychotherapeut und Leiter des Lüneburger Zentrums für Stressmedizin. Er arbeitete nach seiner Ausbildung in der Neurologie und Psychiatrie als Oberarzt an der Psychiatrischen Klinik 1 am Niedersächsischen Landeskrankenhaus Lüneburg und baute dort den Behandlungsschwerpunkt Psychotraumatologie auf. Danach leitete er Abteilungen für Psychosomatische Rehabilitation und Psychotherapie in Hamburg und Bad Bevensen und ist leitender Arzt der Rehabilitationsklinik »Therapeutischer Hof Toppenstedt«. Neben Arne Hofmann gab Hase entscheidende Impulse zur Erforschung der Depressionbehandlung in der EMDR-Therapie. Er lehrt und publiziert international und wurde für seine Arbeit 2018 mit dem Preis für herausragende Forschung der amerikanischen EMDRIA-Fachgesellschaft ausgezeichnet.

Dr. Susanne Altmeyer ist Fachärztin für Psychosomatische Medizin und Chefärztin der Gezeitenhaus Klinik für Psychosomatik, Psychotraumatologie und EMDR in Schloss Eichholz (Wesseling). Einer ihrer Schwerpunkte ist die Verbindung von systemischer Therapie und EMDR-Therapie besonders bei Traumafolgestörungen und Depressionen.

Prof. Dr. Benedikt L. Amann ist Psychiater und Psychotherapeut, Professor an der Autonomen Universität Barcelona, Spanien, und Leiter der Forschungsabteilung Centro Fórum, Instituto de Neuropsiquiatría y Adicciones (INAD), Hospital del Mar Medical Research Institute (IMIM), Barcelona, Spanien. Er hat den »NARSARD Independent Investigator Award« (n° 24397) von der Brain and Behavior Research Foundation erhalten.

Gabriella Bertino ist Psychologin und Psychotherapeutin in Turin, Italien.

Dr. Sara Carletto ist Psychologin und wissenschaftliche Mitarbeiterin in der Abteilung für Neurowissenschaften der Universität Turin, Italien.

Lorena Giovinazzo ist Psychologin, Psychotherapeutin und wissenschaftliche Mitarbeiterin in der Abteilung für Klinische und Biologische Wissenschaften der Universität Turin, Italien.

Dr. Elisabetta Maffioletti ist Biologin und post-doctorale wissenschaftliche Mitarbeiterin im Bereich der Biologie psychiatrischer Störungen in der Abteilung für Molekulare und Transnationale Medizin, Unterabteilung Biologie und Genetik, Universität Brescia, Italien.

Francesca Malandrone ist Psychologin und Doktorandin in der Abteilung für Klinische und Biologische Wissenschaften der Universität Turin, Italien.

Prof. Dr. Alessandra Minelli ist Professorin für Psychobiologie, Abteilung für Molekulare und Transnationale Medizin, Unterabteilung Biologie und Genetik, Universität Brescia, Italien. Sie lehrt und publiziert international.

Dr. Carmen Settanta ist Psychologin, Psychotherapeutin und wissenschaftliche Mitarbeiterin in der Abteilung für Klinische und Biologische Wissenschaften der Universität Turin, Italien.

Dr. Visal Tumani ist Fachärztin für Psychiatrie und Psychotherapie in der psychiatrischen Abteilung III der Universität Ulm. Sie forscht und publiziert seit vielen Jahren im Bereich der Neurobiologie und Anwendung von EMDR-Therapie bei komplexen Traumafolgestörungen, depressiven Störungen und Patienten mit Migrationshintergrund.